同仁眼科手册系列

同仁玻璃体视网膜手术手册

第2版

主编　魏文斌

副主编　田　蓓　朱晓青　段安丽

编者（按姓氏笔画为序）
马　燕　卢　宁　田　蓓　史翔宇
朱晓青　杨庆松　段安丽　段欣荣
魏文斌

审阅　王光璐　王景昭

编者单位
首都医科大学附属北京同仁医院眼科

U0391795

人民卫生出版社
PEOPLE'S MEDICAL PUBLISHING HOUSE

图书在版编目（CIP）数据

同仁玻璃体视网膜手术手册 / 魏文斌主编 . — 2 版 . —北京：人民卫生出版社，2014

（同仁眼科手册系列）

ISBN 978-7-117-18566-0

Ⅰ.①同… Ⅱ.①魏… Ⅲ.①视网膜疾病 – 眼外科手术 – 手册 Ⅳ.①R779.63-62

中国版本图书馆 CIP 数据核字（2014）第 006327 号

| 人卫社官网 | www.pmph.com | 出版物查询，在线购书 |
| 人卫医学网 | www.ipmph.com | 医学考试辅导，医学数据库服务，医学教育资源，大众健康资讯 |

同仁玻璃体视网膜手术手册
第 2 版

主　　编：魏文斌
出版发行：人民卫生出版社（中继线 010-59780011）
地　　址：北京市朝阳区潘家园南里 19 号
邮　　编：100021
E - mail：pmph @ pmph.com
购书热线：010-59787592　010-59787584　010-65264830
印　　刷：中国农业出版社印刷厂
经　　销：新华书店
开　　本：787 × 1092　1/32　印张：10　插页：1
字　　数：261 千字
版　　次：2005 年 8 月第 1 版　　2014 年 2 月第 2 版
　　　　　2017 年 1 月第 2 版第 3 次印刷（总第 4 次印刷）
标准书号：ISBN 978-7-117-18566-0/R · 18567
定　　价：38.00 元

打击盗版举报电话：010-59787491　E-mail：WQ @ pmph.com
（凡属印装质量问题请与本社市场营销中心联系退换）

玻璃体视网膜手术是现代眼科手术最重要的组成部分,是20世纪末眼科最引人注目的成就之一。国内自20世纪80年代开展玻璃体手术以来,在一些大城市的大医院广泛开展,取得了可喜的成果,但国内这一技术的普及仍不尽如人意,我国玻璃体视网膜手术整体水平仍有待提高。笔者深感在临床工作中,尚需一本简明扼要、方便查阅的手册式临床指导用书,以帮助即将进入或正在玻璃体视网膜手术领域工作的眼科同道顺利开展这一高新技术。

在北京同仁医院眼科老一代专家20余年的临床实践基础上,结合中青年医师掌握玻璃体视网膜手术技巧的临床体会,并参考 Andrew J.Packer 等人编写的 *Manual of Retinal surgery* 一书,部分玻璃体视网膜专业的中青年医师共同倾心编写了本手册。本书着重介绍了现代玻璃体视网膜手术设备、术前检查及准备工作;同时对视网膜复位术、玻璃体视网膜手术的基本原则和各种类型视网膜疾病的术式、操作技巧、术后并发症的处理对策进行了具体介绍。力求实用。

自2006年出版以后,颇受临床医师青睐,本次修订在第一版的基础上主要新增了近年来广泛开展的"经结膜微创玻璃体切除术"、"玻璃体腔注药术"、"双目间接检眼镜下激光治疗技术"等手术技术,介绍了23G、25G等微创玻璃体视网膜手术器械、非接触式全视网膜镜等手术器械,同时还修正了第一版中的一些错误。

玻璃体视网膜手术技术的发展日新月异,而我们的经验也尚有不足,恳请各位同道斧正。

魏文斌

2014 年元月

于首都医科大学附属北京同仁医院

目录

应 用 解 剖

【玻璃体】

1. 玻璃体是一种复杂的凝胶,成年人正视眼平均容积为 4.5ml。

2. 玻璃体的前界为晶状体及其悬韧带,两侧及后面分别为睫状体、视网膜及视神经(图 1-1)。

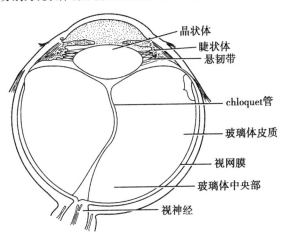

图 1-1 玻璃体的解剖

3. 玻璃体有玻璃体皮质、中央玻璃体和玻璃体管(Cloquet 管)。

(1) 玻璃体皮质:玻璃体周边 $100\mu m$ 厚由相对致密排列的胶原纤维组成,称为玻璃体皮质,又称界膜。以锯齿缘为界,分为前皮质和后皮质。前玻璃体皮质较薄,在晶状体后形成前界膜;后玻璃体皮质较厚,在视盘周围与视网膜紧密粘连。

(2) 中央玻璃体：位于玻璃体的中央部位。

(3) 玻璃体管（Cloquet 管）：呈漏斗状由视盘前方开始，经过玻璃体内，至晶状体后表面。它并非真正的管，其管壁由玻璃体浓缩而成，有时在此空间内有原始玻璃体残存动脉。

4. 玻璃体基底部　位于锯齿缘前睫状体平坦部 1.5~2mm，锯齿缘后 4mm，宽度为 2~6mm。此区玻璃体与视网膜、睫状上皮附着最为牢固。对玻璃体基底部的牵拉会传递到周边部视网膜和睫状体平坦部。

5. 玻璃体与黄斑中心凹周围 2~3mm 区域的视网膜内界膜紧密附着形成小环，见于青少年，成年后消失。

6. 玻璃体与视网膜附着紧密之处除玻璃体基底部、视盘边界环形带和黄斑部之外，沿视网膜大血管走行也有较紧密的附着。在视网膜格子样变性区和脉络膜视网膜瘢痕区，玻璃体与视网膜还可形成异常的局部粘连。

7. 玻璃体后脱离　由于变性（如外伤、出血、炎症或年龄相关的退行性变），玻璃体自后部开始与视网膜分离，称为玻璃体后脱离（posterior vitreous detachment，PVD）或玻璃体后分离（posterior vitreous separation，PVS）（图 1-2）。玻璃体皮质层间亦可分离形成玻璃体劈裂（vitreoschisis）。

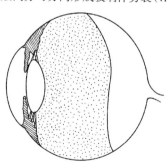

图 1-2　玻璃体后脱离

大多数情况下，有报道 65 岁以上的人玻璃体后脱离（PVD）发生率达 65%。在完全性玻璃体后脱离的眼，视盘周围的玻璃体脱离后,在视盘前下方的玻璃体腔内形成类环形的浮游物,称为 Weiss 环。

当玻璃体在后部与视网膜分离时,玻璃体基底部仍与视网膜牢固附着,导致玻璃体 - 视网膜粘连区域产生前后向的牵拉。被牵拉部位视网膜可发生皱褶、囊样变性、视网膜劈裂、视网膜裂孔、视网膜脱离或出血等并发症。

【视网膜】

1. 视网膜是一层薄而透明的组织,衬在眼球内壁的后 2/3 部位。向后止于视盘,向前止于锯齿缘,与睫状体平坦部的无色素睫状上皮相延续。

2. 视网膜的内表面与玻璃体相接触,外侧为脉络膜。视网膜的神经上皮层与视网膜色素上皮(retinal pigment epithelium,RPE)之间存在潜在间隙,两者仅在视盘和锯齿缘紧密附着。这是视网膜脱离的解剖基础。

3. 视网膜的内 2/3 由视网膜循环供应,外 1/3 由脉络膜循环供应(包括视网膜色素上皮层、视细胞层、外核层、外丛状层)。

4. 眼底分区 眼底分后部眼底、周边眼底和玻璃体三部分。

(1) 后部眼底:赤道后 2 倍于视盘直径(disk diameter,DD)或视乳头直径(papillary diameter,PD)的距离即涡静脉巩膜管内口后缘连线作为后部眼底的前缘。后部眼底包括后极部(posterior pole)、黄斑区(macular)和中央窝(fovea)。以中心小凹(foveola)为中心,以中心小凹至赤道 1/2 距离为半径的近圆形区域为后极部。

(2) 周边眼底:涡静脉巩膜管内口后缘连线至锯齿缘间的环行带状区域宽约 6DD,为周边眼底,包括中周部视网膜(mid periphery)和远周边部视网膜(par periphery)。中周部视网膜亦称赤道部(equatorial part),为赤道前后 2DD 的环行带状区域,宽约 4DD。赤道前 2DD 至锯齿缘间大约 2DD 宽的环行区域为远周边部(图 1-3)。

5. 睫状神经 睫状长神经与其伴随动脉、睫状短神经与其伴随动脉将眼底划分为 4 个象限。睫状长神经与其伴随动脉为水平的分界线,一般颞侧比较容易看到。神

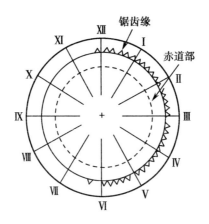

图 1-3　眼底分区示意图

经呈黄色,可见神经外膜的反光,其走行较直,沿其走行有色素沉着。睫状短神经与其伴随动脉相互不平行,分布不规则。纵向走行并不垂直,上方向颞侧偏位,下方向鼻侧偏位,即右眼为 11 点、5 点方向,左眼为 1 点、7 点方向,此纵行分界线为解剖学的垂直子午线。

6. 锯齿缘　形态上如锯齿。鼻侧锯齿缘约在角膜缘后 6mm,颞侧为 7mm,直肌前止端的部位非常接近锯齿缘,可大致作为其外部标记。但上直肌止端通常在角膜缘后 7.0~7.7mm,已在锯齿缘之后。赤道位于锯齿缘后 6~8mm,黄斑位于赤道后 18~20mm。

7. 黄斑区　位于视网膜后部、视盘颞侧上下血管弓之间的横椭圆形区域称为黄斑区,水平直径约 6mm。黄斑区中央呈椭圆形的浅凹陷区为黄斑,水平直径 1.5~1.75mm,较视盘略大。黄斑的中央称中央窝,位于视盘颞侧 4.0mm,水平线下 0.8mm。中央窝的中心为中央小凹。黄斑中央窝在眼球外表面上相当于下斜肌止于巩膜处后缘的内 1mm、上 1mm 处(图 1-4)。

8. 涡静脉　自视网膜面显而易见,因穿出巩膜面而为重要的标记——约为赤道后 3mm。通常 4~6 条,常见于近 1、5、7、11 点子午线(图 1-5)。

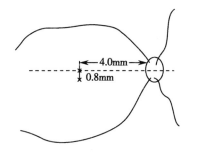

图 1-4　黄斑区示意图

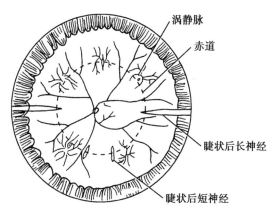

图 1-5　涡静脉分布图

（段欣荣）

第二章

检 查 方 法

第一节　视功能检查

一、视力

【远视力】习惯上所指远视力仅是中心视力,即是黄斑部视锥细胞的功能。

视力表有 Snellen E 字视标和 Landolt 环形视标。国内缪天荣的对数视力表。测试的距离是 5m(20inh),国际上通用 E 字视力表。

【近视力】用耶氏(Jager)7 行表及对数近视力表,测试距离是 30cm。经过远、近视力检查,了解屈光情况。

二、视野

视野即周边视力。在固定状态下注视一个中心目标,测出所能感觉到该刺激的周边范围。

【动态视野检查】利用运动着的试标测出等视线(isopter)。依试标的大小及白、蓝、绿、红色试标测出相关的等视线或检出各种形态的缺损(盲区)。

1. 投射式视野计测定法　多采用 Goldmann 半球状视野计,检查视野范围为 180°,距离 330mm。

2. 平面视野屏检查法　距离为 300mm,测定 30° 范围以内的视野情况。以上两种视野计普遍使用。

白色的等视线即视野范围最大,其次为蓝色、绿色,红色视野最小。视细胞对蓝色刺激较对其他颜色敏感,所以视网膜脱离的部分相对应的蓝色视野缩小。

【静态视野检查】国内外已有数种此类视野计。测出视网膜各点的光敏度曲线及每个点的阈值,也称作定量视野检查。

【Amsler 表检查】为一围棋盘状图表。置于眼前30cm 处,令患眼注视,如有小视症状和(或)视物变形症状,患者能提供所见方格变异的情况和范围。是检测黄斑部病变的简捷方法(图 2-1)。

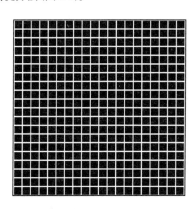

图 2-1　Amsler 表

三、光觉

指视网膜对光的感受能力,是视觉的基础。

【光感】检查者位于患者前,相距 6m,手持一烛光光源,患者可以辨出光感,为正常。如果不能辨出,将光源向前移动,至能辨认光觉时记录距离的米数。

【光投射检查】检查者于患眼前 1m 距离,手持一烛光光源,令患眼注视正前方,检查者将光源作上、中、下及左、中、右、左上、左下、右上、右下共 9 个方向移动,检查对光的感应。即是测患眼的光视野。再用红、绿滤光片测色觉。如果光感不及 1m,9 个方向或其中几个方向不能辨别投射的光,说明视网膜的功能已受严重的损害。

四、色觉

【假同色图试验】作为筛选正常和色盲者的主要手

段。检查时,将假同色图放于眼前 50cm 处,自然光照明,每张图阅读 5 秒。此结果仅为可能诊断时参考。

【排列试验】检查精细的色调辨别力和色混淆。

【色觉镜】是诊断视觉缺损的标准器械。可精确定量区分红色盲、绿色盲,主要用于先天性色觉异常者的定性和定量诊断。

第二节　眼前段检查

一、常规外眼检查

顺序检查眼球及其附属器。根据远视力及近视力分析屈光情况,必要时进行验光。注意观察眼位及眼球运动、指测眼压。

二、裂隙灯显微镜检查

先在正常状态下检查,再充分散大瞳孔,为了排除个体的差异,双眼对照。检查眼前段注意角膜的透明度、有无角膜后沉着物和前房闪辉,前房深度以及晶状体的透明度。

此法可以察见玻璃体的前 1/3 部分。多用直接焦点照射法。显微镜与照射角约成 20°,裂隙灯光线和显微镜的焦点必须一致。

第三节　眼　底　检　查

眼底的检查是眼科医师必须掌握的基本技术,也是诊断玻璃体视网膜疾病的基本手段。

一、直接检眼镜检查法

(一) 工作原理

白炽灯泡为 6V,15W,光源置于手柄内,光线通过检眼镜内的三棱镜折射后,再经被检眼的瞳孔,照射到眼内。由被检眼底反射的光线,在检查者视网膜形成实性正像。

放大率为 14~16 倍,散大瞳孔检查,镜野为 17°。令被检眼球转动,可以查见眼底的赤道部。

(二) 使用方法

1. 常规检查眼底的后极部不必散大瞳孔。

2. 一般情况应散大瞳孔检查方能全面了解眼底的情况。青光眼患者慎重散瞳检查。常用散瞳剂为复方托吡卡胺滴眼液(0.5% 托吡卡胺和 0.5% 盐酸去氧肾上腺素)1~2 滴,20 分钟左右瞳孔充分散大,约一个半小时后开始恢复,5~10 小时瞳孔可以恢复正常。

3. 在暗室中进行检查 检查者和被检查者对坐或检查者站立于被检查者的右侧,右手持检眼镜,检查被检查者的右眼。站在被检查者的左侧,以左手持镜,检查被检查者的左眼。因为检眼镜的焦距为 25cm,这样的位置检查者和被检查者的头可以避开,便于检查。

4. 检查者的另一手牵开被检眼的眼睑,先检查屈光间质是否清晰。将检眼镜置于被检眼前 10~15cm 处,用 +12~+20D 透镜片检查角膜及晶状体,再用 +8~+10D 观察玻璃体,如有混浊物则可见在红色背景内有点状、线状或环状大小不等,形状不同的黑色物,为确定其位置,可令被检眼转动;如混浊物随眼球转动而飘动时,则此混浊物位于玻璃体内。如混浊物不移动,再用移像试验测定是角膜混浊或是晶状体的混浊。

5. 转动透镜片转盘以矫正检查者和被检眼的屈光不正。一般检查者均已配戴矫正眼镜及检查时放松眼的调节,故看清眼底所用的透镜片的屈光度表示被检眼的屈光情况。

6. 按一定的顺序进行检查,方能全面了解眼底的情况,不致遗漏。一般的顺序为:令被检眼向前方直视,先查视盘,再沿视网膜血管的分布检查颞上、颞下、鼻上及鼻下各个象限,同时令被检眼向所检查的方向转动。最后令被检眼向颞侧注视,检查黄斑部。所查见的范围达赤道部(周边部)。如发现不正常的部位应详细、反复检查。也有检查者的习惯检查顺序为;视盘—黄斑部—视网膜血管—各个象限。

7. 眼底病变的测量　以视盘的盘径(DD=1.5mm)测量病变的大小。病变与视盘或黄斑部的距离也用盘径检测。以透镜片的屈光度测量病变的凸凹程度;3D 约相当于 1mm。

8. 使用滤光片等附件　根据病情的需要选用。

二、间接检眼镜检查法

(一) 双目间接检眼镜的结构

【照明部分和目镜】均置于头带上,戴在检查者的头部。白炽灯泡为 6V、15W 置于暗箱内,光线由下方射出,通过可以转动的平面反光镜调整照明的方向。再下方是两个 +2D 目镜片,按检查者的瞳孔距离可以调整。附加三角形的示教镜可以向 1~2 位医师进行示教。并备有调节光斑大、小及绿色滤光片的附件。

【物镜】物镜为非球面镜(aspheric lens),常用 +20D 的透镜,直径为 5cm。检查时,物镜曲度低的一面向被检眼,框上饰白环标记,在暗室中检查易于辨认。并有 +28D、+30D 等屈光度的物镜备用。

【巩膜压迫器】巩膜压迫器(scleral depressor)用金属制成,由头、颈及体三个部分组成。头为球形或圆柱形,颈长 25mm,有一定的弯度,体为桶状或环状,其直径分大、中、小三个型号,检查者按自己的手指选择合适的使用。

(二) 检查方法

物镜置于被检眼前 5cm 处,成像放大率 3~4 倍,可视范围 37°。

1. 充分散大瞳孔　用复方托吡卡胺滴眼液或用 2% 后马托品眼药水点眼。

2. 在暗室中进行检查　被检者平卧于检查台上。检查者站立或坐于检查台的床头方位。检查者戴上双目间接检眼镜,扭紧头带。接通电源。调整好瞳孔距离及反射镜的位置。此时检查者的眼睛对暗光已适应。

3. 开始 1~2 分钟先用较弱的光线并不用物镜检查,此时被检眼的红光背景上可以看清角膜、晶状体和玻璃体的混浊。被检眼明适应后，令被检眼直接注视光源。一般检查者左手拇指与示指持 +20D 物镜，置于被检眼前 5cm，以无名指牵拉眼睑并固定于眼眶缘。

4. 被检眼、物镜及检查者的头应保持相对稳定。初用时检查者容易距物镜太近，如果所见的物像不够清晰，检查者的头应向后略移动一些。如出现复像要调整检眼镜；垂直复像多是检眼镜未戴正；水平位复像则为目镜的瞳距未调好或是距离被检眼太近。

5. 检查后极部眼底　被检眼向正前方注视，光线通过物镜射入被检眼的瞳孔，当看到视盘及黄斑部，再将物镜向检查者方向移动，于被检眼前 5cm 处，则清晰可见视盘及黄斑部的立体倒像。如有角膜反光影响检查时，则需将物镜稍加倾斜。所见像左右相反，如检查右眼的黄斑像出现于视盘的左侧。上方、下方的像也相反。习惯用直接检眼镜者用间接检眼镜对此种现象较不习惯。

6. 检查眼底其他部位　检查者围绕被检者的头移动位置，被检眼配合转动，物镜及检查者的头随之移动。双目间接检眼镜下所见眼底像为虚像、倒像，上下左右均相反，检查者必须清楚地知道检查的部位及自己站的位置。

检查眼底的周边部：如检查 6 点位，检查者位于被检者的头顶处，令被检者眼向下看自己的脚。为查周边 3 点位，检查者站在被检眼的 9 点位头侧，令被检眼向 3 点位方向注视。向周边注视时，镜内所见瞳孔呈横卵圆形，此时射入眼内的光线减少，有时需要加强照明。物镜稍向前倾斜容易看到赤道部或其稍前的部分。

7. 检查远周边部眼底（图 2-2）　检查锯齿缘及睫状体必须结合巩膜压迫法，金属压迫器戴在检查者右手的中指或示指上，应用方便。检查时，将压迫器的头置于被检眼相应的眼睑表面，如检查上方令被检者先闭合眼睑，再将压迫器的头置于睑板上缘，当睁眼时压迫器的头滑到上眶缘的下缘。检查下方时亦如此法，唯下眼睑较上眼睑窄，压迫较难，压迫器置下眶缘内 3~4mm 处。检查左右方位的远周边部有内、外眦韧带，压迫更困难，且内眦部对压迫

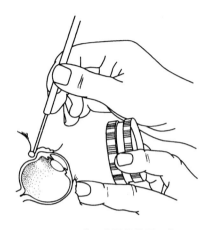

图 2-2　巩膜压迫器的使用示意图

又极敏感,必须检查时,先滴表面麻醉剂,在结膜囊内压迫进行检查。

压迫器可压及角膜缘外 6~14mm。检查前应告诉被检者有压迫感,压眼球的力量不应过重,应像用手指测眼压一样。被检眼的眼压正常或患者较敏感时压迫检查可能有困难。视网膜脱离时常为低眼压,压迫检查比较容易。

应将压迫器的头置于眼球弧度的切线,尽可能位于子午线方向与检查者的视线相一致,轻轻地加压。压力为将检查部位推向瞳孔,而不是压向眼球中心。

操作的重点须注意四个方面:①检查者的视线与检眼镜的照明光线;②物镜的焦点;③被检眼的眼位;④压迫器头的位置。这四点需在一条直线上,并且要保持稳定。

角膜暴露时间过长及强光照射可致角膜上皮损伤,检查中注意随时令被检眼闭合眼睑以湿润角膜。眼内占位性病变或有可疑时,近期内眼手术后,忌用压迫法检查。

三、眼底裂隙灯显微镜检查法

裂隙灯显微镜是眼科必不可少的检查仪器。常规检查眼前段、晶状体及玻璃体的前 1/3 部。检查眼底必须加用三面反光接触镜(亦称三面镜),或其他特殊物镜。

【Goldmann 型三面镜检查】为塑料制作圆锥形,大的一端为平面,小端为凹面,曲率与角膜相同。检查时接触角膜。三个反光镜面的斜度分别为 75°、67° 和 59°。中央部分检查眼底的后部,所见是眼底的正像。镜面 C 可检查赤道部至眼底 30° 处,镜面 B 检查眼底的周边部,镜面 A 检查周边眼底和前房角。加用特殊的压陷脚,可以查眼底的远周边部、玻璃体的基底部及睫状体的平坦部,所见为反射像,放大像为 10~25 倍(图 2-3)。

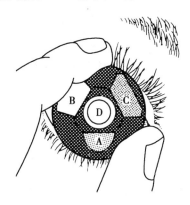

图 2-3　Goldmann 型三面镜

检查眼底的方法:

1. 于暗室中进行,被检眼充分散瞳,结膜囊内滴表面麻醉剂。

2. 被检者坐在裂隙灯前,检查者调整好光源的位置和照射的角度。被检者和检查者均应处在舒适的座位上进行。

3. 在三面镜的角膜面滴甲基纤维素或生理盐水等渗液。装好接触镜进行检查。检查者一手扶三面镜,另一手握裂隙灯的操作杆。边旋转接触镜边进行检查。

4. 三面镜的中央部分所见为后部眼底的正像。通过斜面镜所见是对侧眼底的反射像;如所见 3 点位眼底系眼底 9 点部位像,但其上下关系不变。反射镜在 6 点位,可见眼底 12 点部位,其左右关系不变。顺序转动三面镜,可以查见整周眼底。

5. 为检查锯齿缘、睫状体的平坦部及玻璃体的基底部,则于三面镜上附加压陷脚。

6. 59° 的斜面可以检查房角。

【双目间接眼底裂隙灯显微镜检查】此种非球面接触前置镜常用的有 +90D,放大 0.76 倍,视角 94° 及 +78D 放大 0.93 倍,视角 84°,是高倍镜。此外还有 +60D、+132D、Super Field、Digital Wide Field 等。患者坐在裂隙灯前,检查者手持前置镜,置于被检眼前,裂隙灯的照明 0° 角检查,可以明确观察到视盘,后部视网膜血管以及黄斑部。尤其可以鉴别黄斑部是为囊样变性或是黄斑部小裂孔以及其他病变,便于观察玻璃体与视网膜关系,散大瞳孔后可查见周边眼底。具有间接检眼镜和裂隙灯显微镜的优点,方法快捷简便,已为视网膜专科医师使用。缺点是反光强,影像倒置,眼球活动,需实践适应。

第四节 眼 压 检 查

【压陷型(Schiötz)眼压计】是用一定重量的砝码压陷角膜中央部,以测量眼压,测量时引起眼球容积的变化,测量结果受眼球壁硬度的影响(图 2-4)。

1. 滴表面麻醉剂 2~3 次(间隔 3 分钟)。

2. 在眼压计试板上测试指针是否指向 0,指针灵活与否。用乙醇棉球或乙醚消毒眼压计足板后,用干棉球擦干。

3. 患者仰卧低枕,双眼向正前方注视(如房顶一指定点或患者前举伸出的手指),使角膜正好位于水平正中位。

4. 检查者右手持眼压计,左手指轻轻张开患者眼睑,分别固定于上、下眶缘,不可加压于眼球,然后将眼压计垂直地轻放于角膜中央,迅速读出眼压计指针刻度数。一般采用 5.5g 砝码,记录指针所指的刻度应在 3~7 之间。若刻度小于 3 应改用 7.5g 或 10g 砝码。每眼连续测两次,其读数相差不应大于 0.5 刻度。测量时,不可加压于眼球。

5. 测量完毕,滴抗生素液一滴。

6. 乙醇棉球立即将眼压计足板消毒。放置盒内,砝码放回原处。

7. 记录方法 砝码为分子,读数为分母。测出的读数查眼压换算表得出实际眼压。正常值为 10~21mmHg(1.33~2.80kPa)。压陷式眼压计所测得的眼压会受到眼球壁硬度的影响,

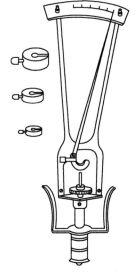

图 2-4 Schiötz 压陷眼压计

用两个不同重量的砝码测量,所得读数查表可以校正。

【Goldmann 压平眼压计】

1. 表面麻醉同 Schiötz 眼压计测量法。

2. 患者坐于裂隙灯前,将头置于支架上不动,滴荧光素钠液或将荧光素纸条置于结膜囊内使泪液染色,用棉球吸去过多的泪液。

3. 调节裂隙灯至合适高度,将裂隙灯与显微镜之间角度调整为 35°~60°。选择钴蓝色滤光片,开启光源,安装测压头,此时蓝光射在测压头上,选用 10 倍目镜观察。

4. 测压头上有 0°~180°的刻度,应将 0°对准金属固定装置上水平位白色刻线上。高度角膜散光超过 3D 者,需将 43°置于弱主经线方位。

5. 嘱受检者双眼睁大,向前平视,眼球勿动,将测压螺旋置于 1g 的刻度上,然后将操纵杆向前缓推,使测压头逐渐接近被检角膜中央,但不令其触到睫毛。当测压头触及角膜时,角膜面即出现蓝光,此时暂停推进,在显微镜内可见有两个黄绿色半圆环,再调节操纵杆及升降螺旋,

15

将环之位置及形状调节到合适为止。半环不可太宽或太窄，上、下半环大小要相等，位置对称，并位于视野中央。最后旋转眼压计的测压螺旋，直至两个半环的内界恰好相接为准，将此时螺旋上的刻度乘10，即得眼压的毫米汞柱数。取2~3次测量的平均值记录（图2-5）。

6. 测量完毕，滴抗生素滴眼液一滴。

7. 测压头的消毒　用肥皂水洗净后再用消毒生理盐水冲洗，干燥后放入消毒熏箱，下次使用前用生理盐水冲洗。

8. 记录时应标明为Goldmann压平眼压计所测值。

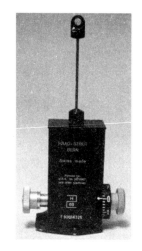

图 2-5　Goldmann 压平眼压计

角膜增厚不平，影响测定的准确性，不宜应用此型眼压计测量眼压。

【Perkins压平眼压计】为手持式，患者可取卧位，检查方法与Goldmann压平眼压计同。角膜增厚不平，影响测定的准确性，亦不宜应用此型眼压计测量眼压。

【回弹式眼压计】回弹式眼压计（rebound tonometer, RBT）是一种新型的手持式眼压计，它通过测量磁化探头快速撞击眼球的运动参数来测算眼压，具有便于携带、易操作、不需使用麻醉剂及荧光素染色等优点，尤其适用于床旁测量。中央角膜厚度以及不同的操作者的操作习惯会影响其测量值。

【非接触眼压计】原理是利用气体脉冲力压平角膜中央3.6mm直径的一定面积。

1. 检查时不用表面麻醉剂。患者坐位，头放于头架上，令患者注视仪器中的红点。手持式者可用于卧位时检查。

2. 检查者从目镜中观察时，红点调整至瞄准圆环中央,按下发射钮,即可显示眼压数值;一般连续测量 3 次,取其平均值。

3. 角膜不平者,测量结果不准确。眼压小于 8mmHg 以及大于 25mmHg 者误差较大。

内眼手术后或气体充填眼等测量眼压首选此法。

第五节 眼底血管造影检查

一、荧光素眼底血管造影

(一) 基本原理与设备

荧光素眼底血管造影(fundus fluorescein angiography, FFA)基本原理就是将某种能够发出荧光的物质如荧光素,快速注入被检查者的静脉内,循环至眼底血管中,受蓝光的激发而产生蓝绿色荧光;利用配有特殊滤光片的眼底照相机,观察并及时拍摄眼底循环的动态过程。

【荧光素钠】

1. 基本特点 荧光素钠(sodium fluorescein)是最普遍选用的荧光物质,为中性、橘红色的结晶;分子式 $C_{20}H_{12}O_5Na$,分子量376.27道尔顿,不参与机体代谢,无毒,60%~80% 在血液中与血浆蛋白主要是清蛋白结合不能发出荧光,约 20% 游离在血中的可以被蓝光激发产生黄绿光。其激发光波长在紫蓝色波段(465~490nm),激发的荧光波长在黄绿色波段(520~530nm)。荧光素 24 小时内经肝肾排除。临床应用的浓度为 10% 或 20%,按 10~20mg/kg 计算,成人一般用 20% 的 3~5ml,于 4~5 秒钟注射完毕。荧光素钠对于不能静脉注射的成人和儿童亦可口服,剂量 10~20mg/kg 可配成 2% 的水溶液或氯化钠溶液,但临床不常用。

2. 副作用

(1) 部分患者有一过性的恶心,甚至呕吐,让患者张口作深呼吸,多能继续进行拍摄。

(2) 个别紧张的患者发生晕厥,甚至休克,应立即停止拍摄,让患者平卧;亦有极少数的患者出现呼吸心脏停搏,甚至死亡,荧光素可能不一定直接导致死亡,但是可能诱发其他疾病发作而导致死亡。因此,对于体质比较差的患者,或全身性疾病病情不稳定的患者应考虑不做或择期检查。

北京同仁医院眼科根据经验,建议下列患者应慎重进行此项检查。

- 血压高于 160/95mmHg
- 非稳定期的心脏病
- 严重肝肾功能不全
- 血糖大于 9.0mmol/L

被检者宜先行过敏试验,如患者无过敏反应,再行FFA 检查。造影室应常规准备血压计、注射用肾上腺素,必要时应请内科会诊,协同治疗。对于散瞳后可能引起眼压升高的患者应慎做。即使做,亦应留院观察一定的时间或向患者交代应注意的事项,出现不适症状及时就诊。如荧光素不慎外漏至皮下可冷敷,24 小时后改热敷。

【眼底照相机】一般用高速敏感的照相机,如拍摄角度从 20° 至 50° 可变,胶卷须相当于 27Din(ASA-400)的胶片。现许多照相机可连接视频照相机和计算机影像处理系统,对图像进行储存和分析。德国海德堡公司的 HRA2 利用共焦成像系统实现了计算机动态 FFA 与 ICGA 同步造影,并开发出自发荧光成像功能。

(二) 造影步骤

1. 造影前应详细询问受检者有无过敏史、高血压、心脑血管疾病、支气管哮喘及肝、肾疾病等,有明显过敏体质、严重的全身疾病及孕妇患者应禁忌或慎做造影。此外,尚需注意有无散瞳禁忌。向患者解释造影步骤及注意事项,消除思想顾虑,取得充分配合。

2. 登记患者一般情况及造影资料,并用复方托吡卡胺滴眼液进行双眼充分散瞳。

3. 根据病变需要,拍摄眼底自发荧光照片。

4. 先抽取 10% 荧光素钠 0.05ml,注射至前臂皮下,观察 30 分钟。

5. 造影前最好由眼底病专业的医师绘出眼底病的示

意图,以便确定主拍眼及造影重点 拍摄的部位及时间。

6. 如患者过敏试验无不适,可让患者入座,调整位置适当,固定好头部。

7. 荧光素注入前,先拍摄双眼的彩色眼底像,无赤光眼底像。然后对准主拍眼,转换成蓝色激发滤光片,拍摄一张对照片。然后由助手在 4~5 秒内经患者的肘前静脉快速注入 10% 荧光素钠 5ml 或 20% 荧光素钠 3ml,开始注射时即计时。

8. 为了观察动脉前期,应连续拍摄造影早期像,在前 30 秒内每秒拍摄 1~2 张,在 30 秒后至 1 分钟,可每 5 秒拍摄 1 张。然后应连续拍摄对侧眼数张后极像。一般拍摄 7~9 个视野:后极部,颞侧,颞上,上方,鼻上,鼻侧,鼻下,下方及颞下。每次转换拍摄眼时应有该眼的后极像,以便读片时易确定眼别。静脉充盈后,改选择性重点拍摄。一般在注射后 3、5、10、15 分钟各拍摄数张,晚期应有双眼的后极像。

9. 根据病变需要,拍摄立体像。

(三) 造影后图片的处理

通过计算机成像系统将图片存入电子工作站,根据需求进行拼图等进一步处理,并可建立完善的数据库。

(四) 阅片及书写造影报告

1. 有关荧光素眼底血管造影的视网膜脉络膜结构基础

【视网膜的内屏障和外屏障】在了解眼底造影书写荧光造影报告以前,应了解眼底的组织解剖特点,对于 FFA 来说主要反映视网膜的两个重要的屏障,内屏障——血 - 视网膜屏障和外屏障——视网膜色素上皮屏障,任何一个屏障出现问题都会在 FFA 的图像上有所表现。内屏障的破坏主要是血管内皮的连接性破坏,在眼底常常表现为出血或渗出,FFA 表现为荧光素从破坏的内皮细胞连接处出来,即所说的荧光渗漏,若渗漏出的荧光素于解剖间隙逐渐积蓄起来称为染料积存;若荧光素渗漏后弥散到周围组织,使其染上荧光称为组织染色或着染。

(1) 内屏障的破坏

1）机械性的"牵拉"造成内皮细胞连接的破坏。视网膜静脉阻塞是循环阻力的增加，或周围组织对视网膜血管的机械性牵拉，如黄斑前膜，膜组织会对其周围的小血管牵拉，造成内屏障的破坏。

2）炎性介质对内皮细胞的损伤或内皮细胞的支持结构的破坏造成视网膜血管内皮细胞连接的破坏。前者如葡萄膜炎，及其他各种原因引起的视网膜血管炎；后者如糖尿病视网膜病变，周细胞减少，内皮细胞缺乏应有的支持，连接破坏，也同样会造成荧光素的渗漏。而在较粗大的血管为血管壁的着染，表现为管径不均。一旦上述的致病因素解除，内皮细胞的连接得以修复，荧光素的渗漏就减轻或消失，因此，这也是评定疾病好转或治愈的指标。

3）长期内屏障的破坏均可导致血管的闭塞，即形成常提到的无灌注区（non-perfusion area，NP 区），形成视网膜新生血管，视网膜的新生血管由于本身内屏障功能很不健全，荧光素自然渗漏较重。

（2）外屏障的破坏

1）炎症：是最常见的原因。色素上皮的连接破坏，FFA 就表现为 RPE 水平的荧光渗漏。

2）变性类疾病：如老年黄斑变性、视网膜色素变性等。

2. 了解荧光素眼底血管造影的正常过程

【臂 - 视网膜循环时间】臂 - 视网膜循环时间（arm-retinal circulation time，ART）是指荧光素经肘前静脉注入后，随静脉血回流到右心，再通过肺循环至左心，最后经主动脉、颈动脉、眼动脉而到达眼底，这段时间称为 ART。一般在 0.15 秒之内，两眼间差异为 0.2 秒则疑有颈动脉狭窄或阻塞。

【视网膜动脉前期或脉络膜循环期】在视网膜中央动脉充盈前 0.5~1.5 秒出现，表现为脉络膜地图状荧光、视盘朦胧荧光或睫状视网膜动脉充盈。

【视网膜动脉期】从动脉充盈开始至静脉充盈之前，一般为 1~1.5 秒。

【视网膜动静脉期】视网膜静脉开始出现层流到静脉

主干全部充盈,动脉荧光开始排空,荧光减弱。

【晚期或后期】一般在静脉注入荧光素后 10 分钟,视网膜血管内的荧光明显减弱甚至消失,只能看到微弱的脉络膜背景荧光。

3. 了解荧光造影的基本概念和异常的荧光形态

【自发荧光】眼科应用的自发荧光技术是利用细胞中脂褐质的特性设计而成的。脂褐质是眼底的主要荧光物质。主要存在于视网膜色素上皮细胞(retinal pigment epithelium,RPE)中,它是细胞代谢产物堆积的结果,是细胞吞噬光感受器外节盘膜后形成的。不同的视网膜疾病,其 RPE 中的脂褐质会发生不同的改变,一些病理改变如视盘玻璃疣、RPE 上的大玻璃疣及视网膜上的星状细胞错构瘤等在荧光素注射前就可发出相当强烈的荧光而感光称为自发荧光。

【假荧光】由于滤光片匹配欠理想致有些光谱未被滤除或眼底一些白色组织对荧光的反射均造成实际上不存在的荧光像感光显影称为假荧光。

【弱荧光或低荧光】任何原因使正常眼底荧光强度降低或荧光消失均称为弱荧光或低荧光。

【阻挡荧光或遮蔽荧光】视网膜前(包括角膜、前房、晶状体、玻璃体)或视网膜内的任何混浊物或病理组织均可使正常视网膜、脉络膜或视盘的荧光减弱或缺损称为阻挡荧光或遮蔽荧光。常见的有出血、色素斑块、致密渗出、瘢痕组织、肿瘤、异物以及屈光间质混浊、玻璃体积血混浊等。

【充盈迟缓和充盈缺损】由于病理原因使视网膜、脉络膜和视神经的血管或其供应区域的荧光充盈不良或不充盈、无灌注称为充盈迟缓或充盈缺损。常见于视网膜动静脉阻塞、视网膜血管炎、糖尿病视网膜病变、脉络膜缺血性疾病、脉络膜视网膜萎缩及缺血性视神经病变等。

【透见荧光】又称窗样缺损(window defect),是指 RPE 细胞的色素脱失,原被 RPE 所掩盖的斑驳状或地图状脉络膜高荧光就可透过 RPE 脱色素区而显露其形态。RPE 有色素脱失,但其细胞紧密连接仍然完整而阻止荧光素渗漏。因此透见荧光的特点是与脉络膜荧光同步出现,造影期间随脉络膜荧光(或背景荧光)增强而增强,随脉络膜荧光减弱而减弱,但大小、形态始终不变。

【渗漏】任何原因使视网膜血管的屏障功能受损、RPE 的紧密连接破坏或出现异常血管等均可导致荧光素渗出,称为渗漏。若渗漏出的荧光素于解剖间隙逐渐积蓄起来称为染料积存;若荧光素渗漏后弥散周围组织上去,使其染上荧光,称为组织染色或着染。视网膜屏障功能损害发生的渗漏:视网膜血管性疾病或其他累及视网膜血管的病变均可导致这种渗漏。

(五) 养成阅读荧光造影片的良好习惯

1. 利用电子工作站观察放大的图像,以免遗漏细小的病变。

2. 应连续、全面观察造影图片,不应以某几张照片先入为主,造成释义的片面。

3. 无红光黑白像、彩色眼底像、自发荧光像、造影像对照观察分析,以便全面客观确定病变性质。

4. 为确定病变的层次,可用立体镜或 +8~+10D 镜观察拍摄的立体像。

5. 对某些疑难、细微病变,应注意双眼底同一部位、同一拍摄角度、相近拍摄时间的对比观察。

6. 对视神经病变,应注意双眼早期像和晚期像的对比观察分析,以确定视神经有无异常荧光。

7. 对异常荧光的释义,应结合疾病的发病机制及其组织病理改变来分析。

8. 因许多病变可以出现相似的荧光表现,正确的诊断尚需与其他病征结合起来考虑。

9. 造影分析报告应以协助临床诊断及指导治疗为宗旨,力求重点突出,描述准确形象。

(六) 荧光素眼底血管造影的临床应用

目前已广泛应用于眼科疾病特别是眼底病的诊断,是一种不可替代的影像学诊断工具。

【糖尿病视网膜病变】FFA 是糖尿病视网膜病变诊断分期和指导治疗的非常重要的工具。糖尿病视网膜病变

FFA 检查的主要形态特征为大小不等的强荧光点(微血管瘤,也称动脉瘤样膨出),荧光遮蔽(出血),小血管的渗漏,多少不等的无灌注区(无灌注),及有 / 无新生血管。

【视网膜静脉阻塞】包括视网膜中央静脉阻塞和视网膜分支静脉阻塞,典型的 FFA 表现为阻塞静脉的充盈迟缓,相关区域的小血管和毛细血管迂曲扩张,荧光素渗漏和出血造成的荧光遮蔽,无或有面积不等的无灌注区。FFA 的主要目的是观察无灌注区的多少和黄斑区渗漏的情况以决定是否行激光治疗。

【视网膜动脉阻塞】包括视网膜中央动脉阻塞和视网膜分支动脉阻塞,典型的 FFA 表现为阻塞动脉的充盈迟缓,呈"波浪状"逐渐充盈,全部充盈的时间长于 2 秒。

【葡萄膜炎】葡萄膜炎累及的范围,疾病的病程及是否治疗过,所表现的 FFA 特征是不同的。例如,原田病主要累及的视网膜外屏障,表现为"多湖状"RPE 水平的荧光渗漏,而视网膜血管的内屏障受到的影响不大,因此常无视网膜血管的渗漏。而有的葡萄膜炎累及视网膜的内外屏障,表现为两者都有荧光渗漏。值得一提的是只要是葡萄膜炎,均表现为视盘的强荧光,造影的晚期加重。这一点在与中心性浆液性脉络膜视网膜病变鉴别时非常重要,因为多发"中浆"有时与葡萄膜炎非常相似,但前者视盘的荧光是正常的,后者的视盘是强荧光。因为两者的治疗原则是相反的,误诊和误治会造成严重的后果。

【中心性浆液性脉络膜视网膜病变】FFA 表现为 RPE 水平的点状荧光渗漏,随时间呈"喷墨状"逐渐扩大,晚期荧光素积存在视网膜神经上皮层和 RPE 上皮层之间,形成"荧光积存"。与葡萄膜炎的鉴别要点前已提及。与中心性渗出性视网膜炎(中渗)鉴别,由于"中渗"是脉络膜新生血管为基本的病理特征,因此主要表现为造影早期,即动脉期黄斑区即有一小片状、不太规则的强荧光灶,虽然随时间亦逐渐增强,但大小变化较小,并且由于常合并有出血,因此在强荧光病灶的周围或内部有大小不一的荧光遮挡,晚期病灶荧光不退行,边界更模糊。

【年龄相关性黄斑变性】也称老年性黄斑变性(age-related macular degeneration, AMD),分为渗出型(或称湿性)和非渗出型(或称干性)。前者最主要特征为黄斑区脉络膜新生血管(choroidal neovascularization, CNV)形成,FFA表现为渗漏荧光。后者最主要特征为 RPE 及神经上皮外层萎缩,FFA 表现为透见荧光。

【视网膜神经上皮脱离和视网膜色素上皮脱离】前者主要表现为随时间荧光渗漏呈"喷墨状"逐渐扩大,晚期荧光素积存在视网膜神经上皮层和 RPE 层之间,形成"荧光积存"。一般来说荧光积存的范围要比渗漏点的范围要大,且荧光素的浓度要小,表现为一强荧光的"晕"。视网膜色素上皮脱离由于 RPE 和 Bruch 膜的连接较为紧密,因此范围相对局限,FFA 表现病灶荧光随时间逐渐增强,但病灶的大小无变化。

【视网膜色素变性】FFA 的特征是视网膜广泛的色素上皮色素紊乱造成的"椒盐状"的外观,视网膜血管细,周边在相对较强背景荧光下常看不到正常血管的形态。

【黄斑营养障碍】各种黄斑营养障碍,典型的如 Stargardt 病,黄斑区呈"牛眼状"的病灶内为大小不一的"窗样荧光",而低的背景荧光常称之为"脉络膜荧光湮灭"。

【眼底肿瘤】各种眼底肿瘤,如脉络膜血管瘤 FFA 可看出血管渗漏荧光及肿物的精确范围,提供临床参考,观察治疗效果。而脉络膜黑色素瘤 FFA 可观察脉络膜黑色素瘤表面视网膜感觉层和色素上皮层的急、慢性病变,肿瘤血管的渗漏反映其生长状态和色素含量的变异。

二、吲哚青绿脉络膜血管造影

(一) 吲哚青绿脉络膜血管造影(indocyanine green angiography, ICGA)的原理

将吲哚青绿水溶液注射入静脉,当染料到达脉络膜循环时,在近红外光的激发下发出荧光,通过红外敏感的摄像系统拍摄下来,即可得到脉络膜循环图像。但是

ICGA 与 FFA 两者不可相互替代,两者相辅相成、缺一不可。

【ICGA 染料的理化特性】

1. ICGA 造影使用的染料为吲哚青绿。吲哚青绿为水溶性结晶,其分子式为 $C_{43}H_{47}N_2NaO_6S_2$,分子量 775。在血液中 80% 与血浆脂蛋白相结合,20% 与血浆清蛋白结合。与血浆蛋白结合后,体积较大,不易从血管内扩散至组织中,因此能够较好地显示脉络膜血管结构。

2. 吲哚青绿经静脉注射后,在血液中的清除是双时相的。第一时相的半衰期为 3~4 分钟,第二时相是在低浓度的基础上,其半衰期为 1 小时以上。因此,ICGA 5 分钟后,荧光强度迅速减弱。吲哚青绿经肝脏快速清除,完全排入胆汁中。

3. ICGA 染料的最大吸收光谱为 795nm,最大激发光波长为 835nm。在激发光的激发下,发出荧光。其荧光强度较弱,仅为 FFA 的 4%。由于 ICGA 荧光有较长的波长,能够穿透色素上皮层显示脉络膜循环结构。此外,轻度的玻璃体混浊和轻度的白内障也不影响 ICGA。

4. ICGA 染料在脉络膜中的扩散 静脉注射后早期,ICGA 染料在血管内循环,此时 ICGA 图像可清晰地显示脉络膜血管结构。12 分钟内 ICGA 染料逐渐弥散到脉络膜基质中,脉络膜血管结构变得模糊。在 ICGA 造影晚期(20 分钟以后),脉络膜血管内的染料基本排空,在基质背景荧光的衬托下,显示出脉络膜血管的轮廓。

【ICGA 染料的毒副作用】其毒副作用较荧光素钠轻。由于吲哚青绿制剂中含有碘的成分,因此对碘过敏者可能发生过敏反应。严重的毒副作用极少,多为过敏性休克,发生率为 0.05%,死亡率为 1/333 333。严重的毒副作用多发生于晚期肾病并进行血透析者,因此肾衰并进行血透析者应慎用 ICGA 染料。对碘过敏者慎用。此外,慢性肝病患者也要慎用,因 ICGA 经肝脏排泄。

(二)ICGA 的设备

目前,红外敏感的数字眼底照相机与同步闪光照明系统,同时配以合适的激发滤光片和屏障滤光片,是 ICGA

造影的最基本设备。

ICGA 录像系统中的录像眼底照相机是标准眼底照相机改造而成的。改造后的眼底照相机对红外光敏感,同时仍能够进行眼底彩像拍摄和 FFA。

将激光扫描检眼镜(scanning laser ophthalmoscope, SLO)用于 ICGA 造影可减少视网膜照光。SLO 系统用激光作为光源有以下优点:①减少了视网膜照光强度;②由于激光束聚焦于很小的直径,在小瞳孔的情况下也能够获得高质量的图像;③使景深加大,可观察到玻璃体和视网膜病变;④反射光不需要形成光学像,避免了光学相差,提高了图像质量。

ICGA 辅助设备包括录像系统、计算机图像分析系统、监视器和图像打印机等。

(三) ICGA 造影方法

【患者的准备】首先进行皮肤过敏试验,然后用 1% 托吡卡胺或复方托吡卡胺滴眼液充分散瞳。拍摄眼底彩像,然后将激发滤光片和屏障滤光片置于光路上,拍摄对照片。

【药物注射】经肘前静脉或前臂静脉注射吲哚青绿 0.5~1.0mg/kg(注射前先用蒸馏水稀释成 1~2ml),于 5 秒内注入。一般成年人的剂量为 50mg,溶入 3ml 的蒸馏水中。

【图像的拍摄】药物注射的同时,启动计时器,开始录像或拍摄。造影开始后 5 分钟内连续拍摄,以后每 5 分钟拍摄一次,直至 25~30 分钟。

(四) 正常人 ICGA 图像

1. 早期(注射染料后 5 分钟内) 注射染料后 10 秒,可见脉络膜动脉充盈,荧光较弱。充盈不均匀,从黄斑区开始,以视盘周围和黄斑区为主。黄斑区周围的脉络膜小动脉细而迂曲,呈网状。并可见暂时的垂直或水平的充盈缺损区即分水区(water-shed zone)。分水区反映了脉络膜血管的分区供血特点。0.5 秒后脉络膜静脉开始充盈,脉络膜静脉较动脉粗、直,且易分辨,回流入 4~6 支涡静脉。毛细血管形态看不清,呈弥漫的荧光。

2. 中期(5 分钟~20 分钟) 5 分钟后荧光显著减弱。脉络膜荧光充盈后 0.5~1.0 秒,视网膜血管开始充盈,仅见视网膜大、中血管,视网膜毛细血管看不清,整个视网膜荧光强度较脉络膜弱。

3. 晚期(20 分钟后) 脉络膜血管内已无染料,在脉络膜间质背景荧光的衬托下,仅见脉络膜血管轮廓。

视神经为相对低荧光区,在早期可见视网膜大血管的形态,晚期仅见均匀的低荧光。随着年龄的增长,脉络膜荧光发生变化,主要有以下 3 个方面:①动脉逐渐减少变细,充盈减慢;②后极部小片低荧光随着年龄的增长逐渐增多,该现象与多种因素有关,如脉络膜小动脉减少和脉络膜小叶减少、脉络膜小叶充盈迟缓、脉络膜毛细血管分布不均匀、脉络膜血管间质增多和色素遮挡;③晚期残留荧光增多,与脉络膜血流减慢有关。

(五)异常 ICGA 图像

ICGA 荧光根据强弱分为 3 种:高荧光、低荧光和等荧光。比周围正常荧光高的称为高荧光(hyperfluorescence),比周围正常荧光低的称为低荧光(hypofluorescene),与周围正常荧光相同的称为等荧光。异常荧光包括 2 种:高荧光和低荧光。

1. 高荧光 包括 4 种:在染料注射前出现的假荧光(psudofluorescence)、在造影早期或晚期出现的透见荧光(transmitted fluorescence)和异常血管以及造影晚期出现的渗漏(leakage)。

【假荧光】当激发滤光片和屏障滤光片选择不当时,眼底表面高反射的区域发射出的光线大部分在近红外光谱范围,可产生假荧光。临床上,假荧光多见于黄白色陈旧视网膜下出血。其他发生假荧光的情况包括年龄相关性黄斑变性中色素上皮脱离病灶的边缘、脂褐质样沉着物、色素性脉络膜新生血管膜和持续数月或数年的浆液性视网膜脱离。

【透见荧光】色素上皮萎缩后使脉络膜血管的荧光透过性增加,即称为透见荧光。通常出现于以下情况:黄斑萎缩、外伤和色素上皮撕裂。与 FFA 不同,ICGA 图像上的透见荧光在不同情况下有不同表现。当脉络膜毛细血管未发生萎缩时,ICGA造影早期脉络膜大血管的荧光透过性增加,晚期与周围组织相同。当脉络膜毛细血管萎缩时,ICGA造影早期脉络膜大血管的荧光透过性增加,晚期病灶区出现相对低荧光。在某些情况下,在色素上皮缺损区还会因巩膜着染而出现高荧光。在高度近视伴有后巩膜葡萄肿的患者,有时尚可透见巩膜后的睫状血管,利用立体眼底照相技术或结合眼球运动的方法即可分辨出来。

【异常血管】异常血管在ICGA图像上可表现为高荧光,包括先天性脉络膜血管变异、炎症或其他血管性疾病所致的代偿性血管变化、新生血管和肿瘤血管等。

(1)脉络膜血管变异所表现的高荧光出现于造影早期,晚期随同其他脉络膜血管荧光共同消退。整个造影过程中,其形态大小不变。

(2)炎症可引起脉络膜血管扩张和血管壁着染,于造影中期显示高荧光,晚期可有荧光渗漏。

(3)脉络膜新生血管在造影晚期表现为高荧光。根据新生血管的活动程度,其表现可有不同。如活跃的脉络膜新生血管在造影早期常表现为高荧光,持续致晚期,并有荧光渗漏。相对不活跃的脉络膜新生血管在造影早期无明显高荧光表现,但晚期一般均有高荧光表现。

(4)肿瘤血管:ICGA能够较好地显示脉络膜肿瘤内的血管充盈状态。比如脉络膜血管瘤在ICGA早期即可显示丰富的脉络膜血管影像呈高荧光状态,晚期高荧光退行。而脉络膜转移癌,则表现为低荧光,表明瘤内血管分布相对较少。

(5)异常视网膜血管:在ICGA造影中,仅能见到视网膜血管的主干和第二到第三级分支血管,看不到更小的血管分支和毛细血管。在视网膜血管异常的情况下,较粗大的血管变化才能在ICGA上表现出来,如视网膜大动脉瘤、视网膜血管瘤和粗大的视网膜新生血管等。

【渗漏】当血管通透性增加后,或色素上皮屏障受到破坏,ICGA染料可弥散到组织间隙,称为渗漏。一般在注射染料后 10~15 分钟后出现。当染料弥散到组织,如色素上皮、Bruch 膜、视神经和脉络膜血管外组织和血管壁,并使这些组织染色,称为着染(staining)。当染料积存在组织腔隙内,如视网膜脱离所致的视网膜下腔、色素上皮脱离所致的色素上皮下腔,则称为染料积存。

2. 低荧光　包括两种,即荧光遮蔽和充盈缺损。

【荧光遮蔽】视网膜或脉络膜血管表面的色素或出血等可遮挡 ICGA 荧光,按遮挡荧光的强度从强到弱依次为色素、出血、有髓神经纤维、瘢痕组织和各种渗出。

(1) 色素:虽然 ICGA 荧光能够穿透色素上皮层而显示脉络膜荧光,黑色素对 ICGA 荧光仍有一定的遮挡作用。与 FFA 相比,黑色素遮挡 ICGA 荧光的程度相对较轻。根据黑色素沉着程度的不同,产生不同程度的荧光遮蔽作用。

(2) 出血:薄层的视网膜出血在 ICGA 早期无明显遮挡荧光作用,直到造影晚期才变的明显。而较浓厚的出血在造影的整个过程中均能够看到。

(3) 其他:有髓神经纤维、瘢痕组织和各种渗出产生的遮挡荧光作用相对较轻,一般仅在造影晚期才能够看到。但有髓神经纤维可能在整个造影过程中均遮挡荧光。瘢痕组织可能合并有脉络膜充盈缺损,在整个造影过程中均显示低荧光。

【充盈缺损】表现为脉络膜血管部分不充盈、充盈延迟或充盈不全。脉络膜血管充盈缺损可分为生理性的和病理性的。

(1) 生理性的充盈缺损:可发生于脉络膜的分水带,表现为造影早期分水带充盈延迟。另一种生理性的充盈缺损为造影晚期脉络膜大血管的低荧光轮廓,是由于脉络膜大血管内荧光已排空,在背景荧光的映衬下显示出脉络膜血管轮廓所致。

(2) 病理性的充盈缺损:包括血管阻塞性、炎症性和组织萎缩性三种。脉络膜血管有丰富的吻合支,脉络膜血管阻塞性的疾病较为少见,如三角综合征,为脉络膜大血管阻塞所致的大面积的脉络膜充盈迟缓。脉络膜炎症可引起炎症局部脉络膜充盈延迟或缺损。组织萎缩性的充盈缺损常见于高度近视性眼底病变和老年黄斑变性,也可见于其他原因所致的脉络膜萎缩性改变,如激光斑。

（六）常见眼底病 ICGA 的特征

【年龄相关性黄斑变性】分为非渗出型(或称干性)和渗出型(或称湿性),后者的最主要特征为黄斑区 CNV 形成。ICGA 可发现隐匿型的 CNV,提高激光光凝的成功率。

【眼底肿瘤】ICGA 对各种眼底肿瘤有一定的诊断和鉴别诊断作用。如脉络膜黑色素瘤,ICGA 较易发现瘤体内的滋养血管,与 FFA 联合应用能更精确地显示肿瘤的范围、大小,有利于评价肿瘤的生长方式。色素痣和色素细胞瘤,造影各期均呈遮蔽荧光,边界清晰,不生长或生长相当缓慢。脉络膜血管瘤 ICGA 特征表现为:瘤体显影的前数秒内可见整个瘤体由不规则脉络膜血管网团组成,造影晚期的冲洗现象及瘤体周围扇形脉络膜灌注不良等。脉络膜转移癌的 ICGA 特征因其不同的原发肿瘤而呈现不同的荧光表现。甲状腺转移癌和支气管癌样病变 ICGA 呈现均匀的斑点状高荧光,与周围正常脉络膜组织有一模糊分界。乳腺转移癌和肺转移癌 ICGA 表现为光滑、规则的弱荧光损害灶,其范围大小清晰可辨,未见有肿瘤血管渗漏。

【中心性浆液性脉络膜视网膜病变】ICGA 表现有脉络膜充盈迟缓、脉络膜毛细血管和静脉的扩张充血、脉络膜血管通透性增高所致的强荧光。

【原田病】ICGA 可见脉络膜灌注不良,脉络膜血管数量减少,血管形态呈朦胧状等改变。造影早期浆液性的视网膜脱离区呈斑片状弱荧光区,晚期见脉络膜血管染料渗漏、积存。

【一过性多发性白点综合征】白点状损害灶 FFA 早期呈现强荧光,晚期染色;ICGA 始终为弱荧光,ICGA 发现本病可能是原发于脉络膜的损害。

【息肉状脉络膜血管病变】ICGA 显示两种脉络膜血管变化特征:脉络膜内层血管呈网状分支;血管网的边缘

有与渗出和出血相关的血管扩张、膨大。借此可与其他脉络膜病变相鉴别。如果没有 ICGA,息肉样脉络膜血管病变可能会被误诊为渗出型年龄相关性黄斑变性。

第六节 视觉电生理检查

是应用视觉电生理仪测定视网膜被光照射或图形刺激时在视觉系统中产生的生物电活动。常用的临床电生理检查包括:视网膜电图(electroretinogram,ERG)、眼电图(electro-oculogram,EOG)和视觉诱发电位(visual evoked potential,VEP),它们分别反映视网膜各层次的电活动(表 2-1)。

表 2-1 视网膜组织结构与相应的电生理检查

视网膜组织结构	电生理检查
色素上皮	EOG
光感受器	ERG 的 a 波
双极细胞,Müller 细胞	ERG 的 b 波
无长突细胞等	ERG 的 Ops 波
神经节细胞	图形 ERG
视神经	VEP 和图形 ERG

一、视网膜电图(ERG)

【闪光 ERG】主要由一个负相的 a 波和一个正相的 b 波组成,叠加在 b 波上的一组小波为振荡电位(oscillatory potentials,OPs)(图 2-6)。

1. 检查步骤 检查前先用复方托吡卡胺滴眼液滴双眼充分散瞳,双眼戴避光眼罩至少 20 分钟,待被检者达到稳定的心理状态和暗适反应后,再连接电极准备开始记录。

(1)暗适应状态:记录视杆细胞反应,最大反应和 Ops 波。

1)视杆细胞反应:低于白色标准刺激光(standard flash,SF)2.5log 单位的弱光刺激反应。

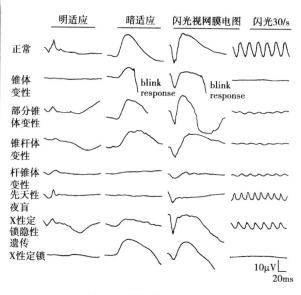

图 2-6　视网膜电图（ERG）

2）最大反应：由 SF 刺激产生，为视网膜视锥细胞和视杆细胞综合反应，刺激间隔 10 秒以上。

3）Ops 波：由 SF 刺激获得，但低通放在 75~100Hz，高通选择 300Hz，刺激间隔 15 秒。

（2）明适应状态：记录单闪烁视锥细胞反应和 30Hz 闪烁反应。

1）单闪烁视锥细胞反应：背景光为 17~34cd/（s·mz）（5~10fl），可以抑制视杆细胞，经 10 分钟明适应后，用白色 SF 刺激即获得视锥细胞反应。

2）30Hz 闪烁反应：每秒闪烁 30 次，弃去最初的几个反应，测量稳定状态时的振幅。

2. 临床应用

（1）视网膜遗传性和变性疾患。

（2）屈光间质混浊时视网膜功能。

（3）视网膜药物中毒性反应。

（4）视网膜铁质、铜质沉着症的损害程度。

(5) 视网膜血管性、炎症性和外伤性等疾患造成的功能损害。

3. 诊断指导

(1) 熄灭型 ERG：记录不到 a 波和 b 波的振幅，见于：Leber 先天性黑矇、视网膜发育不全、视网膜色素变性、全视网膜脱离、重度药物中毒、重度铁质沉着症、重度铜质沉着症。

(2) a 波和 b 波下降：反映视网膜内层和外层均有损害，见于视网膜色素变性、玻璃体积血、脉络膜视网膜炎、全视网膜光凝后、部分视网膜脱离、铁质沉着症、铜质沉着症、药物中毒。

(3) ERG 的 b 波下降，a 波正常：提示视网膜内层功能障碍，见于先天性静止性夜盲症Ⅱ型、静止型白点状眼底（小口氏病）（延长暗适应时间，b 波可恢复正常）、青少年视网膜劈裂症、视网膜中央动脉阻塞、视网膜中央静脉阻塞。

(4) ERG 视锥细胞反应异常，视杆细胞反应正常：见于全色盲、进行性视锥细胞营养不良。

(5) Ops 波下降或消失：见于视网膜缺血状态（如糖尿病视网膜病变、视网膜中央静脉阻塞的缺血型和视网膜静脉周围炎等）和先天性静止性夜盲症。

【图形 ERG】由一个称为 P1 或 P50 的正相波和一个发生在其后的称为 Nl 或 N95 的负相波组成。P-ERG 的起源与神经节细胞的活动密切相关，它的正相波有视网膜其他结构的活动参与。

临床应用：①开角型青光眼的早期诊断（P-ERG 的改变早于 P-VEP）；②黄斑病变；③原发性视神经萎缩；④帕金森病。

【多焦 ERG】多焦 ERG 用伪随机的二进制 m- 序列控制刺激图形的翻转，在同一时间内对视网膜多个正六边形组成区域进行局部闪光高频刺激，由体表电极记录反应，经过快速 Walsh 变换处理与分析，得到对每个刺激单元相应的局部 ERG 信号，通过多位点曲线阵列来表达，以三维地形图显示对应于视网膜各部位的反应密度。反映后极部的局部视网膜（25°）功能。

1. 检查步骤 检查前双眼充分散瞳,刺激视野25°~30°,目前常用有开睑器结构的 Burian-Allen 接触镜电极。双极式 Burian-Allen 接触镜电极的外壳表面镀银,可作为参考电极。放大器增益一般为 100 000~200 000 倍,通频带为 3~300Hz。整个记录过程分为 32 段,每段之间让受检者休息。多焦 ERG 用于测量视网膜各部位的功能,检查时各刺激部位必须固定,因此固视控制非常重要。可用固视光标来帮助固视,用摄像系统来监控固视情况。

2. 临床应用 各种黄斑疾病、视网膜病变、青光眼的视功能测量。

3. 诊断指导 多焦 ERG 的异常改变表现在振幅降低(全阵列、局部、环形、象限)和 3D 图变化(尖峰降低、尖峰消失、中央内陷、全部平坦)。阅读报告时应结合其他检查结果。

二、眼电图

眼电图(EOG)电位产生于视网膜色素上皮,暗适应后静息电位下降,此时的最低值称为暗谷,转入明适应后眼的静电位上升,逐渐达到最大值,称为光峰。最大光峰电位与最小暗谷电位的比值称为 Arden 比,正常范围是 1.85~2.5(图 2-7)。

1. 检查步骤 眼球按 30° 视角移动的注视点转动,每 1~2.5 秒改变方向,在明适应和暗适应下记录这种电位的变化。受试者应当在普通室光中预适应至少 15 分钟。

2. 临床应用

(1) 卵黄状黄斑营养障碍(EOG 异常而 ERG 正常)。

(2) 药物中毒性视网膜病变(如氯喹)。

(3) 视网膜色素上皮病变。

(4) 一般情况下 EOG 反应与 ERG 反应一致,EOG 可用于某些不接受 ERG 角膜接触镜电极的儿童受检者。

(5) 还可用于眼球运动的检查。

3. 诊断指导

(1) Best 病(卵黄样黄斑营养营养障碍):特征为 Arden 比重度下降,甚至平坦,可低至 1.2。

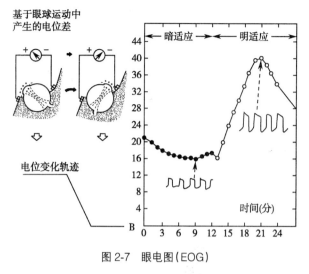

基于眼球运动中产生的电位差

电位变化轨迹

暗适应　明适应

时间(分)

图 2-7　眼电图(EOG)

(2) Stargardt 病：Arden 比下降，多为 1.5~1.6。

三、视觉诱发电位(VEP)

视皮层外侧纤维主要来自黄斑区，因此 VEP 也是判断黄斑功能的一种方法(图 2-8)。从视网膜到视皮层任何部位神经纤维病变都可产生异常的 VEP。

1. 检查步骤

【图形 VEP】自然瞳孔下，矫正屈光不正后视力大于 0.1 且屈光间质清，刺激野大于 15°，注视视标，按照从低空间频率(120′)到高空间频率(15′)的顺序依次刺激后记录。只能代表中心 15°以内的视功能，可以评估视力等级、评价高级视功能。波形较稳定，可重复性好，记录波形成"NPN"型，主要含有 N75、P100、N135 等成分，健康成人以 P100 最为稳定。

【闪光 VEP】对于矫正视力低于 0.1、屈光间质不清的患者选择闪光 VEP，每秒钟闪 1 次，检查时不需矫正视力，对注视要求不高，刺激野大于 20°，可代表中心及周边视野的视功能，但是波形的振幅和潜伏期正常值变异大，

35

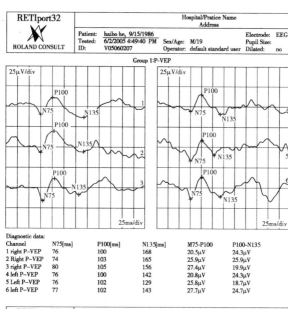

Diagnostic data:

Channel	N75[ms]	P100[ms]	N135[ms]	M75-P100	P100-N135
1 right P–VEP	76	100	168	20.5μV	24.3μV
2 Right P–VEP	74	103	165	25.9μV	25.9μV
3 right P–VEP	80	105	156	27.4μV	19.9μV
4 left P–VEP	76	100	142	20.8μV	24.3μV
5 Left P–VEP	76	102	129	25.8μV	18.7μV
6 left P–VEP	77	102	143	27.7μV	24.7μV

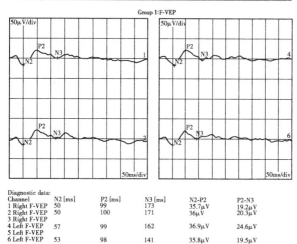

Diagnostic data:

Channel	N2 [ms]	P2 [ms]	N3 [ms]	N2-P2	P2-N3
1 Right F-VEP	50	99	173	35.7μV	19.2μV
2 Right F-VEP	50	100	171	36μV	20.3μV
3 Right F-VEP					
4 Left F-VEP	57	99	162	36.9μV	24.6μV
5 Left F-VEP					
6 Left F-VEP	53	98	141	35.8μV	19.5μV

图 2-8 视觉诱发电位(VEP)

不能评估视力,只能评价基础视功能。波形中以 P2 成分最为稳定。

2. 临床应用

(1) 判断视神经、视路疾患。

(2) 鉴别伪盲。

(3) 弱视。

(4) 黄斑区病变。

(5) 合并皮质盲的神经系统病变的婴幼儿,如果 VEP 正常提示较好的视力预后。

(6) 判断婴儿和无语言儿童的视力。

(7) 对屈光间质混浊患者预测术后视功能。

(8) 在视交叉部的神经外科手术中使用 VEP 检测,VEP 振幅下降提示视路系统受到手术干扰。

3. 注意事项

(1) 已诊断视神经或视路病变,为评价其视功能,首选 VEP。视神经及视路病变常表现为 P100 或 P2 波潜伏期延长、振幅下降。继发于脱髓鞘疾患的视神经炎,P100 或 P2 波振幅常常正常而潜伏期延长。

(2) 伪盲者主观视力下降而图形 VEP 正常,提示非器质性损害。

(3) VEP 波形受影响的因素很多,阴性结果比阳性结果更可信,阅读记录结果时应注意波形是否有可重复性、波形干扰大小,同时应做患眼和健眼的自身对照。

(4) VEP 异常不等于视神经或视路病变,任何单纯依靠 VEP 的诊断都是不可信的。

第七节 相干光断层成像

一、基本原理

使用低相干超级二极管发光体所发近红外光源,经 Michelson 干涉仪后平均分成两束,即探测光路和参照光路。两个光路中反射或反向散射的光线在光纤偶联器被重新整合为一束并为光学二极管所探测。不同深度组织空间结构不同,反射光线与参考光路反射光线有时间差,对应伪彩色灰阶值进行实时的显示来获得图像。自2006年傅里叶域转换技术应用相干光断层成像(optical coherence tomography,OCT)后,进一步提高了OCT的扫描速度和分辨率,即进入了第4代频域OCT时代。频域OCT扫描速度和分辨率的提高,能明确显示视网膜的10层结构,大大促进了三维视网膜图像技术的发展。应用深层扫描技术(enhanced depth imaging,EDI)可以观察脉络膜。

二、检查方法

设备与裂隙灯显微镜联合使用,被检眼前置一个+78D的透镜,可在观察眼底的同时将检测光束投射到视网膜上。视频监测器可观察探测光束在视网膜表面的位置。注视光有内外两种,视力 >0.05 时可用内注视光,视力 <0.05 则令对侧眼固视外设光斑。检查最好在暗室进行。

三、临床应用

【玻璃体黄斑牵引】表现为不完全玻璃体后脱离,可致黄斑水肿。

【视网膜劈裂】表现为视网膜神经上皮层间分离,其间有桥状组织相连,形成多个囊腔。

【黄斑裂孔】表现为中心凹处边界锐利的视网膜组织全层缺失、孔周视网膜脱离的晕轮、外丛状层、内核层内无反射的小囊泡、玻璃体黄斑牵引等。

【黄斑前膜】表现为一邻近或贴覆在黄斑前的有一定反射性的组织。

【中心性浆液性脉络膜视网膜病变】可客观反映浆液性视网膜神经上皮的脱离与 RPE 脱离。

【黄斑水肿】表现为视网膜反射性降低、外丛状层、内核层囊样液体潴留腔隙、视网膜厚度增加。

【年龄相关性黄斑变性】

1. 易于界定 CNV　正常 RPE 轮廓上出现向上突起,

即为 CNV 边界。

2. 不易于界定 CNV　脉络膜反向散射弥漫性增强、RPE 和脉络膜毛细血管的断裂,界限不易划定。

3. 浆液性色素上皮脱离　RPE 反射光带明显隆起,下方为无反射的腔隙,遮蔽了其下的脉络膜反射。

4. 纤维血管性色素上皮脱离　RPE 反射光带隆起,下方为轻度到中度的反向散射的腔隙,脉络膜反射遮蔽。

5. 出血性色素上皮脱离　RPE 反射光带隆起,下方为高反向散射的腔隙,并向外层视网膜迅速衰减,完全遮蔽了脉络膜反射。

【急性区域性隐匿性外层视网膜病变】频域 OCT 图像与多焦视网膜电图显示的异常区域相一致,均可见光感受器细胞内外节带的不连续性或消失。

总之,在玻璃体视网膜手术前进行相干光学断层成像检查可以帮助临床医师进行鉴别诊断和手术适应证的选择,特别是对于玻璃体视网膜界面疾病有重要应用价值。

第八节　超 声 检 查

一、超声显示形式和超声诊断仪

眼科临床常用 A 型、B 型和 D 型三种超声仪。换能器频率选择,眼球病通常在 10~20MHz 之间,眼眶病一般在 7.5~10MHz 之间。

【A 型超声】A 型超声(A-type ultrasonography)探头置于眼前,声速向前传播,每一回声强度不同的界面均可发生一次反射,回声按返回时间以波峰形式排列在基线上;以回声的高度表示回声强度,回声愈强波峰愈高。A 超形成一维图像,对病变解释比较困难,但对组织鉴别力较强。由于轴向分辨力高,在眼科专门用于眼球的生物测量,准确度达 0.01mm,用于眼轴和人工晶状体值测量;如用于角膜厚度测量其准确度可达 0.001mm,为角膜屈光性手术提供必要的参数。

【B 型超声】B 型超声(B-type ultrasonography)以光点表示回声强度,回声愈强光点愈亮。探头在眼前移动光点,把光点连接起来就形成一幅二维图像。目前 B 型超声诊断仪探头有扇形和线阵两种。线阵探头声束平行,图像逼真。扇形探头因其体积小,使用方便,分辨力亦优于线阵探头而为眼科选用。

【D 型超声】亦称多普勒超声(Doppler ultrasound),是应用多普勒效应原理分析超声频移的一种诊断方法。探头发射固定频率的超声,当探头与反射体之间产生相对运动时,回声频率发生改变,称频移。频移的程度与运动速度成正比。通过检测频移形成彩色血流图和频谱。应用其探查颈动脉、眼动脉、睫状后动脉和视网膜中央动脉,根据血管位置、流向、流速等提供的时间和空间信息,解释正常和异常血流情况。根据球内及眶内的异常血流对眼肿瘤、眶内血管畸形进行研究。

【眼超声生物显微镜】眼超声生物显微镜(ultrasound biomicroscopy, UBM)是一种超高频、无损伤的超声检查方法。采用 40~100MHz 的换能器在成像区(4mm)线性移动,收集扫描线上无线电频率的超声数据。通过信号接收和放大处理,计算机数据转换获得图像。对前、后房、睫状体、虹膜改变、中间葡萄膜炎、前部增生性玻璃体视网膜病变的诊断很有价值。

【超声造影】是应用低声压实时造影成像(contrast tuned imaging, CnTI)技术进行的超声造影检查。按照说明书配制造影剂,取 2.4ml 弹丸式沿肘静脉注入体内,用 5ml 生理盐水冲管,在注射的同时启动仪器的计时装置开始计时,观察病变内造影剂的充盈情况,从而对病变性质进行判定。

二、探查方法

眼部疾病多采用直接接触法,生物测量可采用间接探查法。

1. 直接接触法 令患者轻闭眼,眼睑表面涂耦合剂。

探头置于上睑中部,观察图像,然后向左右移动接触位置并转动探头角度,对球和眼眶进行一次纵(横)扫描。发现病变后,在不同位置用不同角度对病变进行详尽地观察。对赤道部以前的眼内病变,需使眼球向探头相反方向转动,以观察眼球周边部。眼球赤道部以前的眼眶或眼睑病变,需用探头直接接触病变表面皮肤。探查过程中可调节灵敏度,将图像冻结进行后处理。

有时需要利用一些特殊检查方法对病变进行鉴别,如观察眼内病变的后运动以鉴别该病变与球壁的关系;眼眶病压迫实验鉴别实性、囊性或血管性病变等。

2. 间接探查法　眼前加水浴杯,探头浸于水内,距离眼球 0.5~1.0mm,适于探查眼前段病变。

三、超声检查在玻璃体视网膜手术中的应用

视网膜脱离经检眼镜检查即可发现,但屈光间质混浊时采用超声检查是重要的诊断依据。

【孔源性视网膜脱离】

1. 限局视网膜脱离　一端连于视盘,另一端连于眼底光带,呈弧形凹面向球心,可有垂直球壁的运动,新鲜的脱离表现为光滑、均匀膜状光带。陈旧的脱离则薄厚不一或有固定皱褶。

2. 视网膜全脱离　玻璃体内 V 形光带,连于视盘和锯齿缘。严重的可呈闭合漏斗状,起自视盘并行双光带至晶状体后分别止于两侧锯齿缘似 V 或 T 形。视网膜与球壁间为液性暗区。

3. 脉络膜脱离型视网膜脱离　为玻璃体内双光带,脉络膜脱离凸面向球心,两端分别止于睫状体平坦部及赤道前或略后之眼底光带。

【牵拉性视网膜脱离】各种原因所致的玻璃体积血是牵拉性视网膜脱离最常见的原因。

玻璃体机化牵拉固着于视网膜上引起视网膜限局性或全部脱离,前者可以为线状,分支状,膜状,薄厚不一。固着点位置不同,可在视盘、黄斑、眼底光带各部位,被牵拉的视网膜脱离两端分别止于眼底光带或一端止于眼底

光带,另一端止于视盘。

牵拉性视网膜脱离超声图像形态各异,糖尿病性可见蓬幕状、吊床样形态等。

玻璃体机化膜形成有时亦似漏斗状视网膜脱离需仔细鉴别。而彩色超声多普勒具有鉴别诊断价值,机化膜基本无血流信号,仅在少数糖尿病机化膜上偶见点状血流信号。视网膜脱离则可见与视网膜中央动、静脉相延续的丰富的血流信号。

【渗出性视网膜脱离】肉芽肿型葡萄膜炎(原田病、结核等)致视网膜脱离的超声图像为眼底光带增厚,视网膜脱离浅或全视网膜脱离,视网膜下可为暗区,偶然可见少量点状回声。

【继发性视网膜脱离】

1. 特发性中心性浆液性脉络网膜病变 黄斑区细小横行略隆起带状回声。

2. 渗出型年龄相关性黄斑变性 扁平斑状回声。

3. 眼内占位病变所致视网膜脱离

(1) 视网膜母细胞瘤(retinobalstoma,Rb):根据声像图分为三型:

1) 肿块型:半球形与眼底光带相连,无后运动。单或多病灶。

2) 不规则型:形态不规则,有小暗区。此两型均表现为玻璃体内弱或中强回声光团与眼底光带相连,内回声不均匀,强弱不等,有小暗区,60%~80% 有强光斑状回声(钙化斑),可有球壁声影。A 型声像图为丛状高波,声衰减不明显。无后运动。

3) 弥漫浸润型:眼底光带增厚呈波浪状或呈 V 字形视网膜脱离且不均匀的增厚,有的呈串珠状。

(2) 脉络膜黑色素瘤(malignant melanoma of choroid):隆起 2mm B 超即可显示实性肿物,有以下特征:

1) 形状:呈半球形或蘑菇状。

2) 边界:肿瘤表面视网膜完整时,在声像图上前缘连续光滑,接近眼球壁时消失。

3) 内回声:黑色素瘤的边缘血管呈窦样扩张,故声像图上前缘回声光点多而强,向后光点渐少,接近球壁形成无回声区,即所谓"挖空现象"。

4)脉络膜凹:肿瘤部位的脉络膜被瘤细胞浸润,与前部之"挖空"区连接,形成局部脉络膜无回声,与轴位眼球壁相对比,有一盘状凹陷带,约65%患者可发现此征。前部的脉络膜黑色素瘤此征不明显。

5)声影:因声衰减较著,肿瘤较高时,眼球壁及球后脂肪回声较低或缺乏回声区,用低灵敏度检查,声影更易发现。

6)继发改变:可显示玻璃体混浊及继发视网膜脱离。肿瘤穿破巩膜后,可见相邻眶脂肪内出现低或无回声区。

(3)脉络膜黑色素瘤继发视网膜脱离的特点

1)远距离的视网膜脱离:当脉络膜黑色素瘤较小其周围及表面视网膜脱离还不明显时,常在它的对侧或对侧的周边部发现视网膜脱离。所以应充分散瞳查眼底,B超检查时不要漏掉对侧的视网膜脱离。

2)泡状视网膜脱离:呈多个大泡甚至达晶状体后方而掩盖了藏在"谷中"的瘤体,常发生于起自视盘旁的脉络膜黑色素瘤。

【脉络膜渗漏综合征】超声图像为脉络膜及巩膜增厚,脉络膜及视网膜脱离。

【视网膜环扎术后】环扎区球壁突向球内,如嵴过高,在强斑状回声内表面视网膜与嵴间有少许暗裂隙,切勿误认为是视网膜未复位。

【玻璃体腔硅油充填后】硅油充满玻璃体腔时超声全反射故不显示。部分硅油时可探测出无硅油区的病变。硅油较少时似异物图形。

【玻璃体腔气体充填术后】完全充满球内,则与硅油表现相同,气泡则成多重反射。

【人工晶状体眼】显示为前部横形强斑状回声及其后的多重反射。

【前部增生性玻璃体视网膜病变】由于B超因频率低对眼前段结构分辨率差,不能清晰显示前部增生性玻璃体视网膜病变(proliferative vitreous retinopathy,PVR)的改变,而 UBM 检查对于视网膜前移位的程度、范围、视网膜睫状体、视网膜虹膜粘连、睫状体和睫状上皮的脱离提供了重要参考价值。

总之,超声检查必须与临床表现及其他影像检查结合,综合分析确定诊断,以免发生误诊。

(杨庆松　卢宁　魏文斌　田蓓)

第三章

病情评估与手术方式选择原则

第一节 病情评估

术前病情评估的依据包括详细采集病史、全面的眼部检查，包括眼前段和眼后段、眼部特殊检查，全身检查。术前病情评估对选择手术方式和估计手术预后有重要意义。并与患者签署患者知情同意书。

一、病史采集

1. 起病情况　要尽可能准确记录症状的发生时间和发展过程，如眼前飘浮物、幕状影或膜状物遮挡、闪光感、视力下降、视野缺损等。症状的准确描述有助于视网膜裂孔的定位，最先出现视野缺损的方位对应的视网膜区域多为裂孔所在区域；孔源性视网膜脱离如视野缺损进展迅速常提示裂孔位于上部视网膜。

2. 有无外伤等诱因及致伤经过。

3. 若患者曾有视网膜脱离或其他眼部手术史，仔细询问以前手术的细节和结果，包括手术时间、手术方式、手术次数、结果及并发症等。

4. 与视网膜脱离相关的眼病史，如近视、青光眼、眼部炎症或白内障手术史等。

5. 全身病史，如糖尿病、高血压、心脏病史等，并预测患者术后能否保持俯卧位，以决定术中选用何种眼内填充物。

6. 视网膜脱离家族史。

二、眼部一般检查

【一般检查】

1. 远、近视力及矫正视力。

2. 矫正视力低于 0.02 者需检查光感、光定位及红绿色觉。

3. 测量并记录眼球运动受限或斜视情况,若患者曾行视网膜手术或有眼球运动异常,应告知患者视网膜复位后可能出现复视。

4. 散瞳前应检查眼睑和结膜,有无睑缘炎、结膜炎。因散瞳剂盐酸去氧肾上腺素有收缩结膜血管的作用,可能掩盖眼部炎症。严重的睑缘炎或结膜炎须延期手术。

5. 有无传入性瞳孔阻滞(afferent pupillary defect,APD)。

6. 测量眼压 有青光眼病史的患者,术前散瞳可能引起眼压升高;术前眼压升高者,应除外原发性青光眼;大多数视网膜脱离的病例眼压降低,但眼压过低常提示可能伴有脉络膜脱离。

【裂隙灯检查】

1. 角膜 记录角膜清晰度异常及其程度,估计角膜混浊对手术操作的影响程度。

2. 前房及虹膜 注意前房深度,周边前房浅者应做前房角镜检查,以防止散瞳引起房角关闭眼压升高。这样的患者在散瞳和视网膜脱离手术前可先行激光虹膜打孔术;有青光眼史或虹膜新生血管者也应做前房角镜检查。虹膜新生血管的出现预示手术预后差。

3. 晶状体 注意晶状体的混浊程度是否影响手术操作,选择去除晶状体的手术方式及是否联合人工晶状体植入;Marfan 综合征或有眼外伤病史者,注意检查晶状体有无脱位、半脱位或晶状体震颤;人工晶状体植入眼应记录人工晶状体类型、材料和后囊完整性,人工晶状体的材料对选择眼内填充物有一定影响。

4. 玻璃体 在裂隙灯下检查前玻璃体,注意玻璃体混浊的部位、形态、颜色、活动度;新鲜的玻璃体积血,玻璃体混浊颜色较红,有时可见凝血块;陈旧的玻璃体积血,玻璃体混浊颜色呈灰黄或棕黄色；玻璃体内色素颗粒的出现常常提示视网膜裂孔的存在；曾行白内障手术眼注意有无玻璃体与白内障切口或角膜内皮相连。

三、眼底检查

眼底检查含三部分：应用间接检眼镜＋巩膜压迫法检查眼底；应用非球面镜、非接触生物显微镜检查玻璃体-视网膜关系；应用接触镜检查视网膜和前房角。

检查器械和设备包括间接检眼镜、巩膜压迫器、间接镜物镜（14D、20D、25D、28D或30D）、非球面全视网膜镜（132D、90D、78D）、三面接触镜、前房角镜、眼底图、彩笔等。

【眼底检查和眼底图的绘制】

1. 双眼同时充分散大瞳孔检查。因很多眼底病为双眼患病，对健眼的检查有助于早期发现和治疗其眼底病变，并有助于推测患眼的病因。

2. 开始不用巩膜压迫器浏览眼底，当患者适应检查灯光后再增加亮度。先画出视网膜脱离的边缘划界线和视网膜脱离的高度、范围。眼底图有3个同心圆，内侧圈代表眼底赤道，中间圈代表锯齿缘，外侧圈代表睫状体平坦部。同时注意视盘色泽、血管分布及新生血管情况。

3. 再定位和画出不需巩膜压迫器即可看到的裂孔，追随视网膜血管向周边部可系统检查整个眼底。

4. 巩膜压迫用于检查周边部视网膜。自颞侧开始加压患者较易适应，巩膜压迫眼球变软后，鼻侧眼底检查更容易进行。检查者站在被检查区域对侧，检查周边眼底较为方便。注意对有或可疑有眼内占位性病变的患眼忌用巩膜压迫法检查。

5. 注意视网膜的活动度　活动度较好提示为新鲜的视网膜脱离；活动度不好提示为陈旧的视网膜脱离，视网膜因增生性玻璃体视网膜病变而僵硬，可能须行玻璃体手术。

6. 在检查眼底和画眼底图时应注意视网膜脱离的

特点

(1) 了解玻璃体视网膜牵引、粘连的状况,玻璃体视网膜病变及视网膜脱离的性质与程度,注意视网膜脱离的隆起程度、范围及形态,评估增生性玻璃体视网膜病变(proliferative vitreoretinopathy,PVR)的程度并分级,以制订手术方案,选择手术方式、手术时机和估计手术预后。

(2) 注意视网膜脱离的高度,以决定是否需放视网膜下积液,放液点宜选在视网膜脱离较高的地方。

(3) 寻找和定位视网膜裂孔:描述裂孔的形态、大小、数目及位置(包括裂孔所在的纬度:后部、周边部或远周边部、所在的象限或子午线);多个裂孔存在时,应准确描述它们的位置关系。掌握这些信息对设计手术方式有很大帮助。

可根据视网膜脱离的形态寻找视网膜裂孔(图 3-1):①下方视网膜脱离,裂孔常位于脱离较高的一侧;②上方跨过中线的 2 个象限视网膜脱离,裂孔常在 11~1 点位;

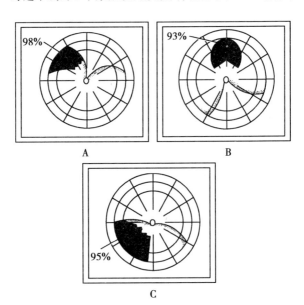

图 3-1 根据视网膜脱离的形态寻找视网膜裂孔

③下方球形视网膜脱离,裂孔位于水平子午线以上;④下半部视网膜脱离,脱离区的上界水平相等,裂孔常位于6点周边部附近;⑤视网膜全脱离,裂孔可能在上方周边部;⑥后极部视网膜脱离,裂孔多位于黄斑部。

(4) 画出周边格样变性区和可疑裂孔区的部位及范围。

(5) 注明脉络膜、视网膜色素沉着区。

(6) 记录玻璃体视网膜牵拉线条、粘连部位,视网膜星状皱褶或固定皱褶的位置及范围。

(7) 最后检查后极部,注意有无黄斑裂孔、黄斑水肿、脱离或黄斑皱褶。

(8) 患者仰卧位检查完成后再坐位检查,视网膜下积液随体位移动常见于渗出性视网膜脱离,也可见于小孔的孔源性视网膜脱离;玻璃体积血混浊时,坐位与卧位眼底检查所见可能有所不同。眼外伤患者注意眼内异物及其位置。

(9) 眼底彩图的统一颜色(图 3-2,见书末彩插)

1) 浅蓝:视网膜脱离。

2) 深蓝:视网膜静脉、视网膜裂孔的边缘。

3) 浅红:贴附在位的视网膜。

4) 深红:视网膜动脉、视网膜前出血或视网膜下出血。

5) 绿色:玻璃体或晶状体混浊。

6) 黑色:脉络膜色素。

7) 黄色:视网膜内或视网膜下渗出、视网膜下隆起。

8) 棕色:脉络膜脱离、脉络膜新生物或黑色素瘤。

【眼部特殊检查】视病情需要进行超声、荧光素眼底血管造影、电生理、生物显微镜等其他眼部特殊检查,以明确病变性质、估计手术预后。(具体方法和检查目的见第二章)

四、全身检查

1. 糖尿病 术前监测血糖,调整用药,检查肾功能。

2. 高血压 术前监测血压,调整用药,检查心功能和肾功能。

3. 心血管疾病　术前检查心电图、心功能。

4. 其他　12 岁以下患者需做全麻术前准备,检查血常规、尿常规、肝肾功能、胸部 X 线摄影;40 岁以上患者做心电图检查。

根据患者的全身情况,估计患者对手术的耐受能力,预测患者术后能否保持俯卧位,以决定术中选择何种麻醉方法,以及选用何种眼内填充物。

五、患者术前知情同意书

应向患者及其家属交代:

1. 视力预后情况,若术前黄斑区已脱离,应交代恢复中心视力的可能性及其所需时间,可能需 6 个月或更长时间。

2. 计划治疗方法与手术方式　玻璃体视网膜手术的方式常在术中进行调整,如常规视网膜脱离手术改为玻璃体手术、术中需据病情和手术需要去除晶状体及应用不同的眼内填充物等,因此术前交代应灵活、全面。

3. 术中或术后可能出现的并发症,如暴发性脉络膜上腔出血、脉络膜脱离、感染、眼球萎缩、眼压升高或降低、继发角膜病变、白内障加重、复视、视网膜脱离复发、增生性玻璃体视网膜病变、黄斑皱褶等。

4. 麻醉方式及麻醉意外,全麻患者需交代生命危险可能。

5. 全身病情加重及心、脑血管意外可能。

6. 术后特殊体位及其维持时间。

7. 再次手术的可能。

8. 硅油注入者需再次手术取硅油。

第二节　手术方式选择的原则

手术方式的选择以选择损伤最小、操作简单、仍可达到最大成功的手术方式为原则。如孔源性视网膜脱离的手术方式有巩膜扣带术和玻璃体视网膜手术,常用的巩膜扣带术包括巩膜外加压术和环扎术,也称常规手术。具体应根据患者的病情,主要是视网膜、玻璃体的情况,特别是根据 PVR、裂孔及视网膜下积液三方面,结合眼部其他情况综合考虑;并应根据设备条件、术者对各种手术方法的熟练程度和经验选择不同的手术方法。

(段欣荣)

第四章 术前准备与麻醉方式选择

第一节 术前准备

玻璃体视网膜手术术式繁杂，时间较长，属眼科大中型手术，患者思想负担较重。因此，临床医师的术前准备要充分而细致。

一、基本准备

1. 年龄大于 40 岁的患者应常规测量血压、心电图并做内科体检。对于血压大于 170/100mmHg，半年内患有冠心病、心肌梗死、脑血管疾病的患者应延期手术。不能延期的，应做充分的监护准备。

2. 查血常规、尿常规、便常规及肝肾功能，电解质等。异常者应排除内科情况。

3. 查 HBsAg 和 HIV 抗体，阳性者应做明显标记，并通知手术室，以避免交叉感染。

4. 必要时查出、凝血时间，血小板计数、血型和配血。

5. 术前一日，患者应做好个人卫生。

6. 女性患者月经来潮可暂缓手术。

7. 需要全身麻醉者，按全身麻醉术前常规要求。

8. 糖尿病患者空腹血糖最好控制在 4~10mmol/L。要有空腹血糖及三餐后 2 小时血糖，了解血糖的控制情况。

9. 合并其他脏器疾病的要请相关的科室协助治疗，合并心脏病的最好手术中有心电监护。通知麻醉科医师术前会诊。

【全身麻醉术前检查】

（1）记录呼吸、脉搏、体温、体重。

（2）术前 2 周应行 X 线胸部透视。

（3）其余检查同前。

【全身麻醉术前准备】

（1）术前 1 日请麻醉科医师会诊，疑难病例应提前 3 日。

（2）术前 6 小时禁食水，并按麻醉科医嘱用术前药。

（3）术前 1 小时肌注氢溴酸东莨菪碱 0.1mg/kg 或硫酸阿托品 0.1~0.2mg/10kg。目的是减少呼吸道分泌物，以使手术顺利进行。

（4）儿童配合者可在病房备皮，学龄前儿童或不配合者可在麻醉后备皮。

二、术前用药

正确的术前用药是手术顺利进行和成功的保证，术前用药应视患者病情不同而调整。以下仅对常规用药原则进行概述。

【抗生素】

1. 目的　抑制或杀灭结膜囊内的细菌，清洁结膜囊。

2. 使用方法　抗生素眼药水（如托百士），术前 3 天点术眼，每日 3~4 次。

3. 对于眼部感染、全身合并慢性感染病灶或糖尿病有感染倾向患者可考虑术前 2~3 天全身应用广谱抗生素，并维持至术后 1 周。

【镇静剂】

1. 目的　缓解患者紧张情绪，防止紧张所致血管痉挛，有利于手术顺利进行。

2. 使用方法　局部麻醉患者，术前晚及当天清晨口服镇静剂。如苯巴比妥 0.06~0.09mg 或地西泮 5mg。对于精神过度紧张或过度兴奋者，术前半小时可肌注苯巴比妥 0.1g。必要时，术中麻醉师可追加镇静剂。

【散瞳剂】

1. 目的　使瞳孔充分开大，以利于眼内手术操作。

2. 使用方法　术前 1 天 1% 阿托品膏散瞳，每日 2 次。并辅以短效散瞳剂（如复方托吡卡胺），每日 4 次。术前 2 小时每 10 分钟加点 1 次。对于瞳孔不能充分散大或有局限性虹膜粘连者可应用混合散瞳剂(内含阿托品、可卡因、肾上腺素)0.1~0.2ml,球结膜下注射。对于局限性虹膜粘连者应于相应时钟位角膜缘外球结膜下注射。

肾上腺素类药有加速心率的作用,合并心脑血管疾病患者慎用。阿托品膏剂部分患者使用后可出现结膜充血反应,应与结膜炎症相鉴别。

【其他用药】

1. 因神经精神因素所致咳嗽者可适当服用止咳药。

2. 视病情需要应随时调整用药。

三、精神心理准备

手术后视网膜能否复位、视力能否提高等是患者十分关心的问题。玻璃体视网膜手术后常常要求患者有一定的体位配合,这与手术的最终成功密切相关。因此,临床医师应帮助患者作好充分的精神心理准备。

1. 与患者进行亲切细致的术前谈话,了解患者的治疗目的。

2. 让患者及家属充分了解患者的眼部情况、病情发展的程度、目前现状、术中可能出现的一切问题以及手术预后。特别是黄斑区受损的患者,应交代术后中心视力有可能改善,但常不能恢复至正常水平。帮助患者树立信心。

3. 提出详尽的治疗方案,特别是另一眼的预防性治疗,结合患者的人文背景、经济状况让其自行选择。

4. 对于手术后可发生眼睑肿胀和眼部不适,手术前后采取的特殊体位、姿势对于术后恢复的意义应进行耐心细致的解释,以争取患者的配合。

四、术前安静程度与体位

1. 陈旧性视网膜脱离、下方视网膜脱离、小裂孔性视网膜脱离、广泛 PVR 且存在视网膜固定皱褶者不必卧床。

2. 视网膜轻度脱离的患者或黄斑部已经脱离,手术中又需引流视网膜下液的患者不需绝对卧床,但应停止日常活动,安静休养。

3. 对于可致黄斑区脱离特别是上方裂孔的患者或不

准备引流视网膜下液的患者应在术前卧床休息24~48小时,双眼包扎以减少眼球活动,有利于视网膜下液吸收,为手术创造良好条件。

4. 玻璃体积血患者可采取半卧位,以使玻璃体积血沉降至下方,便于观察上方视网膜。因上方视网膜易发生裂孔和脱离。年轻患者卧床时间可延长至4~5天。

5. 巨大视网膜裂孔患者的术前卧床休息,保持一定的体位或姿势对大多数病情的转归极为重要。采取体位、姿势使裂孔处于低位,有利于裂孔后瓣展平,避免皱褶的形成。在特定的体位和姿势裂孔后瓣不能活动者,应行玻璃体视网膜联合手术。

五、眼部准备

1. 术前冲洗术眼泪道

【泪道冲洗术】

(1) 冲洗前应先以手指挤压泪囊部,排出泪囊积液,注意泪点处有无分泌物溢出。

(2) 泪道不通时,注意冲洗液逆流情况,并记录。如下泪点冲上泪点返流,有脓性分泌物者,应先行泪囊摘除术;上下泪点冲原点反流无分泌物者,术前封闭泪小点;上下泪点冲原点反流而有分泌物者,先行泪小管切开,再择期手术。

(3) 鼻腔泪囊吻合术者,挤压泪囊部,排出分泌物后,用5ml注射器冲洗2次。如分泌物过多,应直至冲净为止,并记录于病历上。

2. 术眼眼部备皮 用涂有凡士林的剪刀自睫毛根部剪去睫毛,然后用棉签拭去剪下的睫毛。注意勿伤眼睑皮肤,勿使睫毛落入结膜囊内。

3. 手术野的清洁消毒。

【眼部手术野皮肤消毒方法】

(1) 术眼滴表面麻醉剂2~3次,间隔3~5分钟。

(2) 受水器紧贴术眼侧面颊部,用10%肥皂水棉球擦洗术眼周围皮肤。范围:上至眉弓上3cm,下至鼻唇沟,内侧过鼻中线,外侧至耳前线。眉毛处应多次反复擦洗,至洗净为止,然后用生理盐水冲净。

(3) 翻转上下眼睑,令患者向各方向转动眼球,用生理盐水冲洗结膜囊。然后用手指分开上下眼睑,充分冲洗眼球表面,最后再冲洗眼部皮肤,其范围同上。

(4) 洗眼生理盐水用量应为 250ml 以上(气温低时应适当加温)。

(5) 用 0.5% 安尔碘或含甲紫的 75% 乙醇溶液或其他消毒液消毒眼部周围皮肤。嘱患者轻轻闭眼,自睑缘睫毛根部开始由内向外做螺旋式消毒。

【眼部手术野皮肤消毒范围】消毒范围:上至眉弓 3cm,下至鼻唇沟,内侧过鼻中线,外侧过耳前线(图4-1)。

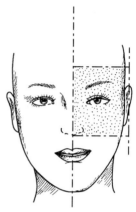

图 4-1　眼部手术野皮肤消毒范围

六、手术前并发症的处理

【脉络膜脱离】手术前、后应予糖皮质激素治疗,有助于脉络膜上腔的液体吸收或减轻手术后的炎症反应。若脉络膜上腔液体较多,也可先行穿刺,放出脉络膜上腔液体后,再向眼内注入液体,使眼压恢复正常后再行视网膜脱离手术。

【葡萄膜炎】

1. 强力散瞳剂　目的是防止虹膜后粘连或促使后粘连拉开。

2. 糖皮质激素治疗　目的是减轻葡萄膜炎症反应。

【青光眼】

1. 原有青光眼病史者,仍需按原有治疗方案用药。

2. 轻度眼压升高者可局部滴 0.5% 噻吗洛尔每日 2 次,必要时口服醋甲唑胺控制眼压。

【白内障】

1. 对于单纯性视网膜脱离患者,能用间接检眼镜看清眼底者,尽可能先寻找裂孔,行视网膜脱离手术。手术3个月后再行白内障手术。

2. 晶状体完全混浊无法看清眼底者,可行前后段联合手术。无条件者,可先行白内障摘除术。术后视眼底情况安排后段手术。

3. 对于存在后发性白内障而影响眼底检查者,可先行 Nd：YAG 激光后囊切开。查清眼底情况再行治疗。

4. 影响玻璃体手术者需联合晶状体切除、超声乳化或超声粉碎等手术。

【眼部及眼周组织感染】

1. 合并睑腺炎、泪囊炎等外眼感染,应积极治疗,延期手术。

2. 如为巩膜植入物有明显感染,应先行移除植入物。待结膜囊细菌培养阴性后,再行玻璃体视网膜手术。

3. 眼内炎术前可前房穿刺取房水,行病原学检查后局部和全身试行消炎抗菌治疗。如无效应及时行玻璃体手术。

4. 如为额面部疖肿、急性鼻窦炎、口腔脓肿、咽部化脓性感染、中耳炎等应待局部炎症彻底治愈后方可手术。

七、手术医师的准备

1. 应在术前对患者的病史和全身情况有充分的了解。

2. 应对患者眼部情况进行细致的检查。

3. 应与患者及其家属进行深入的术前谈话,并争得患者对自身病情、手术方案、手术风险和发生意外情况的理解,并同意签字。

4. 制订周密的手术方案,特别是多项联合手术者,应根据患者情况,充分讨论术式的先后、入路、衔接。

5. 检查手术中所需特殊器械、材料、缝线等是否备齐。

6. 检查手术所需仪器设备的状况是否良好。

7. 调整手术显微镜、手术台和座椅的高度,使身体处于舒适状态。

第二节　麻醉方式的选择

没有一种麻醉方式适合于所有患者和所有术式。麻醉的好坏直接影响手术进程，对于每一位患者，麻醉方式应量身定做。

一、基本要求

1. 眼球固定、眼睑运动不能。
2. 眼球及其有关附属器被麻醉。
3. 眼压、眶压被控制在允许范围。
4. 控制全身血压。
5. 麻醉过程中不出现心眼反射、恶性高热等并发症。
6. 局麻时患者无紧张恐惧感。
7. 全麻过程平稳，无呕吐、血压波动、咳嗽或呼吸抑制等。
8. 术后有适当的镇痛时间。

二、影响因素

表4-1可对患者麻醉方式的影响因素进行评估。分数低的患者可考虑能够承受局部麻醉并获得较好效果，10分以上应考虑全身麻醉。

表 4-1　患者麻醉方式的影响因素

影响因素	评分
手术方式	
充气性视网膜固定术	0
单纯巩膜扣带术	1
"简单"的巩膜扣带修复术	2
"复杂"的巩膜扣带修复术	3
单纯闭合式玻璃体手术	2
玻璃体手术联合视网膜前膜剥除或黄斑裂孔手术	2
眼内炎的玻璃体手术	3

影响因素	评分
视网膜脱离并发严重的增生性玻璃体视网膜病变的玻璃体手术	4
增生性糖尿病性视网膜病变并发视网膜脱离的玻璃体手术	4
眼内异物存留并发视网膜脱离的玻璃体手术	4
前后段联合手术或其他复杂玻璃体视网膜联合手术	4
患者因素	
年龄 40~60 岁	1
年龄 40 岁以下或 60 岁以上	2
男性	1
有过不愉快的局部麻醉体验	2
不能忍受术前的巩膜压迫器眼底检查	2
高度近视	2
更倾向选择全身麻醉	2
严重的心脏病和呼吸系统疾患	−2
刚刚进食的患者	−2
手术者条件	
与助手缺乏合作经验	1
在不熟悉的医院手术	1
教学状态	2
刚可独立操作的眼外科医师	2
有出色的麻醉科室	1

三、常用麻醉剂

常用麻醉药物见表 4-2。

表 4-2　常用局部麻醉药物

药名	分类	常用浓度（%）	最大剂量（mg）	相对强度	生效时间（分钟）	作用持续时间
利多卡因	酰胺类	1	300	2	4~6	40~60 分钟
		2	300	2	4~6	40~60 分钟
		4	200	2	4~6	40~60 分钟
布比卡因	酰胺类	0.5	150	8	5~11	4~12 小时
		0.75	30	8	5~11	4~12 小时
普鲁卡因	酯类	1~4	500	1	7~8	30~45 分钟
氯普鲁卡因	酯类	1~3	800	1	6~12	60 分钟
卡波卡因	酰胺类	1~2	500	2	3~5	120 分钟
衣铁卡因	酰胺类	1~1.5	400	8	3~5	5~10 小时

四、常用麻醉方法

本书对全身麻醉方法不再赘述。值得注意的是如用氧化亚氮（N_2O）麻醉者，如术中注入膨胀气体如 SF_6、C_2F_6、C_3F_8 可吸收组织内氮，使气体迅速膨胀致高眼压，容易引起视网膜中央动脉阻塞。但术后 N_2O 迅速经肺排出体外，气泡立即缩小。故应在使用膨胀气体前 10~15 分钟停用 N_2O 或改用其他麻醉方法。

以下仅对玻璃体视网膜手术常用神经阻滞麻醉方式做一介绍。

【睫状神经节阻滞】（球后阻滞）

1. 阻滞神经　第Ⅲ、Ⅳ、Ⅵ对脑神经以及睫状神经。

2. 注射方法

（1）患者向鼻上方注视。

（2）用 35mm 注射针头由眶下缘中、外 1/3 交界处稍上方的皮肤面垂直刺入约 10mm 深，然后转向鼻上方，向眶尖方向斜行刺入达眼球后，进针总深度不超过 30~35mm，抽针无回血即可缓慢注入局部麻醉药物，药量

2~3ml。突破眶隔和肌圆锥时操作者会有两次明显落空感（图 4-2、图 4-3）。

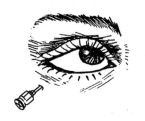

图 4-2　球后阻滞注射点
眶下缘中、外 1/3 交界处稍上方的皮肤面

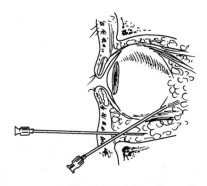

图 4-3　球后阻滞注射点侧面观——麻醉剂注入肌圆锥内

（3）注射毕，闭合眼睑，轻压眼球，间歇加压 5~10 分钟，加压 10~20 秒与放松 5~10 秒交替进行。可促进药物扩散，防止球后出血。

（4）亦可在表面麻醉下，由颞下穹隆部进针。

3. 并发症

（1）如眼球仍可运动而影响手术，应追加球后注射或对未麻痹的眼外肌行局部浸润麻醉，最多见的是上斜肌。

（2）注射针眼出血、眼球逐渐突出、结膜下出血则表示有球后出血。间歇加压后出血停止，出血量不大者可继续手术，如出血量大、眼球突出致闭合困难则应取消手术，局部加压包扎。2~3 天后再考虑手术。

(3) 局麻药物如注射在 Tenon 囊与眼球之间会出现眼压明显升高,如无眼球突出及出血斑等情况,可等 5~10 分钟随药物扩散自行缓解。需检查球后麻醉效果,必要时追加麻醉。

(4) 极少数病例因进针过深对视神经直接损伤或达视神经管造成视神经压迫性缺血。检查时可见视盘及视网膜水肿,视网膜内、前出血,甚至玻璃体积血。视神经鞘内出血可导致视网膜中央静脉阻塞。可用 CT 或 B 超证实,应尽快行视神经鞘减压术改善预后。

(5) 眼球穿破为严重并发症,大多数可及时发现。应于穿孔处行冷凝及外加压手术。

(6) 对于高度近视患者针头绕过赤道后不要上翘而向眶尖方向,以稍低为好以免刺破后巩膜葡萄肿,但应将药量加至 4~5ml。

【后部球周阻滞】

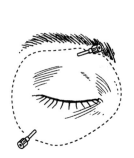 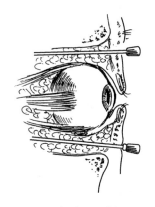

图 4-4 后部球周阻滞 注射点　　图 4-5 后部球周阻滞侧面观

1. 注射方法

(1) 于眶下缘上距外眦 1cm 处下睑皮肤面作一皮丘,由此刺入皮下在眼轮匝肌内注射 1ml 药物后沿眶下壁向眶内水平刺入达眼球赤道部时回抽后注射 1ml 局麻

药,然后针头稍向内上方前进深达 3.5cm 后注射 1~1.5ml
药物。

(2) 于眶上切迹下上睑皮肤面作一皮丘,由此同上在
眼轮匝肌内、下各注射 1ml 药物,以示指将眼球向下推移
后,将针头向眶内刺入 1cm 后注射 1ml 药物,沿眶壁达赤
道部再注射 1ml 药物,最后向眶上裂方向深入达 3.5cm,
再注射 1ml 局麻药物。

(3) 注射毕,闭合眼睑,轻压眼球,间歇加压 5~10 分
钟,加压 10~20 秒与放松 5~10 秒交替进行。可促进药物
扩散,防止球后出血。

2. 并发症

(1) 如眼球仍向下、外运动则应在下睑注射点追加
药物;如可向内、上运动则应在上睑注射点追加注射。

(2) 其余并发症同球后注射,但大多数认为此法比球
后注射安全。

【Grizzard 法】此法可较好麻醉各眼外肌和上睑,注射
时和手术后疼痛轻,近年在欧美等国较为流行。

1. 注射方法

(1) 嘱患者正视前方,因 Grizzard 认为传统内上注视
使针头刺入视神经的机会加大(图 4-6)。

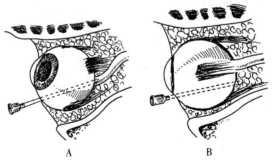

图 4-6

A. 内上注视时视神经暴露机会增大;B. 正前方注视视神经位置

(2) 向结膜囊内滴入少许局麻药物。用长 32mm 的
27G 注射针头由眶下缘中、外 1/3 交界处稍上方的皮肤面

垂直刺入约 10mm 深,注射药物 2ml;然后转向鼻上方,向眶尖方向斜行刺入达眼球后,抽针无回血即可缓慢注入局部麻醉药物,药量 2~3ml(图 4-7、图 4-8)。

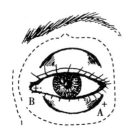

图 4-7　Grizzard 法注射点

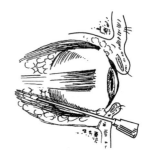

图 4-8　Grizzard 法 A 点注射侧面观

(3) 换 16mm 长注射针头,由泪阜处进针向上与视轴成 45°角(图 4-9、图 4-10),进针约 10mm,注入药物 3ml。

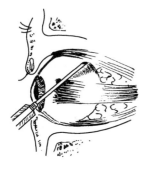

图 4-9　Grizzard 法 B 点注射侧面观

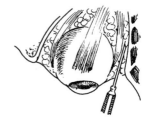

图 4-10　Grizzard 法 B 点注射上面观

2. 并发症　球后注射所发生并发症均可发生,但大多数认为此法比球后注射安全,且获得麻醉效果好。

五、特殊患者的麻醉方式选择

【小儿麻醉】

1. 一般选择全身麻醉,以面罩吸入麻醉和静脉麻醉为佳。可加以局部麻醉减少全麻用药量,并延长术后镇痛时间。

2. 成人术前 6 小时禁食水,儿童易脱水,故因根据年龄适当缩短禁食水时间。

3. 儿童尤其是新生儿体表面积与体积比之比例大,麻醉过程注意保温。

4. 麻醉前出现低热,要区分是否为禁食脱水、情绪紧张或是哭喊所致,还是疾病先兆。如确诊为上呼吸道感染等疾病,应推迟手术 2 周。

5. 12 岁以下儿童由于手术中对眼肌的牵引,易发生心眼反射。故麻醉时要多加注意。

6. 1~2 岁小儿不应使用吗啡。而阿托品和东莨菪碱对减少呼吸道分泌物,治疗心眼反射所致心动过缓有积极作用。

【眼球穿孔伤麻醉】

1. 对于伤口较大的眼球穿孔伤用表面麻醉加局部麻醉是不恰当的,应在全麻下手术,以免眼内容物脱出。

2. 眼外伤急症患者常未禁食。如果情况允许,待禁食 6 小时后手术。但病情不允许则可采取如下方法:

(1) 术前 45 分钟静脉给甘露醇,可减轻琥珀胆碱所致眼压升高。

(2) 麻醉诱导时静脉给 10~20mg 氯胺酮及 3~6mg 箭毒。可防止眼外肌阵发性收缩。

(3) 供氧 3~4 分钟后,按 4~6mg/kg 静脉给硫喷妥钠。

(4) 80~120mg 琥珀胆碱和利多卡因 1mg/kg 或芬太尼 1~1.5μg/kg,也可两者联合使用。

(5) 患者丧失意识后气管插管,加压环状软骨防止食道反射。

【其他几种适宜全身麻醉的情况】

1. 精神病患者。

2. 智力低下、不合作者。

3. 频繁咳嗽，排除手术禁忌证者。

4. 癫痫患者。

5. 疼痛性关节炎、脊柱炎患者。

六、强化麻醉方式选择

对于视网膜脱离手术采用球后或球周麻醉，均能达到较好的麻醉效果。如采用球后麻醉再结合球周麻醉的上注射点注射，麻醉效果更好。对于手术时间较长，手术较复杂者可采取以下措施以增强麻醉效果：

1. 在麻药中加入 1：1000 的肾上腺素，一般 10ml 麻药中加肾上腺素 3~4 滴即可。同时加强散瞳效果，但对高血压及高龄患者应慎用。

2. 对于多次手术，术区瘢痕多的眼，在麻药中加入透明质酸酶可加强麻醉药物的渗透性，加强麻醉效果。一般 10ml 麻药中加入 750 单位透明质酸酶。

3. 应用混合麻醉剂。常用的 2% 利多卡因与 0.75% 罗哌卡因按 1：1 或 2：1 的浓度混合，麻醉作用迅速，效果确实，维持时间长。

4. 联合用药。对于精神高度紧张或多次手术、眼球后部手术者可采用强化麻醉，达到安定镇痛加强局麻效果。

强化麻醉是将人工冬眠药物应用在麻醉中，减低机体对手术时的创伤、失血等不良有害反应，增强其他麻醉药或麻醉方法的效果，减少全身或局部麻醉药用量的方法。具有镇痛催眠作用，使患者安定合作，降低或解除手术操作引起的不适和反应。

【肌内注射】用于手术前用药，术前 1 小时肌内注射哌替啶、异丙嗪合剂 1/2 或冬眠 1 号 1/2（氯丙嗪 25mg、哌替啶 50mg、异丙嗪 50mg）。

【静脉注射】手术开始时给哌替啶 100mg 加异丙嗪 50mg 或冬眠 1 号 1/4~1/2 静脉注射。术中亦可分次静脉注射，如哌替啶异丙嗪合剂 1/2~1/4 分次静脉注射加强其他麻醉效果作维持麻醉用。

【静脉滴注】哌替啶异丙嗪合剂加入 5% 葡萄糖盐水 250ml 中静脉滴注，以达维持麻醉目的。

　　若采用静脉注射和肌内注射相结合，安全效果好，且作用时间长。年老体弱、严重贫血、血容量不足、心血管功能低下、呼吸功能低下者应慎用。使用冬眠 1 号注射后可发生直立性低血压。因此注药前应先让患者小便，注射后不能再站立行走，必须卧床持续 6~8 小时。另外术中患者睡眠较深时常不自主地活动头部，影响手术操作。

（田　蓓）

手术器械设备与材料准备

第一节 手术显微镜的使用方法

一、基本构造组成

【光学观察系统】

1. 双目三棱镜及其目镜 旋转此三棱镜以调整术者的瞳距,获得良好的立体视觉。目镜上配有一组 ±5D 的球镜片的调节套筒,可按术者的屈光度进行调节。若术者有高度屈光不正或散光,则无法调节,需配镜矫正。

2. 变倍放大系统 装于目镜与物镜间,供术者对手术野和景深的要求随意选择倍数。眼后段手术显微镜应有良好的连续变倍功能。若观察手术显微镜下一定距离的物体,目镜屈光度越大,或目镜与物镜距离越小则放大倍数越大,所见视野范围越小,景深越短。

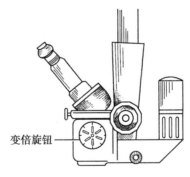

变倍旋钮—

图 5-1 变倍放大系统装置

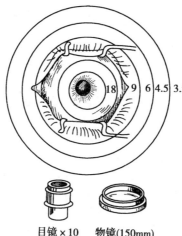

目镜×10　　物镜(150mm)

图 5-2　不同倍率所见手术范围

3. 变焦装置　利用手术显微镜的镜身做升降运动来调整显微镜的焦距,确保术中可灵活聚焦在手术部位,在任何层面均可获得清晰视野。

4. 物镜　眼科手术显微镜物镜与手术野的焦距应为150~200mm。

5. 助手用显微镜　可围绕手术显微镜镜身转动,以方便配合。与术者目镜共同组成双人双目或三人双目。助手镜应方便配合。一般规格的手术显微镜术者和助手所见视野是不同的(图 5-3、图 5-4)。但如助手镜通过分

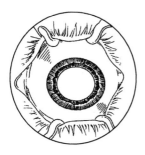

图 5-3　术者的手术野

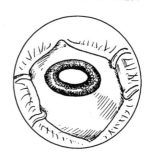

图 5-4　助手的手术野

光器安装,则可使助手与术者在同一视野,保持同步,方便配合。

6. 其他装置

(1) 分光器:可连接摄像、电视或助手镜等装置。

(2) 镜身倾斜及旋转装置:方便术者调节位置。

【照明系统】采用较强的冷光源,可提供三种类型的照明:斜行照明(光线与被照物呈 20°)、斜裂隙照明(光线与被照明物呈 35°)与同轴照明(光线来自镜身中的光导纤维,并与被照明物呈垂直方向)。

前节操作时可采用前两种照明,但晶状体囊内和前段玻璃体操作时应采用同轴照明。因同轴光源可通过瞳区晶状体囊膜有明显视网膜红光反射,以增加手术准确性。

【支架系统】应提供稳定的支撑,术中不会使显微镜震动、移位。分为立式和悬吊式。

【调节系统】

1. 同轴旋转系统。

2. X-Y 运动装置(纵横向运动装置)。

3. 焦距及放大倍率的控制器。

【附件】

1. 各旋钮消毒保护罩。

2. 照相、录像及同轴示教装置。

3. 全自动脚踏开关。

4. 激光滤镜、反向镜等附加镜头。

二、基本技术参数要求

1. 工作距离 150~350mm。

2. 术者眼与手术野的距离 可满足舒适的坐位操作。不超过 380mm。

3. 手术视野 低倍镜 4~6 倍时,视野 50~35mm。

4. 光源 随倍率增大照明度应可增强。斜照光源使术者获得良好深度感;同轴光源减少手术野中的阴影,可见视网膜红色反光。

5. 快速变倍 5~25×。

6. 助手镜 与术者保持同一视野。可固定于 4~5×,

亦可调节变倍。

7. 其他装置　粗及细垂直准焦器及 X-Y 水平方向移动调节器,可高速调节。

三、操作步骤

1. 安放位置(立式手术显微镜)

(1) 放松底座刹车,收拢各节横臂,旋紧制动手轮,将显微镜推至手术床旁。

(2) 刹紧底座刹车装置,放松制动手轮,调节横臂,使显微镜正对手术野中心。

(3) 旋紧横臂制动手轮。

2. 连线开关　连接足控开关及各部件间接线,开启电源开关。

3. 调整照明　在最大放大倍率时,使视野内照明最亮而均匀。

4. 调整目镜

(1) 戴眼镜术者应将目镜上的橡皮眼罩翻下。

(2) 根据术者屈光状态及戴眼镜与否进行调节。若视度调节圈有固定装置应先放松。(+)代表远视,(-)代表近视。

(3) 如目镜附有分划板,则可调整视度调节圈,使分划板的线条清晰为止。

5. 调整瞳距　使双眼影像合二为一,不发生复视。

6. 调整焦点　通过上下移动显微镜调焦,使物像最清晰。应在最高倍率下反复调整焦点,这样,可在整个变焦范围内均可保持物像清晰。

7. 连接外设　如需录像或摄像可接于分光镜筒。

四、保管方法

1. 使用完毕,收拢各节横臂,旋紧制动手轮,刹住底座刹车,覆盖防尘罩。存放室应少尘、干燥,温度适宜。擦洗地板时,将足控开关挂放于高处以免进水受潮。不经常使用时将目镜卸下保存。

2. 保持仪器清洁,溅有血污,必须及时清除。目镜和物镜表面可用软毛笔或橡皮球除去灰尘。然后用脱脂棉浸以乙醚和无水乙醇(19:1)混合液轻拭,不能用手或硬质织物揩擦。

3. 旋动一切手轮、接筒、镜头等,务必只用两指之力。若难以旋动可垫以橡皮、布类协助,切勿用扳手及钳子强力旋动,装接附件时应对准位置,不要猛撞,除接插附件外,其他任何部位不要随便拆卸。

第二节　双目间接检眼镜

参见第二章第三节。

激光间接检眼镜在手术中可配以激光机行间接镜下眼底激光治疗(图5-5,详见第七章第四节)。

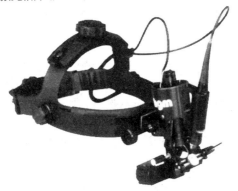

图 5-5　激光间接检眼镜

第三节　巩膜植入物

(一) 非吸收材料

1. 基本特性

(1) 无毒性,无致癌性,无致畸性,无过敏反应,不干扰机体免疫功能。

(2) 耐老化,植入机体后性能长期稳定,有良好的血液及组织相容性。

（3）物理性能良好,可满足使用环境和生理功能的要求。

（4）理化性质稳定,耐消毒处理。

（5）易加工成各种所需形状。

2. 代表材料

【实性硅胶】(solid silicone rubber)

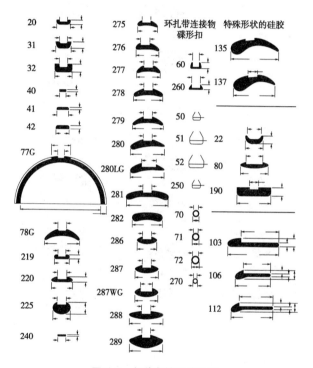

图 5-6　各种实性硅胶规格

（1）优点:易于切割,不利于细菌生长,植入后形成的后纤维膜表面光滑,再手术时易识别。

（2）缺点:带静电荷,易吸附尘埃。不吸水、不膨胀。常用的硅胶有宽度 4.5mm 的 219 号,7mm 的 276、277 号等,各种硅胶材料还可以根据需要剪切成不同大小和形状。

【硅海绵】(silicone sponge)

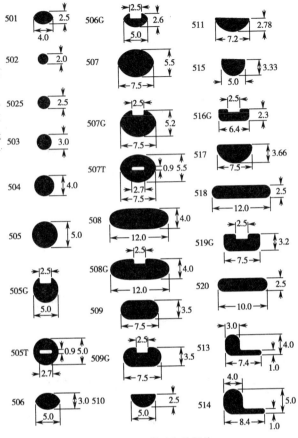

图 5-7　各种硅海绵规格

（1）优点：具弹性和压缩性，形成扣带高而平滑，术后吸水还可有一定程度膨胀。硅海绵具有一定弹性，最符合加压材料的要求，具备以下特点：

1）硅海绵的柔软性不易发生加压物下巩膜坏死，即使产生高的加压嵴，巩膜也仅产生轻度变薄。

2）具有相对好的生物适应性，能被眼球耐受。

3）硅海绵的固有弹性在术后一段时间内有一定程度的吸水膨胀，非放液手术后当眼压恢复正常时，加压嵴将有一定程度的加高,嵴表面光滑。

(2) 缺点:表面粗糙,内含气孔,破裂成死腔易感染。植入后形成的纤维膜表面较薄易穿透结膜而外露。

1) 有丰富的微孔易藏留细菌而致感染。

2) 硅海绵刺激局部易产生炎性反应,如累及眼外肌可产生术后眼外肌运动失衡。

3) 术后暴露和脱出的比例较高,原因可能有巩膜缝线松脱,植入物感染、异物反应、植入物过大、位置靠前等。

(3) 规格:硅海绵有直径 4~5mm 的圆形或 5.5mm×7.5mm 椭圆形,以及 8mm×20mm 长方形等不同规格。

(4) 使用方法:各种硅海绵材料也可以根据需要剪切成不同大小和形状。通常采用高压灭菌,硅海绵在放置眼部之前,可先浸泡在妥布霉素液体里,进行操作时用无齿镊夹持,以避免泡沫状结构的损伤和破坏。

【Lincoff 球囊】

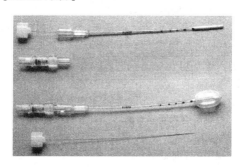

图 5-8　Lincoff 球囊

(1) 优点:操作简单,可调节嵴的高度和位置,取出方便。最适宜直肌下的视网膜裂孔垫压。

(2) 缺点:易移位,仅适于单个视网膜裂孔和视网膜无固定皱褶的病例,其适应证与单纯眼内气体视网膜固定术相同。

【水凝胶】(hydrogels)

(1) 优点:组织相容性好,无腐蚀性和静电吸附作用,可膨胀 15%,弹性好。

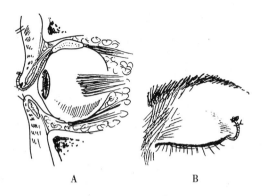

A   B

图 5-9　球囊插入直肌下

（2）缺点：价格较高。

（二）可吸收材料

1. 生物材料　如阔筋膜、耳软骨、皮肤等。

2. 明胶　吸收时间 3~6 个月。

3. 多纤维和单纤维合成材料（PGA/PDS）：吸收时间 4~8 个月。

（三）选择植入物材料考虑的因素

1. 视网膜裂孔的大小、数目、位置。

2. 玻璃体视网膜牵引力的作用方向。

3. 术眼是否为无晶状体眼和人工晶状体眼。

4. 视网膜下液可被安全引流而可获得的扣带加压空间。

5. 视网膜下液的分布。

6. 增生性玻璃体视网膜病变的存在程度。

7. 巩膜表面的"地形"。

8. 有无脉络膜脱离。

第四节　玻璃体替代物

一、气体

【空气】半衰期 2 天，眼内注射 2ml 空气，5~7 天完全吸收。

适用于术毕眼压过低,用来升高眼压或暂时性推压裂孔,展平视网膜。

不宜用于并发增生性玻璃体视网膜病变(PVR)的病例。

【长效气体】目前,长效气体有六氟化硫(SF_6)和全氟化碳系列产品,以六氟化硫(SF_6)、全氟丙烷(C_3F_8)、全氟乙烷(C_2F_6)最为常用。

表 5-1　几种气体的物理特性

	空气	SF_6	CF_4	C_2F_6	C_3F_8	C_4F_{10}
相对分子质量	29	146	88	138	188	238
体积分数 %	–	99.9	99.9	99.9	99.7	99.7
半衰期 / 天	2	5-6	6	6	10	20
膨胀倍数	–	2.0-2.5	1.9	3.3	4	5
达最大膨胀体积的时间 / 天	–	2	1	3	3	2
1ml 眼内存留时间 / 天	5~7	10~14	15~18	30~35	55~65	90
不膨胀时的百分比(%)	–	20		16	12	–

【气体作用机制】

1. 用气体表面张力和向上浮力机械性顶压裂孔,使裂孔关闭,其浮力为硅油的 10 倍。

2. 防止液体进入视网膜下,利于色素上皮泵功能的恢复。

3. 展平视网膜,恢复眼容积,维持眼压。

4. 助术中止血、眼内光凝和眼内放液。

【动力学分期和注意事项】

1. 气泡与组织内气体分压决定氮和长效气体的交换速度。

2. 气体在眼内分为:膨胀期—过渡期—吸收期

3. 气体通过进入脉络膜循环和溶解于房水吸收。

4. 全身麻醉氧化亚氮的水溶性为氮的 34 倍,可致长效气体过度膨胀,眼压迅速升高,甚至视网膜中央动脉阻塞。因此,特别注意,应在停用氧化亚氮15分钟后方可注入长效气体。

5. 眼内有长效气体者应避免空中旅行或到海拔高于1200m的地方。

【眼内气体量估计】 以瞳孔区气体与液体界面水平判断眼内气体的量(图5-10)。

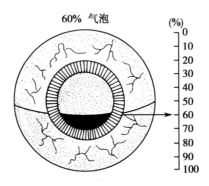

图5-10 眼内气体量的判断

方法:患者取坐位,眼向前平视,如界面在瞳孔中央,眼内气体占玻璃体腔50%容积;其下缘在10:00~2:00水平,气泡约占25%容积;下缘在8:00~4:00水平,气泡占75%容积。余类推。

【术后体位】

1. 术后保持必要的头位或体位是手术成功的必要条件。

2. 每日保持必要的头位或体位12~16小时,睡觉时可侧卧,避免平卧,直至剩下小气泡。

3. 术后根据气泡吸收情况、裂孔位置及有效顶压面积等决定是否需二次气-液交换。

【气体应用并发症】

1. 气体进入视网膜下

(1)预防

1)注气时针尖需锋利,进针后从瞳孔区见到针尖后方可注气。注射器需干燥,注气应快速,一次注入,避免出现多个小气泡。

2) 气 - 液交换时保持眼压稳定,防止过低。

3) 术中充分松解牵拉裂孔缘的前膜,裂孔附近残留牵拉病变者为应用气体的禁忌证。

(2) 处理

1) 气体进入脉络膜上腔,可见棕色球形隆起,需切开相应部位巩膜或刺穿脉络膜,放出气体。同时向玻璃体腔注入气体以压回隆起的视网膜、脉络膜。

2) 手术后小气泡经裂孔进入视网膜下者,可改变体位使气体经裂孔逸出,回到玻璃体腔,无效时需行玻璃体切除、气 - 液交换术。

2. 高眼压　长效气体注入眼内,眼压升高与所注射的气体的浓度、注入量和气体种类有关。可参照表 5-1。20% 六氟化硫(SF_6)、16% 全氟乙烷(C_2F_6)和 12% 全氟丙烷(C_3F_8)术后不膨胀。注入后 6~8 小时应测眼压、观察术眼有无光感。

3. 晶状体混浊　气泡大或患者不能保持要求的体位,气泡与晶状体后囊接触过久,可致晶状体混浊,表现为后囊下羽毛状或空泡状混浊。手术时可保留毗邻晶状体后前部玻璃体凝胶,手术后严格保持要求的头位,避免晶状体与气泡大面积接触。

4. 角膜内皮功能失代偿　术后严格保持要求的体位,切忌仰卧,防止气泡与角膜内皮接触,可避免此并发症发生。

5. 出现新的视网膜裂孔　合理正确选择气体适应证,手术中充分解除玻璃体牵拉,手术后患者保持安静及一定的头位,以避免发生新裂孔。

6. 增生性玻璃体视网膜病变加重　合理正确选择气体适应证,手术中充分解除玻璃体牵拉及剥离、切除增生膜。

二、灌注液

玻璃体视网膜手术中,灌注液替代手术中被切除的玻璃体,维持眼球形状和眼压。目前多使用 BSS 或 BSS Plus

作为灌注液。

灌注液的渗透浓度和 pH 是影响眼组织功能的重要因素。正常角膜内皮耐受渗透浓度 200~500mmol/L。角膜内皮最适宜的 pH 为 6.9~7.5。表 5-2~ 表 5-4 介绍了三种灌注液配比。

表 5-2　Peyman 灌注液 A:适宜于大多数玻璃体手术中

成分	体积 /ml(质量 /mg)
平衡盐溶液(balanced salt solution,BSS)	500
5% 葡萄糖液	10
8.4% 碳酸氢钠	13.1(1100)
地塞米松	0.8(0.8)
妥布霉素	0.2(2)

表 5-3　Peyman 灌注液 C:用于手术前已存在角膜内皮损伤的患眼,但玻璃体积血时不能使用

成分	体积 /ml(质量 /mg)
低分子右旋糖酐氯化钠注射液	500
5% 葡萄糖液	10
8.4% 碳酸氢钠	13.1(1100)
地塞米松	0.8(0.8)
10% 氯化钙	0.6(60)
妥布霉素	0.2(2)

表 5-4　北京同仁医院眼科配制眼内灌注液

成分	体积 /ml(质量 /mg)
林格液	500
副肾上腺素	0.5
地塞米松	0.2(0.2)
50% 葡萄糖液	1
5% 碳酸氢钠	10

三、硅油

硅油为分子聚二甲基硅氧烷（POMS）。硅油的纯度和黏度影响填充后的并发症。临床应用黏度应为 $0.1{\sim}0.5m^2/S$（1000~5000CS），以 5000CS 为佳。表面张力应为 $50\times10^{-7}J/m^2$。硅油封闭裂孔不在于它的黏度，而在于它的表面张力，但黏度较高的硅油可以防止硅油异位的发生。

1. 优点

（1）具有近于完全填充作用，所以下方裂孔、多发裂孔及广泛的视网膜切开时应选择硅油作为更可靠的眼内填充物。

（2）硅油可提供清晰、透明的眼内介质，有利于术后补充眼底激光治疗。

（3）硅油较 C_3F_8 填充时间长，可以降低前 PVR 术后低眼压的发生率。

2. 缺点　持续的眼内填充，引起硅油周围界面再增生，并在某种意义上增加了增生活性。

3. 适应证

（1）并发增生性玻璃体视网膜病变的视网膜脱离。

（2）巨大裂孔性视网膜脱离。

（3）后极部裂孔源性视网膜脱离。

（4）牵拉性视网膜脱离。

（5）增生性糖尿病视网膜病变。

4. 术中并发症

（1）视网膜及视网膜下出血。

（2）视网膜新裂孔形成。

（3）硅油异位。

手术操作熟练可降低并发症发生率。

5. 术后并发症

（1）白内障：与硅油在眼内存留时间长短有关。适时取出硅油，明显混浊者可行白内障手术。

（2）青光眼：对无晶状体眼做硅油填充应行 6 点位虹膜周切，防止硅油入前房（图 5-11）。早期发生的短暂高眼压与睫状体水肿、葡萄膜炎症有关，应用糖皮质激素、非甾体消炎药及活动瞳孔后眼压可恢复正常。晚期继发性青光眼常与硅油乳化有关。继发性青光眼药物治疗有效，少数需行抗青光眼手术。

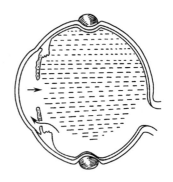

图 5-11　无晶状体眼 6 点位虹膜周切房水循环

(3) 硅油入前房：无晶状体眼多发。检查 6 点周切口是否通畅，如为周切口阻滞，则 YAG 激光打通解除阻滞，保持俯卧体位，硅油常可复位。少数可行前房成形术注入透明质酸钠等黏弹剂将硅油退入后房，同时保持俯卧体位。如排除周切口问题，虹膜缺如或硅油反复进入前房，且有角膜并发症发生，视网膜条件不宜取出硅油者，可放入虹膜隔晶状体阻挡硅油，防止角膜并发症加重。

(4) 低眼压：无有效治疗措施。

(5) 角膜病变：主要为大泡性角膜病变和角膜带状变性。严重者需行角膜移植手术。

(6) 硅油乳化：硅油乳化指玻璃体腔内硅油分解呈粉尘状的小滴。

Ⅰ期：玻璃体腔视网膜表面细小泡状物。

Ⅱ期：前房内出现，前房上方泡状物。

Ⅲ期：前房充满乳化硅油，"继发性青光眼"影响视力，乳化的发生与硅油的纯度和黏滞度有关。注入硅油时应尽可能将硅油充满玻璃体腔。一旦发生乳化，应取出硅油或更换高黏度的硅油。

【硅油取出术】

1. 适应证

(1) 视网膜稳定复位，无明显的增生性玻璃体视网膜病变复发迹象，视功能好。

(2) 视网膜脱离复发，需再次行玻璃体手术。

(3) 有严重的硅油并发症发生。

2. 时机

(1) 年轻患者,视网膜病变稳定,手术后3个月可取出。

(2) 曾行全视网膜光凝的增生型糖尿病视网膜病变者应尽早取出硅油(如手术后6~8周),以保持晶状体透明,稳定视力。

(3) 无增生性玻璃体视网膜病变的巨大裂孔病例,视网膜复位后3~4周即可取出硅油。

(4) 严重的增生性玻璃体视网膜病变、多次手术、视网膜切开者,取油时间应推迟。

(5) 年老者,宁可延期取油,直至并发症出现。

(6) 严重低眼压者,因硅油有助维持眼球外形,可长期保留。

3. 方法

(1) 有晶状体眼

1) 前房无硅油存在,采用睫状体平坦部切口,做颞下方或鼻下方灌注,用18~19号针头进玻璃体腔,于显微镜下观察硅油球界面,负压抽吸硅油(图5-12)。

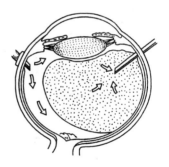

图5-12 硅油界面的观察—针头位于硅油泡内(针头处可见液流)

2) 前房存在的乳化硅油,可先做角膜缘切口取出前房硅油,同时注入黏弹剂,以维持前房,改善眼后段可见度,再从平坦部取出玻璃体腔内的硅油。

3) 如前房存在一个油泡,说明晶状体悬韧带异常。可从平坦部取出玻璃体腔内的硅油,再做角膜缘切口取出前房硅油。

(2) 无晶状体眼:采用睫状体平坦部切口,做颞下方或鼻下方灌注,用18~19号针头进玻璃体腔,于显微镜下观察硅油球界面,负压抽吸硅油(图5-13)。

4. 注意点

（1）乳化硅油很难取尽，可多做几次气-液交换，以置换出残留小油滴。

（2）术毕应常规检查眼底，明确视网膜复位与否和有无大油泡残留。

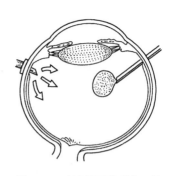

（3）并发白内障、继发青光眼眼压失控者、角膜内皮失代偿者、眼底病变者需联合手术。

图 5-13 硅油界面的观察—最后残留的硅油泡

5. 并发症

（1）视网膜出血或玻璃体积血。

（2）眼前段炎症反应。

（3）暴发性脉络膜上腔出血。

（4）低眼压。

（5）视网膜脱离复发。

具体处理方法见第十九章。

四、全氟化碳液体

全氟化碳液体俗称"重水"。目前临床常用成分如表5-5所示。

表 5-5 常用全氟化碳液体

全氟化碳液体	分子式	相对分子质量	比重	运动黏度	屈光指数	蒸气压力	表面张力
全氟三丁烷胺	$C_{12}F_{27}N$	671	1.89	2.6	1.29	0.15	1.6
全氟辛烷	C_8F_{18}	438	1.76	0.8	1.27	6.65	1.4
全氟十萘	$C_{10}F_{18}$	462	1.94	2.7	1.31	1.80	1.6
全氟菲	$C_{14}F_{24}$	624	2.03	8.03	1.33	<0.13	1.8

1. 适应证

（1）原发或复杂视网膜脱离手术。

(2) 严重的增生性糖尿病性视网膜病变并发视网膜脱离的玻璃体手术。

(3) 眼球穿孔伤。

(4) 玻璃体异物。

(5) 各种牵引性视网膜脱离手术。

(6) 视网膜巨大裂孔手术。

(7) 晶状体或人工晶状体脱入玻璃体腔的手术。

随着玻璃体视网膜手术技术的提高，全氟化碳液体的使用适应证还在不断拓宽。

2. 使用方法原则和注意点　全氟化碳液体的使用方法在手术中是灵活多变的，更多时候它起到的是机械展平、稳定视网膜的作用，借此帮助打开视网膜漏斗、展平翻转视网膜并挤压出视网膜下液。具体应用后续各论中均有介绍，在此仅强调应用方法的一般原则和注意点：

(1) 一般先应做细致完全的玻璃体手术。

(2) 应用20~23号钝针头在视盘前注入全氟化碳液体有助于打开视网膜漏斗、避免不必要的损伤、减少发生牵拉性裂孔的机会(图5-14)。

(3) 注入全氟化碳液体应缓慢、小心，同时观察视盘色泽及血管有无搏动。

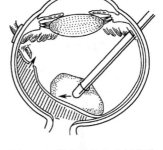

图5-14　视盘前注入全氟化碳液体

(4) 注入针头要保持在已注入的液泡内，以免形成分散的鱼卵样小滴，影响观察眼底及排净(图5-15)。

(5) 液体平面要保持在任一大裂孔之后，防止液体进入视网膜下(图5-16)。

(6) 一般不在全氟化碳液体下做膜剥离，防止液体进入视网膜下。

3. 并发症和处理

(1) 术中全氟化碳液体进入视网膜下，可用笛针吸出。

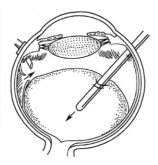
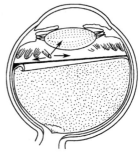

图 5-15　针头要保持在已注　图 5-16　液体平面要保持
入的液泡内　　　　　　　在任一大裂孔之后

（2）鱼硅卵样小滴形成。注入针头要保持在已注入的
液泡内可防止发生，如已形成，可用器械头轻击，使小滴破
碎融入大液滴。

（3）手术后全氟化碳液体残留。残留大滴应取出。有
晶状体眼自后路取出；无晶状体眼令患者俯卧位使之进入
前房，坐位下经角膜下缘取出。小滴残留可观察。

五、重硅油

普通硅油和气体密度小于水，对视网膜下方裂孔的顶
压作用较弱，且部分难以配合术后特殊体位的患者疗效不
佳。近年来，重硅油作为一种新型玻璃体腔填充物逐渐应
用于临床，但是由于重硅油填充后的并发症较多，目前尚
未大规模使用，其疗效和安全性还有待进一步评估。

常见的重硅油有 Oxane HD 和 Densiron 68。Oxane HD
是硅油 - 氟化石蜡混合物，由 10.2% 的 RMN-3 和 5700mPas
的硅油混合而成，密度为 $1.03g/cm^2$，屈光指数为 1.40，黏
滞度 3800mPas，表面张力 44.9mN/m。Densiron 68 由全氟
己基辛烷与 500mPas 硅油混合而成，密度为 $1.06g/cm^2$，屈
光指数 1.387，黏滞度 1400mPas，表面张力 40.82mN/m。

1. 适应证

（1）下方视网膜裂孔导致的孔源性视网膜脱离。

（2）伴有下方 PVR 的复杂性视网膜脱离。

（3）外伤性视网膜脱离,尤其是下部眼球穿孔伤所致的视网膜病变。

（4）下方脉络膜视网膜脱离。

（5）复发性视网膜脱离。

（6）儿童、老年人或因全身及颜面部复合伤等原因无法保持俯卧体位的患者。

（7）其他难治性、复杂性视网膜脱离。

2. 手术方法　同普通硅油填充术和硅油取出术。值得注意的是,硅油注入时要特别留意是否有重硅油进入视网膜下,发现后及时用笛针吸出。

3. 并发症

（1）术后早期硅油乳化。

（2）并发性白内障。

（3）术后早期高眼压以及持续性高眼压。

（4）术后无菌性眼内炎。

（5）视网膜脱离复发。

（6）视网膜下残留重硅油。

（7）眼前节和视网膜毒性。

六、其他玻璃体腔填充物

【人工玻璃体】理想的玻璃体替代物应具有以下特性:①无色透明;②无毒性,无抗原性;③表面张力大,能顶压不规则的表面;④比重低,可以顶压上方视网膜裂孔,或比重大于水,可以重力顶压下方的裂孔;⑤不发生乳化或分散;⑥黏滞度合适,便于注入或吸出。但是目前临床应用的各种玻璃体填充物都不能达到以上所有特性。

近十几年来,用合成高聚物如聚乙烯醇、聚乙烯基吡咯烷酮水凝胶作玻璃体替代物已受到国内外的瞩目,高分子材料制成的人工玻璃体除具有良好的生物相容性和生物物理光学特性外,其网状支架对眼内各代谢成分具有良好的通透性;特别是因具有黏弹性而表现出良好的内填充作用,可封闭裂孔,展平视网膜。但是由于其视网膜毒性和刺激性,仍然达不到完全生理性的人工玻璃体。目前已成功研制携带引流阀的囊袋式人工玻璃体,通过引流阀注水或硅油于高分子薄膜囊袋来恢复玻璃体对视网膜的支撑功能,同时可以通过引流阀来调整囊袋的压力,避免视网膜反复脱离和术后高眼压。但是以上研究尚处于临床探索阶段,尚需多中心、大样本的临床研究明确其临床效果和安全性。

【透明质酸钠】不能产生持久的内填充作用,且水溶性强、玻璃体积血时常形成雾状混浊。因此,应用局限,临床仅在早产儿视网膜病变开放式玻璃体手术中应用。

第五节　玻璃体切割机

玻璃体切割机主要由以下六大系统组成。

一、切割系统

(一) 切割头

1. 往复式和旋转式　往复式切割头有线性来回套切的动作,内刀片可双向旋转,由内运动刀片的外边缘与外套管孔径的内边缘互相切削,将组织切成碎屑。旋转式切割头仅可向一个方向旋转(图 5-17)。

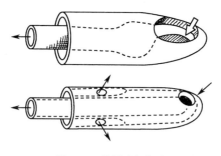

图 5-17　旋转式切割头

当刀口锋利时,两者均佳。刀口钝时,往复式切割头仅切割效率降低,不会缠绕牵拉视网膜。而旋转式切割头可缠绕组织。

2. 一次性与重复使用　重复性切割头使用中的磨砺

易造成对组织的牵拉,并要求较高的消毒条件,但很经济。一次性切割头手术成本相对较高。

3. 电动式与气动式　电动式工艺简单,可达较高切速,但体积大,安全系数小。气动式体积小,安全性高。

(二) 切割速率和频率

玻切头在最快的切速时,可发挥最佳的工作能力,因为可最大限度减少组织牵拉,同时伴有更小的震动。但过快的切速超过 1500 次 / 分钟,会使切割孔处于接近关闭的状态,使切割效率下降。Constellation Vision System(CVS)实现了 5000com 切速,高切速意味着对视网膜更小的牵拉,对玻璃体更小的扰动。因此,采用微机处理的自动开合比例控制,可使打开时间提高 2/3,切割效率增加。

(三) 手柄

手柄过长会改变重心,增加术者疲劳感,同时会使助手不慎触及,影响手术。35mm 的手柄长度是最佳选择。同时,轻的手柄可使术者的感觉灵敏性增加,减轻疲劳。

(四) 切割孔的结构

大而靠前的切割孔可使组织更容易被切吸,但同时也要考虑操作安全性。在此,线性负压系统是很重要的。

(五) 目前常用的气源驱动往复式切割头

【Alcon 切割头】垂直往复,最高切速 5000 次 / 分钟,针长更适宜于眼轴较长眼球的操作。切割孔靠近顶端,易于切割。设计使用寿命较长。ACCURUS 切割头最高切速 2500CPM,弹簧驱动。UltraVit 切割头最高切速 5000CPM,双气路驱动,高效稳定。

【Innovit 切割头】水平往复,有效切速 1200 次 / 分钟,双气路驱动,即切割孔开关各由一根气源管路控制,同时,内套管运动方向平行于视网膜,安全性高,可控性好。

(六) 切割头的操作与维护

1. 调协检测　连接好管线,将切割头浸入水中,进行管道排气和切割口的调校。

2. 负压与切速的配合　玻璃体中央部采用较慢的切速和较高的负压,提高切割效率。靠近视网膜则采取较低的负压和尽量快的切速,避免牵拉。

3. 一次性与重复性使用　依据各厂家说明使用。确保锋利无菌,以免造成不必要的损伤。

4. 切忌在空气中切割(干切),会损毁切割头。

二、负压吸引系统

理想的负压吸引控制系统应具有良好的精确性和快捷的反应性,可控性和安全性较高。双腔积液盒的 Alcon 直接文氏负压吸引系统(DELTA 负压吸引系统)是目前较理想的负压吸引系统(图 5-18)。

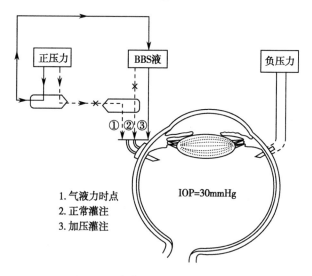

图 5-18　气体加压灌注的液流回路

Alcon 直接文氏负压吸引系统有单次返吐回流 $20~50\mu l$ 操作,可连续返吐 8 次以上,可避免误吸。Accurus800 最大负压 600mmHg,Constellation 最大负压可达 650mmHg。临床医师操作时对负压与切速的调配要自始至终满足关注视网膜这一中心。

表 5-6 普通玻璃体切除推荐参数设置

手术操作组织	眼压	液流	Accurus 负压 / 切速	Innovit 负压 / 切速
中心部玻璃体	35mmHg	8~10ml/min	200mmHg	100mmHg/900cpm
	35mmHg	16ml/min	600mmHg	250mmHg/900cpm
牵引膜	35mmHg	14~16ml/min	250mmHg/300cpm	150mmHg/400cpm
瘢痕组织膜	25mmHg	6ml/min	130mmHg/600cpm	75mmHg/1000cpm
基底部玻璃体	25mmHg	2ml/min	50mmHg/800cpm	30mmHg/1200cpm

表 5-7 高速玻璃体切除推荐参数设置

手术操作组织	眼压	Accurus800 负压 / 切速	Constellation 负压 / 切速 / 开合比
中心部玻璃体	35mmHg	300mmHg/1500~2000cpm	400~500mmHg/4000~5000cpm/open-bias duty cycle (核心模式)
与视网膜粘连的增生膜	25mmHg	150mmHg/600~800cpm	400mmHg/3000cpm/open-bias duty cycle
基底部玻璃体	25mmHg	150mmHg/2000~2500cpm	400mmHg/5000cpm/closed-bias duty cycle (刮削模式)

三、灌注及眼压控制系统

灌注系统在玻璃体视网膜手术过程中的作用是提供液体和压力来维持眼球的容积和一定的眼压(图 5-19)。

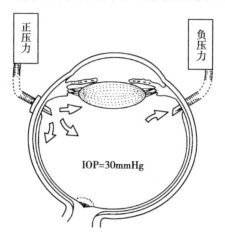

图 5-19　玻璃体视网膜手术中的液流回路

(一) 术中检测眼压的几种方法和注意事项

1. 对器械的触压眼球有明显的阻抗,提示眼压高。

2. 条纹状角膜皱襞产生,说明眼压低。

3. 眼底视网膜血管灌注异常,如视盘色淡、出现动脉搏动说明眼压大于血管灌流压力,这在婴儿和全麻等血管低灌注压的患者尤为重要。

4. 眼压只有在需要控制出血时才能暂时提高,防止出现不必要的并发症。

(二) 手术设备对眼压的影响因素

1. 灌注速率的设定。

2. 抽吸 / 负压的设定。

3. 通过玻切头的液流量。

4. 玻切头或灌注管的内腔半径。

5. 管道的长度。

6. 灌注使用的液体的黏稠度。

（三）眼内灌注方法

【重力灌注】遵循流体力学的规律,在离患者眼有一个可量距离的高度上悬挂一个吊瓶,利用重力作用形成需要的压力。同时,可通过高度的调整来调整眼压。此方法是目前国内大多数玻璃体视网膜手术采取的方法。近期推出的 Constellation 具有自动眼压调节系统,术中眼压更稳定,手术更安全。

（1）优点:经济、方便。

（2）缺点

1）灌注速率随灌注瓶内液体容量的变化而变化,只有当瓶内有空气替代时,液体才可排出。

2）空气进入灌注瓶的难易程度取决于"穿刺泄压装置"中的阻力,其中的过滤器使阻力增大,结果造成灌注能力降低。

【气体加压灌注】主机里的空气泵与眼内灌注管路相连。这样,眼压的控制不再依赖于灌注瓶的高低,也不再受瓶内液体量多少的影响,从而得到平稳可设定的眼压值。眼压预设值建议为 35mmHg。

【泄压式气体加压灌注】泄压式气体加压灌注管件可使主机将加压的空气注入灌注瓶,灌注瓶悬挂于固定高度,由主机设定值进行上下调节空气的压力,监测回路(内有压力传感器)可数字化控制眼压。这样,手术医师可以通过脚踏获得可重复性的、可控制的、可读取的数字化眼压。这种设计很好地避免了因切口渗漏、眼内器械注吸针口阻塞而造成的眼球塌陷。同时,这种装置可以利用术者脚踏控制瞬时的压力上升在第一时间实现眼内填充、止血。

使用注意事项:

（1）由于所连管道进入眼内,所以消毒一定要严格。不具备严格消毒条件的医院所用管件要一次性使用。

（2）眼压的预设值建议设在 45mmHg。

（四）灌注头的使用

灌注头胶管和金属头的接口处有螺口和光卡口两种。对于需要在灌注口注入硅油的病例选用螺口为佳,可避免滑脱。进入眼内的管口长度有多种规格,应依眼内病变情况选择。

使用注意事项:

1. 必须保证灌注头进入玻璃体腔,直视下应看到灌注头的出口。

2. 儿童宜采用 2.5mm 灌注头,以免损伤晶状体。

3. 有晶状体眼而无睫状体脉络膜脱离者采用 4.0mm 灌注头。

4. 无晶状体眼或有睫状体脉络膜脱离者采用 6.0mm 灌注头,以防止灌注针头未能穿透球壁各层组织,使灌注液进入脉络膜上腔或视网膜下,引起脉络膜或视网膜脱离。

四、晶状体超声粉碎系统

表 5-8 推荐粉碎模式使用参数

	预设负压	预设能量
固定式	150mmHg	70%
脉冲式	150mmHg	70%
比例式	80mmHg	50%~70%
开关式	150mmHg	70%

使用注意事项:

1. 超声针头要旋紧,否则会造成超声能量的损失。

2. 不可进行长时间连续超声操作,以免过度产热,灼伤切口。

3. 对不同晶状体和不同机型,结合实际情况选择恰当的参数。

4. 手术后要对粉碎手柄进行严格清理消毒,以免组织碎片和灌注液残留。否则,会造成手柄损伤和患者眼内无菌环境的破坏。

5. 不要对手柄进行超声清洗,这样会造成手柄损伤。

五、硅油注吸系统

分为手动硅油注吸系统和自动硅油注吸系统。

【手动硅油注吸系统】组成如图 5-20、图 5-21,由螺旋式推进的金属支架、塑料管托、10ml 注射针管组成。使用时先将硅油倒入针管,排净空气,将塑料管托套入针管,卡入金属支架沟槽,即可缓慢旋转推进架,推注硅油。因推注时压力较大,各衔接应牢固、干燥,不应有硅油、液体外漏,以免滑脱。

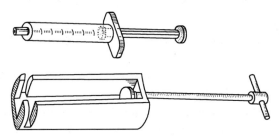

图 5-20　手动硅油注入系统组件

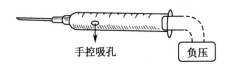

手控吸孔　　负压

图 5-21　手动硅油抽吸系统组件

1. 优点　构造简单,手术成本低廉。

2. 缺点

(1) 需由助手手动推注,高黏度的硅油操作难度更大。

(2) 手动推注系统各接口不稳固,当硅油残留时、压力增大时易滑脱,导致眼压不稳、硅油泄漏等并发症的发生。

(3) 由于没有数字化的控制,导致硅油过度充填现象发生,严重者可发生视网膜中央动脉阻塞等不可挽回的严重并发症。

(4) 吸取硅油时同样存在眼压不稳的情况,特别是在吸取最后的硅油泡时,固定且强大的非数字化控制的负压很容易造成一瞬间眼球的塌陷,导致并发症的发生。

【自动硅油注吸系统】在新型的玻璃体视网膜手术操作系统中,这种系统又称为自动化黏弹液控制系统。除了能够快速、安全地注射和抽吸硅油外,还可应用于过氟化碳液体、黏弹剂等的抽吸。

1. 优点

(1) 采用与主机集成的脚踏板,使术者和助手操作更加协调。

(2) 注射最大负压 80mmHg,同时是术者对脚踏板操纵产生对压力的比例式线性调控,减少了过度填充的可能性,保障了操作的安全性。

(3) 抽吸负压可达 650mmHg,同样是脚踏板操纵产生的对压力的比例式线性调控,可控性好。

(4) 注吸管路独立,防止硅油、黏弹剂、液体进入玻切的负压吸引管道。

(5) 在此基础上,使一种新的眼内操作技术——水力分层成为可能。利用此系统良好的线性压力控制,借助其注射液体的力量进入膜下,进行钝性分离(具体方法见第十六章)。

2. 缺点

(1) 器械复杂昂贵,手术成本高。

(2) 消毒要求严格。

3. 使用注意事项

(1) 使用与主机相匹配的硅油注射/抽吸管道。

(2) 使用前务必确认滑动的橡皮塞已经插入注射器管,否则患者眼会遭受很高压力的危险。同时,液体可能被直接吸入主机,造成损害。

(3) 根据注射、抽吸液体的黏稠度设置不同压力最大值。

六、照明系统

现代玻璃体视网膜手术需要更好的照明系统,以帮助手术医师看清眼内最精细的结构。所以,良好的照明系统是一台出色的玻切机所必备。而导光纤维的光源、内眼照明的探头是其中的关键设备。

1. 光源　大量研究证实卤素灯泡作为光源提供的照明含紫外、紫、蓝光成分很低,降低了视网膜毒性,同时更加匹配视网膜或眼底的最充足的反光性。

当今最新的照明配备提供双路电源输出,便于双手操作,并提供同时的背景照明和局部照明。还可提供可更换的滤光片,滤除卤素光源光谱中可见光的有毒波长。

2. 导光纤维　目前,已有很多带光纤的多功能显微手术器械可以选择。如带照明的可塑性的挑膜钩、带灌注的光纤。

3. 使用注意事项

(1) 在保证充足的照明条件下,适当减低光源的功率和照明强度。

(2) 在手术的非关键时刻,尽量避免在同一部位长时间的局部照明。

(3) 根据设备光源的特点,安装相应的滤光片。

(4) 在更换灯泡时,须待冷却后取下,防止高温烫伤。

第六节　辅助设备

【激光器】目前广泛应用的眼内激光器有氩离子激光器和二极管半导体激光器等(见第七章)。

【冷凝器】

1. 制冷机制

(1) 节流制冷:如二氧化碳、氟利昂。

(2) 相变制冷:液氮、二氧化碳(干冰)。

(3) 热电冷却制冷:半导体。

2. 制冷剂及最低温度　如表5-9所示。

表5-9　制冷剂及最低温度

制冷剂	最低温度(℃)
二氧化碳	-78.9
氟利昂22(一氯二氟甲烷)	-40.8
氟利昂12(二氯二氟甲烷)	-29.8
液氮	-196
半导体	-30~-40

3. 冷凝头 眼内冷凝头直径与玻切头相近。眼外冷凝头相对较粗大。对于视网膜下积液残留,致使光凝无效者,可补充冷凝。眼内应用对于气体、硅油填充的非导体眼,注意及时停止制冷,避免冷凝过量。眼外冷凝则应避开硅胶带等非导体。充分解冻后方可移动冷凝头,防止组织与冷凝头粘连牵拉损伤。使用前应于冷凝头前滴水试机检查制冷效果,冷凝笔头部可结冰晶。以头端迅速形成冰球,停止制冷后冰球迅速溶解为佳(图 5-22)。

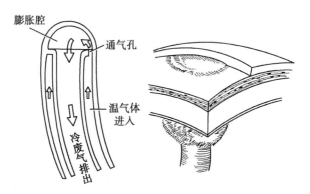

膨胀腔

通气孔

温气体进入

冷废气排出

图 5-22　冷凝头工作原理

第七节　常见玻璃体手术器械的使用方法

一、角膜接触镜

【手持式角膜接触镜】常用的有 Machemer 平镜、双凹接触镜和 30△棱镜。使用时需助手手持把柄,接触镜放入环中央,始终保持接触镜吸附于角膜上,使术者可以清晰地观察到眼底。为了更好吸附,可于接触镜和角膜之间放入黏弹剂,有的手柄设计有灌注管,可以直接在手术中灌注液体充填于接触镜和角膜之间(图 5-23)。

1. 优点　操作灵活,使用方便,转动范围大,不需缝合固定。适用于单纯玻璃体切除。

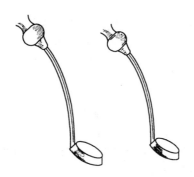

图 5-23　手持式角膜接触镜

2. 缺点　对助手要求很高,要密切配合,既不能对角膜加压,又不能离开角膜,令接触镜始终保持在角膜中央,与角膜有良好的水膜接触,保证术者的视野清晰。

【悬浮式角膜接触镜】

1. 组成　由 8 个镜子和一个固定金属环组成(图 5-24)。分别是:

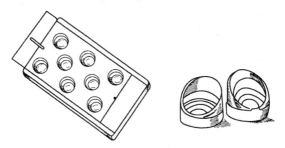

图 5-24　悬浮式角膜接触镜

(1) Landers 接触镜固定环:固定接触镜。环外有两个突起,有 2~3 对沟槽,缝线固定于此。使用时使金属环的内径恰好扣住角膜,将液体或黏弹剂注入环内,放置接触镜。术中如有血液或空气进入,可移开接触镜,冲洗后,重新放置。

(2) Machemer 平镜:表面平坦,观察玻璃体深部和后极部视网膜。

（3）Machemer 放大镜：表面微凸，观察后部玻璃体和视网膜的细微结构。精细操作时选用此镜。

（4）Landers 双凹镜：屈光度 –93D，有晶状体眼气 - 液交换时使用。

（5）Peyman 广角镜：表面微凹。观察范围 60°。宏观观察眼底或无晶状体眼气 - 液交换时使用。

（6）Tolentino20$^\triangle$棱镜：屈光力 20$^\triangle$，（又称小斜镜）。观察赤道部附近区域视网膜和玻璃体，使用时基底朝向所需观察的眼底方位。

（7）Tolentino30$^\triangle$棱镜：屈光力 30$^\triangle$，（又称中斜镜）。观察赤道前附近区域视网膜和玻璃体，使用时基底朝向所需观察的眼底方位。

（8）Tolentino50$^\triangle$棱镜：屈光力 50$^\triangle$，（又称大斜镜）。观察远周边区域视网膜和玻璃体，使用时基底朝向所需观察的眼底方位，同时助手协助压迫巩膜。

（9）Woldoff 双凹棱镜：斜凹面，用于玻璃体腔充满气体时观察周边视网膜及视网膜裂孔放液或周边视网膜光凝，可查见远周边部眼底。

2. 优点　镜片稳定，不需助手持镜配合，并可根据术中需要更换镜片。适用于病情复杂手术时间较长的病例。

3. 缺点　视野小，特别是斜面镜观察对象易变形，远周边玻璃体切除需助手压迫周边巩膜，镜片与角膜表面接触不好，视野不清易导致医源性损伤。

【玻璃体视网膜手术宽视野系统】配合 Oculus 或 Volk 的 Reinverting Operating Len 系统反转镜，全视网膜镜的应用开创了玻璃体腔全景观察的现代玻璃体手术概念（图 5-25）。它们可以提供给手术医师正像、全景、广角的玻璃体腔和视网膜图像，将玻璃体视网膜的组织关系更好地提供给医师。

现在市场上广角镜有很多种。其中，以 Schlaegel Rodenstock 和 Stanley Chang 的全视网膜镜为佳。68° 的全视网膜镜适合观察黄斑、血管弓及其周围组织。130° 的全视网膜镜适合观察玻璃体腔全景（图 5-26）。使用时，如助手手持稍加倾斜则会获得更大的视野范围（可观

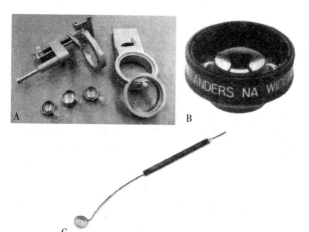

图 5-25　全视网膜镜

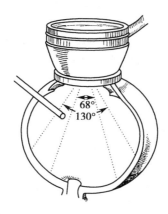

图 5-26　两种全视网膜镜的眼底像范围

察到包括 360°锯齿缘在内的全部视网膜),无须压迫巩膜就可很好地处理基底部玻璃体和远周边的视网膜。Volk公司开发的 Optiflex 非接触广角手术辅助系统是目前使用较多悬吊式非接触广角影像系统,可配合 Non-Contact Surgical Wide Angle ACS 和 Non-Contact Surgical High Mag ACS 两种镜头,观察范围分别为 102°/120° 和 75°/90°,影像放大 0.43 倍和 0.94 倍。

1. 优点　获得全景、广角的玻璃体腔和视网膜图像,将玻璃体视网膜的组织关系、手术处理部位和周边部的牵引关系更好的提供给医师,大大加快了手术速度。

2. 缺点　助手手持时如手术时间长易疲劳。现已有无须手持的全视网膜镜支架问世。其中,以 TOPCON 公司的 Topcon-800OFFISS 免光导玻璃体手术系统,实现了玻璃体手术真正意义的双手操作且助手无须扶镜。但该系统在有晶状体眼手术中眼底成像不满意,给手术操作带来不便,成像系统尚需改进。目前使用较多的是悬吊式非接触广角影像系统,不但无须助手扶镜,在有晶状体眼中的眼底成像也较为满意(图 5-29)。

【临时性人工角膜镜】应用于严重角膜混浊而不能窥清后部玻璃体的玻璃体手术所设计。由镜筒和透镜部分组成,有 7.2mm、7.7mm、8.2mm 直径三种规格。镜面上还可放置各种悬浮式角膜接触镜以扩大手术视野,方便眼底手术操作。完成玻璃体视网膜操作后可取下此镜继续穿透性角膜移植的操作(图 5-30)。

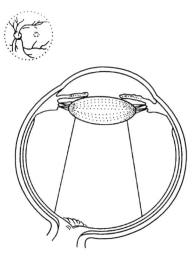

图 5-27　Machemer 平镜的观察野

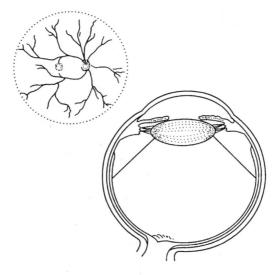

图 5-28　全视网膜镜的观察野

二、巩膜穿刺刀

巩膜穿刺刀（MVR 刀），又称显微玻璃体视网膜刀，为做睫状体平坦部切口专用，并用于刺入晶状体碎核或视网膜内引流造口等。穿刺刀一定要尖锐，因较钝的穿刺刀可推顶睫状体造成睫状体脱离（图 5-31）。

三、巩膜塞及反向镊

应用于三切口闭合式玻璃体手术更换眼内器械，暂停眼内操作时，为保持眼压的稳定，关闭切口。形同铆钉，有粗细（19/20）两种型号（图 5-32）。用专用反向镊夹取。

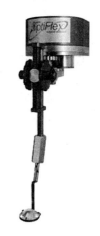

图 5-29　Optiflex 悬吊式非接触广角影像系统

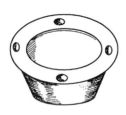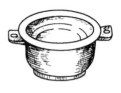

图 5-30　临时性人工角膜镜

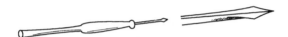

图 5-31　巩膜穿刺刀

图 5-32　巩膜塞

四、放液针

又称笛针、移液针。头端为一硅胶管,长短可调,防止触伤视网膜。手柄处引流孔可利用液压毛细虹吸作用将眼内液体移至眼外。用于手术中推移视网膜瓣,放视网膜下液,行气-液交换、液油交换、吹吸清除视网膜表面凝血等(图 5-33)。

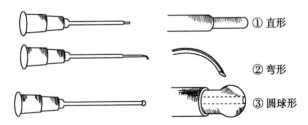

① 直形
② 弯形
③ 圆球形

图 5-33　放液针

五、视网膜镊

专为夹取或撕拉视网膜前膜或玻璃体增生膜而设计,有多种型号。有正向和反向之分,反向手柄与头端运动相反,激活时头端张开,静止时头端闭合。分离撕膜时沿切线方向用力,以防牵拉性视网膜脱离(图5-34,图5-35)。

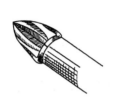

图 5-34　正向视网膜镊

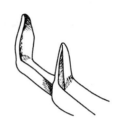

图 5-35　反向视网膜镊

六、视网膜剪

剪断玻璃体内增生条索或牵引性膜。为方便操作,有垂直和水平两种(图5-36、图5-37)。

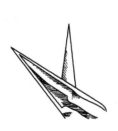

图 5-36　水平视网膜剪

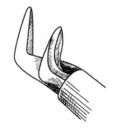

图 5-37　垂直视网膜剪

七、异物镊

取玻璃体内异物专用。有两爪、三爪之分,大小有不同型号(图5-38,图5-39)。对于不规则形状异物的抓取以三爪为佳,因其稳固性较好。

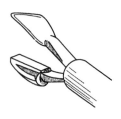

图 5-38　两爪异物镊

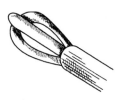

图 5-39　三爪异物镊

八、其他眼内器械

【内眼异物磁吸】可吸引 5g 重金属性异物,外围有防磁性套管,使异物吸取更加安全、有效(图 5-40)。

①静止状态

②激活状态

图 5-40　内眼异物磁吸

【虹膜拉钩及虹膜扩张环】韧性强、柔软性好的尼龙钩,固定环可调,机械性扩张虹膜。用于虹膜粘连、瞳孔小、散瞳无效的病例(图 5-41、图 5-42)。

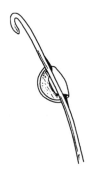

图 5-41　虹膜拉钩

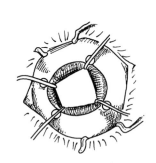

图 5-42　虹膜拉钩扩张瞳孔

【视网膜下膜镊】其头端弧形与眼球的自然形态相同,可方便夹取视网膜下增生膜、新生血管膜等(图 5-43)。

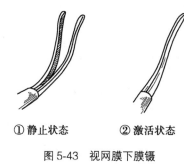

①静止状态 ②激活状态

图 5-43 视网膜下膜镊

【内界膜镊】专为分离内界膜设计,镊头带角度,小而尖,不影响视野(图 5-44)。

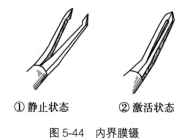

①静止状态 ②激活状态

图 5-44 内界膜镊

第八节 玻璃体手术器械的养护

玻璃体手术器械昂贵而精细,应仔细养护。

【清洗】

1. 角膜接触镜使用完毕后应立即用蒸馏水清洗,擦干表面血迹,切勿用粗糙的纱布擦洗镜面,以免影响接触镜的透明度。

2. 每次手术结束要将器械用流动水冲净擦干,尤应注意器械接头和关节内面的清洁。而后用多酶清洗液浸泡后超声振荡清洗。而后在流动水下或采用高压水枪再次刷洗和冲洗,晾干。钝与锐性器械分别放置,同时清点数目。

3. 金属器械清洗后,需采用润滑剂浸泡 30 秒后取出晾干,包好后送高压消毒。

4. 金属器械如显微镊、剪刀等清洗干净后可采用除锈剂浸泡 8~15 分钟,如器械上的锈较为严重,可酌情延长浸泡时间。

5. 玻璃体切割机切割头、手柄需用蒸馏水按玻璃体切割机内部设定的清洗程序清洗。

6. 化脓性及肿瘤、感染手术后的器械应用湿纱布擦净其上的污物、血迹,浸泡在万福金安溶液中 10 分钟,再用流动水冲净。

【消毒】

1. 目前手术器械、角膜接触镜、非接触全视网膜镜的消毒主要采用高压蒸汽灭菌法。121℃高压蒸汽,约 668kPa($6.81kgf/cm^2$)30 分钟;或 150℃高压蒸汽 10 分钟。如中途加入器械,应从加入时起开始计算时间。

2. 手持式全视网膜镜、20D 双目间接检眼镜镜头、冷凝头、各种塑料、硅胶、硅海绵及导光纤维等的消毒可采用环氧乙烷在密闭容器内进行。

3. 污染或肿瘤等手术后的器械应在万福金安溶液浸泡、流动水充分冲洗后,进入常规清洗、养护程序,而后采用高压蒸汽灭菌法进行消毒。

4. 术中需要临时使用的器械或接触镜、全视网膜镜等可采用卡式消毒锅进行快速消毒。

【保养】

1. 应放于特制器械盒、柜中自然干燥,或用热空气烘干,检查有无磨损、是否对合良好,由专人清点保管。

2. 尖锐器械要在头端放安全罩保护。

3. 器械柜门、器械盒要经常关闭,防止受潮生锈。

4. 锐、钝器械分开放置。

5. 消毒使用前,应先检查性能,使用时严格执行操作规定,如发现异常立即停止使用,及时更换、维修。

6. 手术完毕立即洗净,干燥后放回原处。不常用的器械应定时检查、清洁、除锈、润滑。

7. 玻璃体切割机、激光器、冷凝器等使用前要按规定操作试机。

8. 一次性使用器械应严格一次使用。

9. 凡不熟悉器械使用性能者切勿随便按动、拆卸。

（田　蓓）

第六章

视网膜脱离复位术

第一节　视网膜脱离手术步骤

一、麻醉及术前准备

根据患者合作程度选择局部麻醉或全身麻醉,视网膜脱离手术对于大多数成年人,采用局部麻醉多能完成。但对一些特殊情况,如患者高度紧张不能配合,多次手术,组织瘢痕多,局麻药不易浸润,儿童患者要用全身麻醉。(具体方法参见第四章)

二、清洁术眼

1. 用安尔碘或其他消毒液自睑缘向周围涂拭直至上至发际线、下至鼻唇沟、鼻侧过中线、颞侧达耳前线。注意勿使消毒液流入眼内产生刺激症状甚至灼伤角膜上皮。消毒皮肤后,用0.5%聚维酮碘冲洗眼表,注意聚维酮碘的浓度不宜太高,否则易烧灼角膜上皮。

2. 铺盖无菌消毒巾后再粘着无菌塑料膜,围绕眼区较牢固地与眼睑包括睫毛及四周皮肤粘着,减少手术野污染机会,也可防止由内眦部进入手术区的呼气。呼气常影响术中眼底检查的清晰度。无此塑料膜,亦可在下眶缘和鼻梁部放置湿棉球,以防患者的呼气影响眼底检查。

三、睑裂开大

通常采用开睑器或缝线法开睑。当遇睑裂太狭小时,可行外眦角切开,因行后极部的手术操作时,狭小的睑裂常使巩膜暴露极为困难。

四、结膜切口

1. 剪开结膜前用生理盐水冲洗结膜囊。

2. 距角膜缘外1~2mm平行于角膜缘作360°结膜切口。

3. 避免在3：00及9：00的位置做一个松解切口。如仅需暴露1~2个象限者可做半周切开，在切口两端做松解切口(图6-1)。角膜缘切口的主要优点是结膜和Tenons囊不分离，术毕缝合后不致使Tenons囊退缩，能更好地覆盖于植入物上，术后植入物不易暴露和脱出，结膜面无创面，不致因多次手术而引起结膜囊变小以及睑球粘连等。

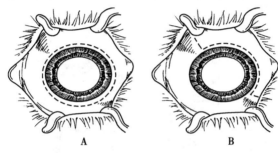

图 6-1　结膜切口
A.360°结膜切口；B.180°结膜切口

4. 对于角膜缘区已严重瘢痕和粘连，或存在抗青光眼手术后的滤过泡，或合并青光眼有可能将来行抗青光眼手术者，应做角膜缘外 4~5mm 的结膜切口。

5. 再次手术的结膜切口可在原切口稍后。

五、保持角膜清亮

1. 为使整个手术过程中保持角膜清亮，必须频点生理盐水。不查眼底时可用一薄的生理盐水棉片覆盖角膜，以保持角膜湿润。

2. 术中避免器械或肌肉牵引线接触角膜而损伤角膜上皮，有时因长时间暴露，角膜也会逐渐变混浊而影响眼底检查，可用干棉棒挤压角膜，使角膜暂时清亮。明显的上皮水肿必要时亦可刮除角膜上皮，但须防止损伤基底膜,以免影响上皮再生。

3. 结膜切口后放置亲水性软性角膜接触镜覆盖角膜,使用方便,可确保术中术后角膜的透明度。用 1%~5% 去氧肾上腺素溶液浸泡后的角膜接触镜,术中可持续地释出去氧肾上腺素,确保瞳孔充分散大。

六、直肌牵引和巩膜暴露

1. 钝性分离四直肌,用斜视钩先后伸入四直肌套入 1 号黑丝线牵引直肌,便于术中转动眼球。牵引某象限两侧的直肌,配合开睑拉钩即可暴露该象限的巩膜(图 6-2)。

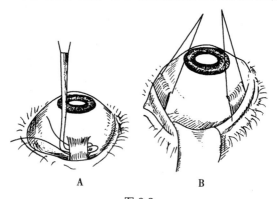

A   B

图 6-2

A. 直肌牵引;B. 手术区巩膜的暴露

2. 用棉棒向后推开结膜和筋膜(Tenons)囊,暴露巩膜。

3. 再手术眼分离直肌肌腱应仔细,可在原巩膜外植入物表面包裹的纤维膜内向硅胶表面伸入斜视钩,再置牵引线。分离直肌与其下巩膜的粘连,要极为小心,因此处巩膜很薄。曾行全层巩膜电凝、巩膜层间充填、广泛冷凝术后者巩膜组织变软甚至坏死,分离粘连时稍不慎可致眼球穿孔。涡状静脉由于以前的手术粘连而向前移位,分离过程中亦应谨慎。在分离和适当牵引直肌后暴露原手术区即可看到被包绕在纤维膜内的植入物,暂不宜拆除以免引起低眼压而影响下一步手术操作。如果视网膜脱离手术失败直接与以前的植入物有关,有必要重新调整和放置时,应先做好褥式缝线后再更换,以便及时拉紧缝线。否则原植入物可以不动,以免暴露其下薄弱的巩膜甚至导致眼球破裂或视网膜下液及玻璃体丢失。

4. 目前视网膜脱离手术一般不需要暂断直肌,假如裂孔位于赤道以后,如黄斑裂孔,则可断外直肌便于暴露,或者靠后的裂孔位于直肌下,为便于做巩膜加压缝线而断直肌。避免断直肌,不仅供应眼前部的血管没有严重损伤,也可减少术后肌肉平衡失调的危险。

七、眼底检查和裂孔定位

(一) 眼底检查

1. 用双目间接检眼镜检查眼底,术者一手持冷凝笔用冷凝笔尖压迫巩膜以检查眼底,一手持物镜同时用小指、无名指固定两条直肌牵引线,或由助手协助固定,保持眼位固定以利压迫巩膜。

2. 双目间接检眼镜及三面镜的广泛应用,术前视网膜裂孔发现率大大提高,但仍有遗漏的可能。尤其通过眼睑压迫巩膜对 3:00 及 9:00 方向不易查全,而术中直接在巩膜表面压迫较术前观察更清晰全面,可仔细寻找全部裂孔,更好了解视网膜脱离范围、高度、玻璃体牵拉的位置等,并与术前所查相比较,以及时修正手术方案。可在边检查裂孔同时进行冷凝处理,对变性区也一并处理。

3. 检查眼底时助手频点生理盐水以保持角膜湿润。

(二) 裂孔定位

【直视下定位法】裂孔定位的方法很多,公认最有效的是术中间接检眼镜加巩膜压迫直视下定位法。术者一手持物镜,一手持特制巩膜压迫器(Urrets-Zavaliá 定位器、钝头窄虹膜恢复器、小球形电极头等)顶压裂孔表面的巩膜,留下一个小圆痕迹,用染料作好标志。小的裂孔做单一的标志即可,大的裂孔则应对裂孔边缘分别做标志,大的马蹄形裂孔通常在裂孔后缘以及两角做标志。锯齿缘断离者除定好两端外应在后缘中心做标志(图 6-3)。同样的方法可以定出放液点位置及变性区位置。亦可用冷凝头边冷凝边直接定位,解冻时不移动冷凝头,暴露冷凝

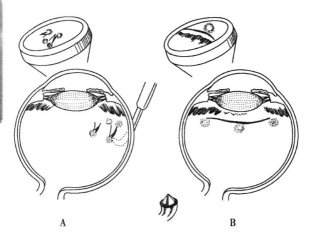

图 6-3

A. 定位器及马蹄形裂孔的定位；B. 锯齿缘断离的定位

所处的巩膜面,亦可见一凹陷,用染料在凹陷处做好标志(图 6-4)。

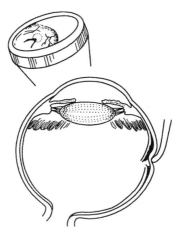

图 6-4　冷凝定位法

当视网膜脱离较高时,眼底很难看到定位器顶压部分,裂孔不易准确定位,此时可先放部分视网膜下液再定位。巩膜薄弱者,切勿施加过分力量,以防眼球穿孔。北京同仁医院自 1980 年应用以来,实践中体会此法是最准确、简便、迅速的方法。

八、封闭视网膜裂孔

封闭裂孔是视网膜脱离手术成功的关键。通过电凝、冷凝或激光使裂孔周围脉络膜产生炎症反应,造成视网膜与视网膜色素上皮或 Bruch 膜之间的粘连而封闭裂孔。不同方法各有其适应证和优缺点,应视具体情况及条件而选择。

由于电凝可引起巩膜、脉络膜及玻璃体损伤,巩膜坏死,反应性色素膜炎,玻璃体浓缩,有可能发生巩膜扩张及葡萄肿,再次手术困难。目前已普遍采用冷凝封孔,北京同仁医院从 20 世纪 70 年代已用冷凝取代电凝。

【冷凝术】将活体组织温度降到冰点以下使组织内水分发生移动,并变成有害的冰晶。冷凝对眼组织的作用有两种:立即作用和延期作用。治疗视网膜脱离就是利用它的延期作用,使脉络膜和视网膜色素上皮层产生局部的炎症反应,造成脉络膜和视网膜的瘢痕粘连,达到封闭视网膜裂孔的作用。

1. 根据检眼镜所看到的眼底变化,将冷凝损伤分为三种:

(1) 轻度损伤:冷凝时脉络膜由红黄色变白,视网膜仅有轻微或看不出变化,终止冷凝后损伤灶很难辨认。组织病理发现冷凝的坏死作用达到视网膜的外界膜。

(2) 中度损伤:冷凝到视网膜开始变白为止,冷凝后损伤灶的白色逐渐消退,仅留下模糊的灰色水肿区。组织病理检查发现冷凝的坏死作用达到神经纤维层。

(3) 重度损伤:视网膜变白后再持续冷凝 3 秒钟,终止冷凝后损伤灶保持混浊。组织病理发现视网膜所有细胞包括神经纤维层全部坏死。

用中度损伤封闭视网膜裂孔最为适宜。

2. 适应证　所有孔源性视网膜脱离和视网膜裂孔均可采用冷凝术,而在以下情况更有特殊价值:

(1) 巩膜条件差,如有巩膜葡萄肿、曾做过不恰当的巩膜电凝巩膜广泛坏死。

(2) 视网膜广泛格样变性、囊样变性、巨大裂孔或多个裂孔同时存在。

(3) 裂孔位于涡静脉附近而不宜作电凝治疗的视网膜脱离。

(4) 病变在赤道以前,需要预防性治疗者无须剪开结膜即可冷凝。

3. 方法　冷凝可通过结膜巩膜或巩膜板层进行。经结膜冷凝一般作为预防性手术用于赤道部前的干性裂孔,巩膜表面冷凝是最常用的方法。一般采用间接检眼镜直视下操作,将冷凝头放在裂孔相应的巩膜表面上替代巩膜压迫器压陷巩膜,可以直接观察裂孔位置及视网膜冷凝反应,可以准确定位及控制所需的冷凝强度。如用直接检眼镜,则应先在巩膜表面定位裂孔的位置,在标记的巩膜表面或巩膜板层进行冷凝,这时冷凝量不易控制,故不建议使用直接检眼镜下进行冷凝。

(1) 冷凝强度:理想的冷凝反应是视网膜出现"中度损伤",一般采用 2.5mm 直径冷凝头,温度可达 –70℃,时间为 2~15 秒,视反应情况而定。通过较厚的病变巩膜、早期再次手术的巩膜、肌腱时应用较低的温度,Amoils 用他自己设计的冷凝器以氧化亚氮为制冷剂,冷凝时间为 5 秒、7 秒或 10 秒,5 秒用于正常巩膜,7 秒用于包围裂孔边缘,10 秒用于再次手术者。最好在间接镜直视下观察冷凝反应,最初脉络膜色发红渐变黄,最后变白,在视网膜出现白色冰斑后立即解冻,之后冰斑逐渐消退,仅留下模糊的灰白色水肿区。

(2) 冷凝点的数目:取决于裂孔大小,小的裂孔仅用 1 个冷凝点即可完全覆盖,大的裂孔则需要一系列冷凝点将其完全包绕,巨大裂孔冷凝范围稍大些,可做 2~3 层冷凝,务必使冷凝反应斑互相连接,边缘重叠。冷凝仅限局在裂孔和变性区,其他部位均不应冷凝(图 6-5)。

4. 冷凝术的优点

（1）全层巩膜冷凝，不必作板层切开，手术野无须干燥在湿的巩膜表面可以进行。

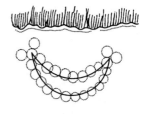

图 6-5　裂孔的冷凝方法

（2）对巩膜及其表面附着组织损伤很小，在短期内可重复手术对巩膜强度影响小。

（3）必要时可在眼外肌、涡静脉、睫状后长神经、动脉处进行冷凝，不致发生血管闭塞及前节缺血。

（4）对单纯周边部视网膜裂孔，可不必切开结膜，简化了手术，适合于预防性治疗。

（5）可直视下冷凝，易于控制冷凝量。

（6）可在不健康的巩膜上冷凝，如巩膜葡萄肿，可在经过透热后再次手术的巩膜表面进行。

（7）变性区有否穿孔可通过冷凝来证实，若已穿孔，则在视网膜灰白冰斑中有棕黑色小点，此即为穿孔大小，亦可据此鉴别小出血点与裂孔。

5. 冷凝术的缺点

（1）巩膜表面冷凝后不留痕迹，初学者容易重复或遗漏。

（2）冷凝无止血作用。

（3）色素游离较多，对视网膜色素上皮破坏重，释放的色素细胞可通过裂孔进入玻璃体腔。

（4）破坏了血 - 视网膜屏障，可导致渗出性或炎症性反应，广泛而过量的冷凝可能刺激 PVR 的发展。

6. 并发症　①眼内出血；②色素膜炎；③脉络膜脱离；④渗出性视网膜脱离；⑤色素播散；⑥ PVR。

7. 注意事项

（1）如冷凝头没有充分隔离开而不慎冷凝了眼睑，可引起术后明显的眼睑水肿或睑缘的冻伤，导致术后不适感。

（2）为避免冷凝头离开巩膜表面损伤表层巩膜组织，可用常温生理盐水冲洗冷凝部位后，再缓缓移走冷凝头。

（3）冷凝前在冷凝笔体上套一完整的硅胶套，以免冻伤眼睑及周围组织。目前已有结冻只限于冷凝头尖端的，冷凝笔体上不需用保护胶套。

冷凝是封孔的安全有效方法，尽管冷凝对巩膜的损伤较电凝小，但仍可使巩膜变软、脆弱，甚至坏死。过量广泛冷凝可严重破坏血-视网膜屏障，刺激 PVR 形成，亦可导致视网膜脉络膜严重萎缩，新裂孔形成。诸多的并发症均与广泛过度冷凝相关，关键在于合适地掌握冷凝量，直视下操作可以达到这一目的。

【光凝术】激光照射到视网膜被视网膜色素上皮吸收，由光能转化为热能，被照部位视网膜发生凝固，引起脉络膜视网膜瘢痕愈着。Tso 根据临床和组织病理学将氩激光视网膜光斑分级（表 6-1）。

表 6-1　Tso 分级法

级别	眼底表现	主要适应证	副作用
I级	淡灰色	黄斑区（RPE 清创术）	几乎无
II级	白斑，外周轻灰晕	PDR、RVO 的 NP 区	少
III级	浓白斑，外周 1~2 圈灰晕	PDR、RVO、血管炎、Coats、封孔	视网膜增生膜
IV级	强白中心，坡形白环	视网膜、脉络膜肿瘤	出血、裂孔、增生膜

注：当红、黄光达到与绿光同样大的视网膜反应时，深层反应强于绿光，应避免激光强度过量

1. 适应证

（1）赤道及赤道部以后无视网膜脱离及无玻璃体牵拉的裂孔。

（2）合并限局性浅脱离的视网膜裂孔。

（3）巩膜扣带术后视网膜已复位但裂孔封闭不可靠或未完全封闭。

（4）视网膜脱离术后的限局性脱离为防止范围扩大或新孔形成围绕脱离区做的堤坝式拦截，部分病例行全周 360° 光凝如巨大视网膜裂孔。

（5）部分有视网膜脱离可能的黄斑裂孔，或黄斑裂孔

视网膜脱离经多次手术处理视网膜下液吸收后。

(6) 先天性脉络膜缺损合并视网膜脱离在缺损区边缘作堤坝式光凝。

(7) 封闭异常或出血的血管。

(8) 有发生视网膜裂孔或视网膜脱离倾向的视网膜变性区。

2. 方法 多用氩离子、氪离子、染料激光或半导体激光。用红色或绿色波段的激光光凝均能有效封闭裂孔。

(1) 光凝斑直径为 100~200μm,曝光时间 0.1~0.2 秒,功率 300~500mW,于裂孔外缘作 1~3 排光凝堤坝,两个光凝斑间隔一个光凝斑距离,前后排之间的光凝斑互相错开,小裂孔作 1 排光凝包围裂孔,大裂孔需作 2~3 排,裂孔周围有浅脱离,应在脱离区外缘作 2~3 层包围圈,以防脱离进一步扩大。

(2) 脉络膜缺损区边缘亦应作 2 排包围之。光凝反应强度一般以Ⅱ~Ⅲ级为宜,黄斑裂孔以Ⅰ级反应为好。激光后局部光凝斑稍有扩大,一天后局部水肿,4~7 天水肿消失,中心部位出现色素,瘢痕形成。1~2 周后白色区逐渐消失,形成色素斑。

3. 光凝术的优点 激光治疗视网膜干性裂孔安全可靠,损伤小,副作用少,可重复进行。

4. 光凝术的缺点 激光治疗要求屈光间质清晰,治疗前必须充分散瞳,其并发症有视网膜和脉络膜出血、视网膜新裂孔形成,这些常因能量过大而致,氩激光治疗常见并发症还有玻璃体混浊、视网膜新生血管形成、脉络膜缺血、视网膜前膜形成等。最大的局限性是有视网膜下积液时无法进行,即使少量视网膜下液效果亦不好。

【其他封孔方法】

1. 组织黏合剂封闭裂孔。

2. 转化型生长因子 β2(TGFβ2)。

3. 眼内光凝 具体方法详见第七章。

九、巩膜扣带术

凡是使巩膜变形向内压陷的方法统称为巩膜扣带术,

亦称巩膜折叠术（scleral buckling）。它是通过巩膜壁的压陷使视网膜色素上皮与裂孔处视网膜贴近，以封闭裂孔，缓解和消除玻璃体的牵拉。较常用的方法有巩膜层间加压术、巩膜外加压术和环扎术。这些方法都是由巩膜缩短术发展而来的。

【巩膜外加压术】（scleral buckling with explant）

在视网膜裂孔相应的巩膜表面放置的加压物，可以缓解裂孔周围动态的和固定的玻璃体视网膜牵拉，使视网膜贴向加压物，通过加压物推顶使裂孔封闭，防止来自玻璃体腔的液体再次进入视网膜下。这种方法不需剥切巩膜，能保持巩膜完整性，可放液或不放视网膜下液，简化了手术操作，缩短手术时间，也进一步减少了术后组织反应及并发症。术中根据眼底检查情况，能较方便地调整加压物的位置，再手术时容易拆除，便于操作。使用外加压术，必须根据裂孔的大小和形状来考虑加压物大小和放置的方向。

1. 适应证　单纯巩膜外加压术适用于 PVR A 级、B 级的大马蹄形裂孔、张口形裂孔、大圆孔、涡静脉附近及后部裂孔，裂孔附近有玻璃体牵拉者，ROP 4A 期亦可采用巩膜外加压术。对于 PVR C 和 D 级，视网膜有固定皱褶、巨大裂孔后缘翻转、裂孔多且分散、变性范围广的病例不适合选择单纯巩膜外加压术，应选择环扎联合加压或玻璃体腔注射、玻璃体手术等。

对于再次手术病例，如选择外加压术除了根据眼底情况外，还必须考虑作加压的部位巩膜有无软化、糜烂、坏死等改变。巩膜软化、坏死则不可做加压术，视网膜下液的多少不是选择术式的指标。

2. 加压材料　详见第五章第二节。

3. 加压物大小　加压物大小主要取决于裂孔的大小及多发裂孔时裂孔分开的距离。

（1）加压物产生的巩膜嵴应有足够的宽度和高度，使裂孔和加压嵴的前后缘之间要留有至少 1mm 的安全边缘。

（2）长度应较病变区两端各超过一个钟点，如 3mm 宽的裂孔应选择直径 5mm 的硅海绵或硅胶,5mm 宽的裂孔宜选择 7.5mm×5.5mm 宽的海绵,较大的裂孔可选择两个硅海绵并排放置。

(3) 视网膜下液多时,若不放视网膜下液,加压范围宜适当加大,以防止视网膜下液吸收过程中裂孔边缘移位而致手术失败。

(4) 加压嵴的宽度由所选择的材料直径所决定。需增加加压嵴的宽度时可通过增加加压材料的直径来增宽。

(5) 加压嵴的高度由巩膜加压缝线跨度距离以及拉紧缝线而缩短的数量所决定,缩短的程度取决于眼压。

4. 加压物方向 加压物的方向可与角膜缘平行(环形)和垂直(放射状),偶可斜行放置。加压物方向的选择取决于裂孔的类型,裂孔与裂孔间的关系,裂孔与视网膜皱褶的关系。

(1) 放射状加压(radial explants):其优点是这种加压所形成的眼内嵴前后缘达到同一高度,克服了由于视网膜固定皱褶形成鱼嘴样裂孔,对后部裂孔也容易落在嵴上,操作较容易。

适用于:

● 中等大或大裂孔,尤其是马蹄形裂孔,可把裂孔顶在加压嵴的长轴上,而缓解裂孔前表面的牵拉,如做环形嵴,放液时易产生视网膜纵形皱褶,裂孔后缘的皱褶可能漏水;

● 单个裂孔;

● 术前存在放射状皱褶时,术后有形成鱼嘴形裂孔的可能。

(2) 环形加压(circumferential explants):环形加压倾向于缩短部分加压区的巩膜。在直肌下采用,直肌对加压物的压力可有助于加压效果。

适用于:

● 锯齿缘断离;

● 互相靠近的多发裂孔;

● 裂孔宽度大于前后径的单个裂孔;

● 巨大裂孔;

● 当视网膜裂孔位置不确定时,对可疑有裂孔的一或两个象限作加压术。

临床上可视眼底情况选择环形与放射状加压相结合,如裂孔周围视网膜有变性和玻璃体有明显的放射状条索牵引者,可选择倒 T 字形加压,裂孔周围无变性而周边却有变性区,可选择 T 字形加压(图 6-6)。

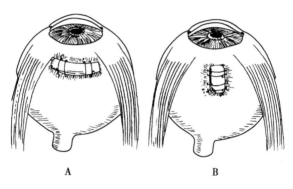

A   B

图 6-6
A. 环形外加压;B. 放射状外加压

巩膜外加压术对于所用材料和加压方向的选择是重要的,但在视网膜下液少,裂孔小时,加压材料和方向的重要性并不大,裂孔容易封闭,术后皱褶形成的可能性不大,此时考虑加压的方向取决于需处理的病变区缝线是否便利。

5. 加压物缝线　最好用的缝线是 5-0 涤纶线,带有 1/4 或半圆的铲针。1/4 周的针弧度小,穿过巩膜的路径长,适用于容易操作的巩膜区。半圆针适用于术野狭窄的部位,如肌肉下或眼球后部。放射状加压常使用双针缝线,可使 2 个针头都从前向后缝合较易操作。

(1)预置缝线时,用齿镊夹住直肌止端附近组织向相反方向牵拉使眼球固定,同时使巩膜绷紧,以减少眼球正常的弧度,使缝针容易通过巩膜板层。

(2)缝线的深度很重要,缝线太深,容易产生巩膜穿通,导致视网膜下液流失,甚至视网膜穿孔。缝线太浅,在拉紧缝线结扎时容易豁开。理想的深度以 1/2~2/3 的巩膜厚度为宜,恰好能透见缝线在巩膜内的行径,当然这种外观随巩膜厚度变异,如巩膜薄则更易透见缝线。缝针进出巩膜时勿太倾斜,应及时确定针的走行深度。进针时很快达到所需深度,在此深度直行一定距离,3~5mm,然后陡直出针,否则针距太短拉紧缝线时易豁开。一般采用褥式缝合或 X 字形缝合(图 6-7)。

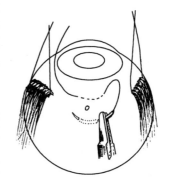

图 6-7　巩膜缝线方法

(3) 缝线的跨度应根据加压物的宽度来决定,总的原则是超过加压物宽度的一半,如对一个 4mm 宽的加压物缝线的跨度是 6mm,5mm 宽的加压物缝线跨度为 8mm,7mm 宽的加压物跨度是 10mm。需要指出的是对任何加压物,增加缝线的跨度并不等于增加巩膜嵴的宽度,巩膜嵴的宽度取决于加压物的宽度。增加缝线跨度使巩膜嵴高度增加,一般跨度比加压物宽 2mm,形成较低平的加压嵴,宽 3~4mm 可形成较高的嵴。缝线跨度不宜过大,否则巩膜发生皱褶。

(4) 结扎缝线的松紧度也影响巩膜嵴的高度。相邻两个褥式缝线相隔大约 1mm 间隙,大多数放射状加压需 2 根缝线,环形加压所需缝线数目取决于加压物的范围,通常每个象限需 2~3 对缝线。

6. 注意事项　预置巩膜缝线时如进针过深,很易穿入视网膜下导致意外地放液,如视网膜脱离浅时更易发生医源性视网膜穿孔,应按裂孔采取冷凝加压处理。此时应拆除此线,另用更宽的预置缝线,同时对眼球施加一定的压力,并尽快拉紧加压缝线,必要时行玻璃体腔注射以恢复眼压。

缝线时应尽可能避开涡静脉,以免造成涡静脉损伤。

如靠近涡静脉分支附近进针,先将此静脉移开,留出一进针间隙,然后越过静脉由血管的另一侧出针(图6-8)。缝线时应充分暴露术野,以免涡静脉随眼球表面组织一起卷入线道。

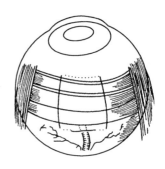

图6-8 涡静脉旁的巩膜缝线方法

【巩膜环扎术】(encircling procedures)硅胶作为环扎带捆扎眼球,造成永久性环形巩膜嵴,能明显减少玻璃体腔容积,对眼球的全周加压,力量均衡,能有效地消除或减少玻璃体牵拉,增加视网膜同脉络膜贴附的机会。由于所形成的环形巩膜嵴很窄,对顶压裂孔的作用差,所以临床上多联合巩膜外加压以增强封孔的作用。此外,它产生了一个假的"锯齿缘",理论上可防止以后的视网膜脱离,也具有封闭未查到的视网膜裂孔的优点,因此,已被广泛采用,尤其是治疗复杂类型的视网膜脱离,成为最多采用的术式。

1. 适应证

(1) 多发、分散的视网膜裂孔,分布于1个象限以上,或有广泛的严重视网膜变性。

(2) 未发现视网膜裂孔的病例,为封闭未查见或可能遗漏的裂孔,无论联合局部外加压否。

(3) 无晶状体眼视网膜脱离以周边部细小裂孔多见,局部加压有遗漏裂孔的可能。

(4) 合并有PVR的病例。PVR C2级以上,存在广泛玻璃体牵拉,视网膜固定皱褶者。

(5) 多次手术失败的病例,巩膜坏死糜烂,做其他手术困难者。

(6) 支撑固定局部外加压物。用局部外加压时,有些病例需要通过环扎带来加强外加压物的固定,尤其当巩膜薄时,局部外加压缝线不牢靠,环扎带能加强其加压效果。

(7) 玻璃体手术同时行预防性环扎术。

2. 环扎材料 最常用的是各种型号的硅胶带,如宽 2.5mm 的 240 号,宽 4.5mm 的 219 号,以及 7mm 宽的 276、277 号硅胶等。环扎带宽度的选择要视具体情况而定,对于一般性支撑用的或预防性环扎,240 号硅胶带最常用;广泛的变性或大的裂孔,需要缓解大面积的玻璃体牵引,则使用宽环扎带为宜。使用前测量好环扎带的长度。亦有应用阔筋膜、异体巩膜、新生儿脐带等材料的,但已逐渐被硅胶取代。

3. 环扎部位 原则上在赤道部,可据裂孔位置适当前后移动,原则上应绕过眼球的最大径,如在颞上象限比较偏后者,在其相对应的鼻下象限则应偏前,避免环扎带滑移。

4. 方法

(1) 单纯环扎术:在封闭裂孔处理并定位后,将选择好的环扎带从每根直肌下穿过,接头的位置宜放在眼底无重大病变的部位。

1) 环扎带的固定

A. 缝线固定法:在赤道部每个象限二直肌间作一对褥式缝线或 X 形缝线,跨度较环扎带宽度稍大。应注意固定的位置,勿使环扎带突然改变方向而形成角度,否则不能充分扎紧一周,且拐角处可侵蚀巩膜。固定线不要结扎过紧,或在拉紧环扎带后再结扎,以允许环扎带自由地滑动。如果环扎带放置位置在赤道前,为防止术后环扎带前移,可在每个象限缝两对固定缝线(图 6-9)。

B. 巩膜板层固定法:在赤道部各象限相邻直肌间的巩膜上做 3~4mm 宽的巩膜板层隧道,再将环扎带依次从直肌下及板层隧道中穿过(图 6-10)。

2) 环扎带的联结方法:用硅胶管"袖套",即将环扎带两端各剪成锐角插进 4~5mm 长的小硅胶袖套内。具体方法是用蚊式钳(国外有专门套夹)闭合插入袖套,张开钳口,"袖套"即撑开,先由蚊式钳的后侧将环扎带一端穿入袖套内,再从钳的前方把环扎带另一端在前一条带的上面穿入袖套内,取出血管钳,将两端向反方向拉紧,即可使环扎带结紧,可以随眼压高低而调整环扎带的松紧。

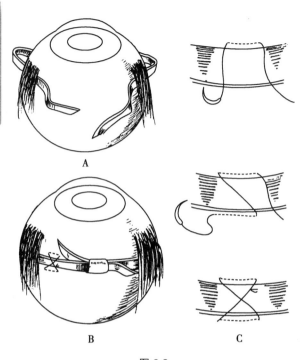

图 6-9
A. 置环扎带；B. 环扎带缝线固定法；C. 缝线方法

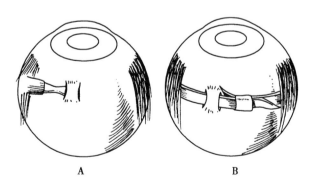

图 6-10
A、B. 环扎带的巩膜板层固定法

其他联结方法有：用钳夹（tantalum）扣紧条带的两端，方法简便，缺点是不易改变环扎带的松紧度，金属性的外植入物与巩膜紧贴可造成组织坏死，现多不用。此外，断端缝线结扎法固定亦可，但术中不易调整环扎带的松紧。我们体会最方便的还是用硅胶袖套法。

3）拉紧环扎带：环扎术绝大部分需放视网膜下液，放液后拉环扎带的两端，即可使环扎带结紧，环扎松紧适宜。环扎所产生的嵴的高度取决于环扎带缩短的数值。不能仅以眼压作为结扎标准，要观察眼底，注意裂孔是否在嵴上，高度是否适中。若视盘色淡伴动脉搏动，表示眼压高，应放松环扎带，环扎嵴上如出现新的放射状皱襞，说明眼压低，眼球太软，此时不应过分拉紧环扎带，以免眼前段缺血，应做玻璃体腔注射以恢复眼压。拉紧环扎带在非引流术中可产生高眼压，在达到需要缩短的数值前每拉紧几毫米就要等几分钟，并按摩眼球使之变软，必要时采用前房放水或20%甘露醇、乙酰唑胺静脉注射给药以软化眼球。一般认为环扎带应比眼球赤道周径缩小10%~15%。

我们用的环扎带长约120mm，除去多余的两端即为留在眼球上的长度，一般为65~70mm，残端的一侧放在环扎带下面，另一端压到邻近的直肌下面。

（2）环扎联合巩膜外加压术：根据视网膜裂孔和变性区情况选择巩膜外加压物。目前临床上最常用的是环扎联合巩膜外加压术，附加的局部加压物可在高度和宽度上增强环扎术的加压效果。

多发裂孔或巨大视网膜裂孔、巨大锯齿缘断离，可选择适当宽度的硅胶环形放置在环扎带下，马蹄形裂孔、张口裂孔，可在环扎带下放置放射状加压物。放置硅海绵时，应先冷凝裂孔，定位，缝合固定硅海绵之后，再固定环扎带。环扎带尽可能通过裂孔后缘处以加强裂孔后缘的顶压效果。结扎时应先结扎局部外加压缝线，再结扎环扎带（图6-11）。

5. 并发症　环扎术较加压术更易发生眼前段缺血、继发性青光眼、浆液性脉络膜脱离等。环扎术影响眼前段血供而造成不同程度的缺血，甚至可引起眼前段坏死、穿孔。

环扎术后有可能发生眼疼痛,这种疼痛可以是暂时的,持续1~2周,也可持续几个月。还可能引起眼球内陷,产生美容方面的问题。

大多数环扎术中,严重并发症除与植入物材料性质有关外,主要与环扎嵴和局部加压嵴的过高过宽有关。环扎嵴高度不超过2mm,严重并发症很少发生。

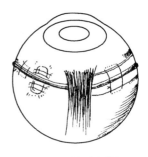

图6-11 环扎联合外加压

十、视网膜下液的处理

视网膜脱离手术的目的是封闭裂孔,使视网膜与脉络膜相贴附,放视网膜下液可创造脱离的视网膜与脉络膜相接触的机会,曾被认为是手术成功的必要步骤之一。现已证实:只要将视网膜裂孔封闭,就可阻止液体从玻璃体向视网膜下流动,视网膜色素上皮则将把视网膜下液"泵"向巩膜,视网膜下液可自然吸收。北京同仁医院非引流手术占20%~40%。

【非引流手术】

1. 原理 准确的放置外加压物后,术中或术后一段时间内使裂孔封闭,视网膜下液将自行吸收。非引流术最值得注意的特征之一,是只要外加压的部位准确,范围足够,手术时即使裂孔没有关闭,术后随着剩余的视网膜下液吸收,在24~48小时期间裂孔逐渐贴向加压嵴而封闭。冷凝不影响术后视网膜下液的吸收,没有冷凝,仅用外加压,视网膜下液亦能吸收。

2. 优点

(1)可避免放液而致的严重并发症,放液可致眼内出血、视网膜嵌顿、玻璃体脱出、医源性视网膜穿孔、低眼压、眼内感染,并可促进PVR发展而致视网膜手术失败。

(2)使手术变为单纯的外眼手术,损伤小,术后反应轻,缩短了手术时间,提高了手术的安全度。

（3）减少了再次手术时的困难，再次手术时眼球壁解剖较完整，屈光间质混浊轻，手术操作较容易。

3. 缺点

（1）加压嵴的最后高度难以精确预测，有时外加压嵴往往比需要的高，引起较大散光。

（2）如果在视网膜色素上皮与裂孔之间有大量液体，易造成过量的冷凝，裂孔定位精确度差，放置加压物不够准确。

（3）视网膜下液延迟吸收，有的病例恢复期因而延长，甚至影响视力预后。

4. 适应证　主要根据视网膜和玻璃体情况，而年龄大小、视网膜脱离时间长短、过去有否手术不必考虑太多。

（1）视网膜活动度好，体位改变时视网膜脱离范围和高度均有明显改变，在休息、平卧、包扎后，视网膜下液明显吸收者，最适合选择非引流术。

（2）裂孔附近视网膜下液浅，放液有困难者，或上方裂孔，视网膜下液积于下方者。如果裂孔部位的视网膜下液，经包扎休息卧床后无变化，视网膜活动度差，则说明存在玻璃体牵引和增生，裂孔不易被封闭，放液有利于裂孔处视网膜向脉络膜贴附。

（3）有明显外伤因素、血管不健康，估计放液易发生并发症者，可优先考虑非引流手术。

非引流手术最适应于玻璃体问题比较少，视网膜变性范围局限，裂孔分布不太复杂，尤其是适用于马蹄形裂孔、大圆孔，裂孔处视网膜下液不太多及视网膜下液少或难放液的病例，遵循这些原则即使是再次手术和无晶状体视网膜脱离亦适宜。

5. 视网膜下液吸收时间和影响吸收的因素　绝大部分病例视网膜下液在 24 小时内全部吸收。术毕裂孔与加压嵴的距离，对术后视网膜下液的吸收有明显的影响，裂孔与嵴的距离愈近，视网膜下液吸收愈快。

以下因素亦影响视网膜下液吸收：①视网膜脱离时间长，视网膜下液成分发生改变，渗透压增加；②视网膜脱离伴有严重的葡萄膜炎，脉络膜血管出现器质性改变；③脉络膜血循环功能低下者。

【放视网膜下液】

1. 适应证

(1) 帮助定位：视网膜下液多，裂孔冷凝和定位困难，放液有助于裂孔准确定位和确定加压物的位置，尤其是后部裂孔，下方裂孔和不规则裂孔合并高度球形脱离时。

(2) 为手术提供空间：对多发裂孔、大孔、巨大裂孔常需大范围的外加压，放液可为形成宽高的巩膜嵴创造条件，为玻璃体腔注射气体提供空间。

(3) 广泛增生性玻璃体视网膜病变，裂孔附近有视网膜固定皱褶，存在明显的牵拉，不放液裂孔不易牢固封闭。视网膜活动度差，视网膜很难复位，此时放液不仅为了治疗，更多的是用于诊断，可以判断视网膜固定皱褶的严重性和持久性，以确定是否需要作玻璃体腔注射或玻璃体手术。

(4) 防止高眼压危险的出现：在非引流手术拉紧缝线时眼压升高，甚至达 60mmHg 或更高。健康眼具有对眼压的调节能力，10~20 秒内眼压可恢复正常。下列情况眼压升高将给手术带来不利。

1) 青光眼患者。

2) 眼球壁薄弱，如近期做过白内障手术、角膜移植术、外伤等角巩膜伤口愈合不牢或大的巩膜葡萄肿，透热或炎症后巩膜变薄。

3) 视网膜中央动脉或静脉不健康，既往有视网膜动脉或静脉阻塞，同侧颈动脉疾病，长期糖尿病，广泛动脉硬化者。

(5) 脉络膜血管异常，影响视网膜下液吸收者。如：

1) 高度近视(一般 >-15.0D)，脉络膜变薄、血管减少。

2) 老年性脉络膜硬化，炎症性脉络膜萎缩，以往视网膜脱离手术时广泛的透热或冷凝后，广泛的脉络膜萎缩者。

3) 脉络膜充血，如脉络膜脱离型视网膜脱离、近期做过巩膜手术、活动性色素膜炎、眼压过低可致脉络膜血管充血，妨碍视网膜下液吸收。

4）涡静脉损伤:裂孔位于涡静脉附近,术中损伤涡静脉,影响视网膜下液吸收。

2. 放液时机 如计划放视网膜下液,可在冷凝后或预置加压缝线后或在手术结束前进行。也可更早,即先放液后再行眼内注射生理盐水、冷凝及外加压,先放液再冷凝有利于冷凝量的掌握,使裂孔定位更准确,亦可展平视网膜皱褶,发现术前未发现的裂孔。如先放液后眼压低,应用棉棒对眼球施加一定压力或眼内注射生理盐水,以保持一定眼压。

3. 放液部位的选择 原则是选择视网膜下液最多和容易操作的部位,常据以下标准来判断:

（1）有相当多的视网膜下液,应重视术中检查,因为患者仰卧后,视网膜下液可能发生一定程度的重新分布。

（2）一般喜欢在眼球下半部放液,因一旦出血,术后患者坐位时出血可不致波及黄斑。

（3）应尽量避开冷凝过的部位,冷凝可致脉络膜血管扩张,增加放液时脉络膜出血的危险。

（4）避开大的脉络膜血管、涡静脉壶腹部。

（5）避开大的视网膜裂孔,以防玻璃体通过裂孔而脱出导致玻璃体嵌顿。

（6）在维持正常眼压的情况下,能满意暴露的部位。

一般来说,放视网膜下液最好的部位是外直肌下缘近赤道部(即赤道部颞下方),此处暴露容易,巩膜相对较薄,而鼻侧常较困难。

4. 放液方法 有控制定量放液法:在所选择的部位做放射状切口,长 2~3mm,亦可做平行于角膜缘的切口,板层切开巩膜,向两侧轻轻剥离,预置褥式缝线跨过切口两唇,这种缝线在需要时能立即关闭巩膜切口,提起两唇的缝线,可使两唇抬高有利于引流。切穿全层巩膜暴露脉络膜,滴少许 0.1% 肾上腺素,用放大镜(间接镜的物镜即可)能看清裸露的脉络膜,以避开脉络膜血管穿刺。如果血管粗大数量太多,不能避开或在引流部位有脉络膜出血,则关闭该切口,另选适当的部位。术者及助手分别夹持切口两侧的缝线,轻轻提拉,使切口处脉络膜稍膨出形成小脉络膜疝,用冷针(1ml 注射器针头或角膜缝针)以切线方向快速穿刺脉络膜(图 6-12),或用尖刀轻挑脉络膜,或用针形电极,在脉络膜表面以电火花击穿脉络膜,可见视网膜下液缓缓流出。亦可应用眼内激光头,光凝脉络膜放视网膜下液,激光条件为 1W 能量,0.2 秒,2~4 点,由于激光热效应,可明显减少脉络膜出血,放液孔小于穿刺孔,放液缓慢,减少发生视网膜嵌顿的危险,避免了锐器刺入,不损伤视网膜,缺点是有时放液不够充分。

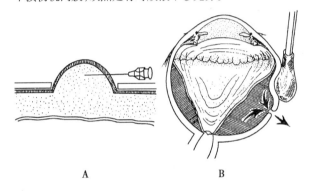

A   B

图 6-12 放视网膜下液
A. 冷针穿刺;B. 视网膜下液流出

注意:新鲜视网膜脱离的视网膜下液稀薄而透明,脱离时间久的病例,视网膜下液则黏稠呈淡黄色,可见到色素颗粒粘浮在视网膜下液中,用棉棒或吸血海绵吸去下液,避免用敷料触及脉络膜,以防敷料内液体逆流,纤维异物残留。眼压下降以后仍需继续放液时,可用棉棒在其他方向对眼球轻微加压,有利于液体流向切口,并维持一定眼压。当液体中出现色素颗粒或不再外流时,可拉紧预置线,线间放置一粗黑线打活结,拉紧外加压缝线并打活结,适当拉紧环扎带,维持眼压,检眼镜下观察残留的液量,嵴的高低,裂孔贴附情况,如果视网膜下液较多,裂孔未落到嵴上,可以将活结打开,放松环扎带,牵拉巩膜切口两唇,液体可继续溢出。只要裂孔能满意落在嵴上,不一定非将视网膜下液放彻底,可防止眼压过低,减少玻璃体腔注射的可能并发症。结束放液时,迅速结扎缝线,拉紧环扎带,检查眼底,若嵴的宽度和高度适中,裂孔贴附好,视盘色泽正常,且无视网膜中央动脉搏动,结束放液。放液点仅可见视网膜下黄色小点,无出血、视网膜嵌顿和医源性裂孔即可。

5. 放液不成功的原因和处理

(1) 放液点选择不当:视网膜下液移动度大,眼球转动时液体流向低处,故放液前注意观察各种体位视网膜脱离形态变化,选好放液部位。

(2) 眼压过低,可致穿刺孔两侧巩膜皱褶挤压脉络膜堵塞穿刺点。此时可通过夹持缝线,轻提巩膜切口的两唇,使视网膜下液外流,同时对眼球施加一定压力,勿使眼压过低。

(3) 穿刺过深或开始出液过快致视网膜玻璃体嵌塞,不再出液,应放松缝线按摩巩膜,使视网膜嵌塞解除。

(4) 电针作放液时电流太强,穿刺处形成蛋白凝固,及巩膜收缩使穿刺口闭塞。可改用冷针穿刺,继续放液。

6. 放液并发症　详见第十九章。

十一、拉紧外加压缝线和环扎带

1. 引流视网膜下液后,应立即拉紧加压缝线和环扎带。在施行非引流术时,拉紧结扎缝线应慎重对待,由于眼压升高,拉紧缝线有时相当困难,用力不当缝线易于拉豁,或导致眼压进一步升高。

2. 正确的方法是结扎一根缝线之后,应等待几分钟以允许眼压降下来,并按摩眼球使眼球变软,再结下一针缝线。

3. 必要时前房穿刺或静脉滴注 20% 甘露醇,或静脉注射 diamox 500mg 进一步软化眼球。拉紧缝线时应认真观察眼底,一旦出现视盘色变淡,动脉出现搏动或出现视网膜中央动脉阻塞时,及时松解缝线,拉紧缝线后即可形成一定宽度和高度的巩膜嵴,确定加压方向是否正确,加压物位置、大小是否合适。

4. 若位置不正确,或范围不够的加压嵴,要重新调整或完全替换,包括重置加压缝线。在放液后变软的眼球上操作更应小心谨慎,此时缝线更困难,容易导致缝线深度不等及脉络膜脱离和出血。

5. 如果加压嵴位置正确、范围足够,但加压嵴太低,可重新做更大跨度的缝线,加固缝合以增高巩膜嵴。

6. 在环形加压拉紧缝线时,被加压的巩膜段缩短,在内部将产生多余的视网膜,表现为放射状皱褶,裂孔常成鱼嘴状,在较多的视网膜下液引流以后,以及很高的环形加压后更易产生,可用放射状加压而避免,或眼内注气以消除这种皱褶的形成。

7. 锯齿缘断离做环形加压时,其前缘应到达锯齿缘,加压中心应顶在离断的后缘,加压的两端应超过离断的两角,以确保离断的两边被完全封闭。

8. 环扎术大部分需放视网膜下液,环扎所产生的嵴的高度,取决于环扎带缩短的数值。产生 2mm 高的嵴,环扎带必须缩短眼球周长的 15%,即大约缩短 12mm。不能仅以眼压为结扎标准,必须观察眼底,可直接看到环扎的效应,嵴高低是否适中。环扎带系紧之后,在套袖的两侧各缝一对缝线加固。

十二、术毕眼底检查的重点

重点观察巩膜嵴大小、位置是否合适,裂孔贴附如何、视网膜下液是否残存,放液点有无异常,以及眼压等。

(一) 巩膜嵴的位置与裂孔的关系

放液完全后易于观察。如有液体残留,视网膜裂孔与嵴有一定距离,可用棉棒或无齿镊压迫相应的嵴,以观察裂孔的前后缘是否落在嵴上。最理想的位置是环形加压裂孔应在嵴的前坡中部,放射状加压裂孔必须正位于嵴的中部,后缘需超过裂孔后缘至少 1mm,如位置有偏差应作调整。若裂孔后缘翘起呈鱼嘴状,如原为放射状加压,则在原缝线后加一对褥式缝线,必要时更换较大的加压物;如为环形加压则应将原加压物后移重新作褥式缝合或在原加压物后再加一小块硅海绵使裂孔完全平复在嵴上。为消除鱼嘴现象原则上应采取加宽或加长巩膜嵴或向玻璃体内注射气体(图 6-13)。

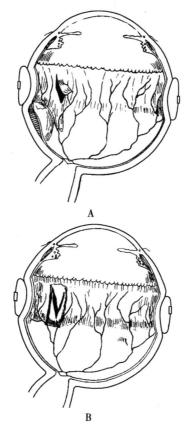

图 6-13

A.环形加压致马蹄形裂孔的鱼嘴现象；

B.放射状加压可消除鱼嘴现象

（二）注意视网膜下液量及其分布

1. 如果裂孔已封闭，裂孔以外残留视网膜下液可不用处理，待其自然吸收。

2. 如裂孔处残留有视网膜下液，裂孔与嵴有距离，可通过增高加压嵴使裂孔与脉络膜接触。

3. 液体残留较多，裂孔与嵴存在较大距离，应考虑重新放液,此时如原放液点处仍有液体可重新打开,并放松环扎带,轻轻按摩眼球使液体排出,否则应另选放液点。

(三) 检查放液点有无异常

正常的放液点可见一小黄点,如出现小红点,或存在视网膜嵌顿,应冷凝处理,以确定是否有视网膜裂孔,若有裂孔,以便按封孔处理。

(四) 测量眼压

眼压控制应适当。除指测眼压之外,要注意视盘色泽、有无视盘动脉搏动以及视网膜中央动脉阻塞征,同时询问患者有无光感。

1. 如果视盘色淡,出现动脉搏动,说明眼压高,应放松环扎带或缝线。

2. 如不宜放松环扎带时,则应作前房穿刺放液,或用高渗制剂(如 20% 甘露醇静脉滴注),直至眼底动脉搏动消失。

3. 一般巩膜嵴高低适中,裂孔贴附良好,眼压偏低可不必处理。

(五) 关闭切口

1. 将加压物修剪整齐,尤其是硅海绵。

2. 去除直肌牵引线,生理盐水或抗生素液冲洗结膜囊。

3. 铺平球结膜恢复至原位,上、下半圆切口紧密对合,将 10:00 及 4:00 结膜和筋膜缝合于角膜缘,剪除外露的筋膜,两侧结膜松解切口较长时,应间断缝合。

4. 涂抗生素及 1% 阿托品眼膏,包扎患眼,以减轻结膜水肿。除巨大裂孔外一般不需双眼包扎。

十三、玻璃体腔注射

玻璃体腔注射(intravitreal injection)是视网膜脱离手术中应用较多的辅助措施,可以补充眼内容积,恢复眼球形状和眼压,顶压裂孔,因此有时甚至是使视网膜复位的唯一方法。常用的注射材料有眼内灌注液和气体,后者包括空气和膨胀气体(SF_6、C_2F_6、C_3F_8 等)。

（一）玻璃体腔注射眼内灌注液

1. **适应证**　手术期间发生低眼压,如过度放液或缝针刺穿巩膜而意外放液者。

由于脱离太高,给裂孔定位和冷凝带来不便时,先放视网膜下液后,如眼压太低应及时注射生理盐水以恢复眼压,此时如注射气体势必影响眼底观察,给下一步手术带来困难。术毕拉紧缝线和环扎带后眼压仍过低,不应通过增加加压嵴高度来达到恢复眼压目的,过高的加压将产生眼球的极度凹陷,可应用玻璃体腔注射眼内灌注液或空气来恢复眼压。

2. **注射方法**　用4.5号针头经睫状体平坦部注射,无晶状体眼可从角膜缘注入前房。当眼球很软时可用棉棒压住巩膜,以提高眼压以利穿刺,但勿使刺入的针头伤及被棉棒顶起的视网膜及脉络膜。注射要缓慢进行,同时压在巩膜上的棉棒也要慢慢撤除。眼压回升到正常水平后,再检查眼底观察巩膜嵴高度是否适宜,嵴上有否子午线方向皱褶,以及视网膜下液残留。必要时可打开放液点继续放液,再向玻璃体腔注入液体。

3. **缺点**　液体易从裂孔进入视网膜下,不能将视网膜完全压平,尤其是裂孔较大、与嵴贴附不好时。

（二）注射气体

利用气体的表面张力,使气泡由内向外压住视网膜裂孔,阻断液流,似塞子的作用,有利于裂孔闭合,使视网膜色素上皮与脉络膜毛细血管泵发挥作用,促使视网膜下液吸收。同时气泡可将脱离的视网膜推向视网膜色素上皮,恢复原来的贴附,气泡如熨斗那样以眼球壁为依托,将脱离的视网膜展平,当视网膜下液多,视网膜皱褶存在时注气更为适用,气泡的推压还有利于裂孔后缘翻转的视网膜伸展开来。

1. **适应证**

（1）黄斑或后极部裂孔引起的视网膜脱离。

（2）4:00~8:00点以上的上方视网膜裂孔。

（3）消除环扎或外加压后出现的鱼嘴现象。

（4）巨大裂孔或不规则裂孔。

(5) 放视网膜下液后的极度低眼压。

(6) 合并有新鲜的视网膜固定皱褶。

2. 禁忌证

(1) 存在严重 PVR,如 PVRC$_3$、D 级或明显玻璃体牵拉者,不可采用单纯玻璃体腔注气术。

(2) 严重青光眼者。

(3) 下方裂孔引起的下方视网膜脱离者。

(4) 年幼、智力低下不能配合者。

(5) 严重关节炎、心肺疾患不能活动。

(6) 近期乘飞机或到海拔增加 1200m 以上者。

3. 气体的选择(详见第五章第三节)

(1) 不伴有 PVR 的病例中,空气是最适合的气体,注射 1~2ml 通常在术后 2~3 天内即可吸收。

(2) 对于伴有 PVR 的病例,由于牵拉的作用,在术后有可能再次打开裂孔,从而使单纯外加压封闭裂孔更困难,需要足够长的时间从眼内顶压裂孔,以使冷凝粘连发挥作用(1~2 周)。

目前最常使用的有 SF_6、C_2F_6 和 C_3F_8。注射气体的种类和浓度的选择,主要考虑需要气体顶压的范围,能够注入眼内的气体量和需要在眼内维持多长时间的有效顶压作用,如注射量小于 1ml,可直接抽取 0.5~1.0ml SF_6 或 0.3~0.5ml C_2F_6 或 C_3F_8,允许注入的量较大,宜使用混合气体如 20% SF_6、10%~15% C_3F_8 较为安全。

4. 气体的准备

(1) 消毒空气:用 5ml 干燥注射器,经微孔滤过器直接抽取滤过空气。

(2) 膨胀气体,用干燥注射器,经微孔滤过器直接从贮气的钢瓶中抽取。

5. 注射方法

(1) 注射针头必须锋利、细、短,使用 1ml 一次性皮内注射器针头,在眼压较低时也能顺利刺入。

(2) 注射部位选择角膜缘后 4mm 的睫状体平坦部巩膜刺入,两直肌之间便于操作,应避开 3:00、9:00 睫状长动脉所在。

（3）旋转眼球使注射部位在眼球最高点，刺入时用有齿镊夹住邻近的直肌肌腱，以固定眼球作为抗衡力量，便于针头进入，进针方向宜向球内方向，避免损伤晶状体。当针穿过球壁进入玻璃体腔时，有阻力轻减的感觉，助手可从对侧通过瞳孔，清楚地看到针头确实在玻璃体腔中，再快速注入一气泡，不移动针的位置持续向气泡内注入，以产生单一气泡。

（4）从注气开始助手用棉棒轻压眼球，以观察眼压，当最初的低眼压矫正后，注气过程要慢，当眼压达到或稍超过正常时即停止注射，用一湿棉棒轻压进针处，迅速拔出针头，由于湿棉棒上的液体封住注入孔，拔针后一般不漏气，也无须缝合（图6-14）。

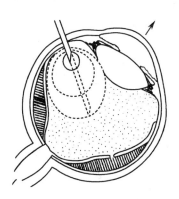

图6-14　玻璃体腔注射气体

（5）使用干燥注射器及快速注入一气泡后，持续向气泡内注气的方法可避免将无数小气泡注入玻璃体内，小气泡虽能在眼内自然融合成大气泡，但影响术时对眼底观察，易通过裂孔进入视网膜下。如存在多发气泡，可采用眼球按摩有助于其融合。

（6）注射结束后需估测眼压，常用指测法。术毕需调整头位及体位，使裂孔在上方保证气体上浮顶压裂孔，必要时可设法通过头位改变，使气体沿视网膜面滚动，有助于展平和顶压裂孔后缘翻卷的视网膜。

6. 并发症　详见第十九章第一节。

十四、其他可选择的手术方法

【充气性视网膜固定术】

1. 优点　操作简单、安全,可重复操作,只需注气和冷凝裂孔两个步骤,缩短手术时间,减少术后并发症,可在门诊施行,减少患者经济负担,即使不成功亦可行其他手术。

2. 缺点　术后要求患者保持一定体位和较长期的术后随诊,术前检查、术后的处理对术者和患者都要求较高。

3. 适应证

(1) 一个或一组裂孔分布不大于一个钟点,位于上方8个钟点(8:00~4:00 240°范围)内,以及黄斑裂孔的不复杂的视网膜脱离。

(2) 可扩大到较复杂的视网膜脱离病例,如多个裂孔分布在2~6个钟点内,PVR C_1、C_2 但无星状皱褶者亦可选择。

4. 禁忌证　同玻璃体腔注气术的禁忌证。

5. 方法

(1) 经结膜冷凝裂孔,裂孔靠后亦可切开结膜伸入冷凝笔冷凝,按压眼球使眼球软化。

(2) 用干燥注射器经微孔滤过抽取气体,气体的种类和用量取决于裂孔的大小、数量、裂孔间距离和部位以及玻璃体牵拉情况,近12:00钟圆形小孔,可用作用时间短的小气泡,4:00钟处的大马蹄孔以及分布数个钟点范围的多发性裂孔,要作用时间长的大气泡。

(3) 从角膜缘后4mm处注射,注射时头部取合适姿势,使注射点在最上方,一次注入 0.3ml C_2F_6 或 C_3F_8 或 0.6ml SF_6。

(4) 注气后气泡处于最高位,观察视盘及视网膜中央动脉,询问患者术眼有无光感,注意眼压,必要时前房穿刺放液。

6. 术后处理

(1) 术后保持一定的头位至关重要,使裂孔处于最高点,让气泡顶压裂孔,每日 16 小时共保持 5 天,每夜可有 8 小时侧睡,避免仰卧。

(2) 若为多个裂孔且不在一个象限,可取合适头位先使上方的裂孔关闭,1~2 天后改变体位使侧方裂孔关闭,亦可每日 16 小时内,每 4 小时改换头位一次。

(3) 每日检查包括视力和眼压、眼底、裂隙灯检查,观察气泡大小。

(4) 一周后定期复查。

【Lincoff 暂时性球囊巩膜外加压术】

1. 优点

(1) 不用巩膜缝线或剖切巩膜,球囊短期内去除,不会引起感染。

(2) 不会影响眼肌运动而产生斜视与复视,球旁组织产生瘢痕很少,对再次手术影响小。

2. 缺点　仅起暂时性扣带作用,不能永久性松解玻璃体牵拉。

3. 适应证

(1) 由单个裂孔或一组靠近的裂孔引起的视网膜脱离,裂孔范围在一个钟点范围内,并位于眼球前 2/3,尤其是直肌下的裂孔。

(2) 对于巩膜外加压术后,由于嵴不够高,裂孔封闭不全者,亦可应用,将球囊放置在原加压物表面。

4. 禁忌证　存在明显的玻璃体牵拉、视网膜固定皱褶的视网膜脱离,大裂孔或多发裂孔位于不同象限者。

5. 手术方法

(1) 局麻,在前部球结膜作 1.5~2.0mm 切口。

(2) 裂孔定位和冷凝之后,将球囊插入球筋膜下。采用的是硅化乳胶气球(siliconized latex balloon),球及其导管直径相同为 1.2mm 或 1.8mm,球囊内置入一柔韧的钢性弹簧,使气球易于插入及掌握方向,导管长 15cm,另一端有一活瓣,注入液体后不会反流,插入球囊后充以 0.75~2ml 生理盐水。球囊被挤在眼球与眶壁之间,压迫眼球形成一巩膜凹陷,裂孔被顶压住起到扣带作用。

(3) 术后第一天巩膜嵴与裂孔接触,可以激光封闭裂孔,视网膜下液吸收一周后可抽出球囊,如术后视网膜下液吸收延迟,可将球囊的容积每天扩大 0.3ml,持续数日。术后 5~6 天裂孔缘经冷凝和光凝后,已形成一定程度粘连,可放出一半球囊内液体,7 天即可抽出,结膜不必缝合。

第二节　视网膜脱离预防性治疗

1. 目的　治疗那些可能导致视网膜脱离的裂孔和变性。

2. 适应证

(1) 有自觉症状的裂孔,特别是新形成的裂孔,在出现闪光感或飞蚊症 6 周以内发生视网膜脱离的危险性较大。

(2) 一眼已发生视网膜脱离,其对侧眼的视网膜裂孔。

(3) 颞上方裂孔及马蹄形裂孔、多发裂孔、大裂孔、赤道部裂孔。

(4) 无晶状体眼、人工晶状体眼、晶状体不全脱位、高度近视眼的视网膜裂孔。

(5) 视网膜裂孔并伴有明显的玻璃体牵拉者。

(6) 视网膜变性,尤其是格子样变性,进展快或伴有玻璃体牵拉,或变性区有裂孔存在者。

(7) 对于黄斑裂孔,如合并有高度近视,对侧眼有视网膜脱离史,视力 0.3 以下,裂孔缘有进行性隆起和向周围扩大或脱离可疑者。

此外,患者的家族史、年龄、职业、随访条件等亦应作为选择适应证时的参考。

3. 治疗方法选择

(1) 对于后极部裂孔,包括黄斑裂孔、赤道部小圆孔,又无玻璃体改变者可选择光凝,光凝斑的边缘彼此相接,通常需两排向心的光凝斑。

(2) 对于屈光间质混浊、瞳孔不能充分散大,大裂孔、大的马蹄孔和周边视网膜变性、变性区裂孔等可选择冷凝治疗。

（3）马蹄形裂孔玻璃体牵拉明显者可选择巩膜外加压术或环扎术。

【经结膜冷凝术】（transcounjuntival cryopexy）在间接检眼镜直视下进行。大多数赤道部及赤道前裂孔，无须打开结膜。如一眼手术治疗，其对侧眼需预防性治疗，则可同时进行。

（1）在表面麻醉下，大多数患者能很好耐受，如需广泛或后极部冷凝时则需要球后麻醉。将冷凝头置于结膜上轻轻压陷，检眼镜下看清压陷部位后即可冷凝，冷凝处视网膜刚发灰色时即停止冷凝。

（2）如系小的视网膜裂孔，冷凝头可直接位于裂孔处，仅需一个冷凝点即能冷凝裂孔周围的视网膜。较大裂孔需要多点冷凝，冷凝一排或二排，如系视网膜变性区域，应从病灶一端开始，冷凝单排或双排，冷凝斑互相接触，避免重复冷凝或遗漏。

（3）术后点抗生素眼药水，一般可继续日常工作。避免剧烈运动。

（4）术后四或五天，出现色素沉着，两周可形成牢固粘连。

4. 并发症　见第十九章。

第三节　视网膜脱离的再次手术

视网膜脱离手术后再次手术，包括视网膜未复位或者视网膜脱离复发，以及发生各种并发症须再次手术治疗。一般视网膜脱离术后视网膜复位 6 个月者称之为手术成功，6 个月以内视网膜未复位者为手术失败，视网膜复位经 6 个月以上或数年之后再次脱离常称视网膜脱离复发。复发多因新裂孔形成和增生性玻璃体视网膜病变（PVR）发展所致，手术失败的原因比较复杂，必须仔细分析，合理掌握再次手术时机，充分估计再次手术的难度和预后，选择合适的方法。

一、再次手术的原因

(一) 原裂孔未封闭

1. 因屈光间质不清，瞳孔不能充分散大而影响眼底检查，用直接检眼镜检查眼底及手术而不便做巩膜压迫检查，远周边部裂孔尤其是小裂孔，锯齿缘的小裂孔很容易遗漏。因此术前及术中检查绝不能满足于发现一个裂孔，切忌一旦发现第一个裂孔就停止寻找其他可能存在的裂孔，强调发现所有的裂孔和可疑裂孔，并将其全部封闭。

2. 冷凝位置偏差或未完全包围裂孔，或者冷量不足，视网膜色素上皮及脉络膜与裂孔周围的视网膜未能形成牢固粘连，液体再次进入视网膜下。

3. 巩膜嵴位置不准确，未能顶压裂孔。原因可能为：①视网膜下液多，裂孔定位易偏前；②眼球后部操作困难，尤其近涡静脉出口处；③加压物过小，不能完全顶压裂孔边缘；④术毕因眼底检查不满意未能发现裂孔偏嵴后。此外亦可见于用"围坝"方式将裂孔围至嵴的前缘，嵴之两端行冷凝至睫状体将裂孔围住，如裂孔前缘未愈合，视网膜下液可以通过睫状上皮扩展至"坝"外的视网膜下，而致手术失败，这种术式不可取。

4. 巩膜嵴高度过高或高度不足　嵴高度不足，裂孔与嵴的距离大，尤其是不放液手术时裂孔不易封闭。术后早期巩膜缝线的撕脱亦可使巩膜嵴低平，裂孔重新开放。过高的巩膜嵴，对于视网膜僵硬的患者，往往使嵴周围的视网膜不能与脉络膜相贴附。

5. 不适当的加压，尤其是较大马蹄形裂孔而采用环形加压，容易形成放射状的皱褶，使裂孔呈鱼嘴状，与其后的视网膜下腔相通而漏液。

(二) 新裂孔形成

1. 玻璃体牵拉，尤其是过量的冷凝造成手术区反应大，刺激了增生性玻璃体视网膜病变(PVR)发展，在玻璃体视网膜粘连处因牵拉而致新孔形成。

2. 未处理的变性区，尤其是格样变性区出现新裂孔。

3. 过量的冷凝致视网膜、脉络膜广泛萎缩,其边缘易出现新裂孔。

4. 医源性裂孔,主要是放视网膜下液而致,穿刺过深或意外造成视网膜嵌顿、视网膜穿孔,或因巩膜缝线时进针过深所致。新裂孔大多在术后 1 个月内被发现,圆孔占绝大多数。

(三) 增生性玻璃体视网膜病变(PVR)发展

手术刺激,尤其是过量冷凝,玻璃体积血,脉络膜脱离,葡萄膜炎等刺激增生性玻璃体视网膜病变(PVR)发展,形成广泛的玻璃体条索牵拉和视网膜固定皱褶,既可使原已封闭的裂孔重新裂开,亦可使玻璃体视网膜牵拉难以缓解。广泛视网膜固定皱褶,视网膜难以平复。增生性玻璃体视网膜病变(PVR)是手术失败最常见、最主要的原因。

二、再次手术的判断和时间选择

在失败的病例中,必须认真分析患者的具体情况,结合患者的年龄、视力需要、病情复杂程度以及再次手术成功机会等,做出是否再次手术的判断。对视网膜脱离手术失败病例,不要轻易放弃再次手术机会,尤其对年轻的患者,除非没有视网膜复位的希望者。对于老年患者,必须仔细考虑全身情况和有用视力恢复的可能性。

1. 视网膜脱离术后即使术中残留部分视网膜下液或未放液,只要裂孔封闭,牵拉解除,一般术后 1~2 天多能吸收。如术后 5~6 天裂孔部视网膜仍未贴附,此时裂孔很难自行封闭,视网膜复位的机会很少;若术后视网膜下液几乎完全吸收后再次出现,或术后残留的视网膜下液逐渐增加,常预示手术的失败。当然,可能出现视网膜下液吸收延迟,有时裂孔封闭好,巩膜嵴位置准确,无其他裂孔存在,此时不要急于再次手术,应耐心观察视网膜下液是否逐渐缓慢减少。当明确手术已经失败,则应尽快再次手术。

2. 术后视网膜复位,裂孔在嵴上,但未见冷凝反应,裂孔未愈合者,应及时行激光治疗或冷凝。术后 1 周左右,裂孔与巩膜嵴贴附不平,形成鱼嘴状裂孔与其后固定皱褶相交通,可及时行玻璃体腔注气,以顶压裂孔可能使视网膜复位。

3. 如果须重新打开结膜手术,应尽量在 2 周以内完成,伤口尚未完全愈合,眼球周围瘢痕还未形成,加压物表面纤维包裹尚未完成,再次手术容易分离。术后 3~8 周时,手术区巩膜组织水肿,变软且脆,手术操作较困难,易发生伤口裂开、缝线撕脱,术后反应亦较重,此时可酌情延至 6~8 周后进行。随着冷凝和巩膜外加压术的广泛应用,为早期再次手术,甚至多次手术创造比较好的条件,只要准备充分,操作谨慎、适当,手术仍是比较安全的。

我们认为大多数病例再次手术时间愈早愈好,更有利于视功能的恢复。如不及时手术,视网膜广泛脱离和增生,即使再次手术,成功率也大为降低。

三、再次手术的注意事项

视网膜脱离再次手术的目的和原则与第一次手术相同,只是再次手术一般比第一次手术复杂,成功率亦受影响,因此必须仔细分析失败原因,充分估计术中难度,周密设计手术方案。

1. 再次手术前必须作详细的检查 查清第一次手术失败的原因,注意原裂孔的封闭情况,寻找有无遗漏的裂孔或新裂孔形成,视网膜下液分布情况与裂孔的关系,原巩膜嵴的位置、大小、高度是否合适、增生性玻璃体视网膜病变(PVR)程度等。

2. 必须周密设计手术方案 必须了解第一次手术的术式,具体操作,发生的问题和失败原因,参考第一次手术遇到的问题,计划再次手术要达到的目的,必须有明确的针对性。

(1)上方有未封闭的裂孔,单纯玻璃体腔注射膨胀气体(SF_6、C_2F_6 或 C_3F_8)能封闭裂孔使视网膜下液快速吸收。

(2)如因新裂孔引起,则冷凝外加压封闭裂孔;如系加压物位置或大小不合适,裂孔在嵴的边缘或未被完全封闭,应调整加压物的位置或重新替换较大的加压物。

（3）如巩膜嵴低平，可在原加压物上作一跨度较宽的巩膜缝线。

（4）再次手术前未查到明确裂孔宜作巩膜环扎术。对于多次手术，巩膜软化坏死，分离组织困难者应选择玻璃体手术。

3. 结膜切口和术野暴露

（1）可沿原结膜切口剪开结膜或在原结膜切口后做切口，然后沿巩膜面分离，在分离直肌止端做直肌牵引线时应小心，往往术后直肌与巩膜组织有瘢痕粘连，直肌下巩膜较薄，分离时易致巩膜穿通。

（2）分离深部瘢痕组织时勿损伤涡静脉。

（3）经过电凝或冷凝外加压术后，巩膜表面呈淡黄色半透明状，表示巩膜变软，分离时须仔细。巩膜若呈黑色表明巩膜明显坏死，应保留巩膜上的结缔组织。

（4）如坏死区边缘巩膜表面瘢痕组织较厚，有一定的韧度，可利用其来加固巩膜。

（5）若坏死范围较广，应行异体巩膜移植。情况需要可在巩膜加固后的巩膜处行外加压术。

（6）如巩膜坏死区脉络膜膨出，有眼内容脱出危险者，应先放出部分视网膜下液，使眼压降低。

4. 封闭裂孔

（1）如原裂孔冷凝强度不够或新裂孔需冷凝时，应放松加压物的缝线，把冷凝头探入加压物下再重新冷凝。

（2）如果原裂孔未封闭，又发现新的裂孔，应先处理原手术区以外的裂孔，再处理原手术区未封闭的裂孔。

再次手术时采用冷凝远优于电凝。

5. 巩膜缝线

（1）缝线应尽量避开巩膜坏死区，因该处巩膜水肿脆弱，拉紧缝线时很易将巩膜拉豁。不能靠过多拉紧缝线来形成较高的巩膜嵴，而应放视网膜下液使眼压较低，适当拉紧环扎带来增加加压的效果。

（2）当巩膜很薄或形成葡萄肿，或先前手术造成巩膜水肿，无法缝线固定植入物时，有报道应用异丁基氰丙烯酸酯组织黏合剂，与明胶、硅海绵、水凝胶等合用，可建立无缝线的巩膜扣带,认为安全有效。

6. 放视网膜下液　如视网膜活动度差,裂孔处视网膜与嵴距离较大,应放视网膜下液,放液点要避开原手术区域,重新选择健康巩膜、视网膜下液较多的区域。

尽管85%再次手术者术后复位,但术后反应多较重,增生性玻璃体视网膜病变(PVR)可能加重,常有继发黄斑前膜形成而使视力受损。因此争取视网膜脱离一次手术成功应是我们遵循的原则。

(魏文斌)

第七章

激光在玻璃体视网膜手术中的应用

第一节 基础知识

一、眼组织的结构特点

眼球的屈光系统是由透明的角膜、房水、晶状体和玻璃体组成的,由于屈光间质对光线吸收特性与水相似,其吸收的峰值在远红外线,对可见光和近红外激光吸收较少,进入眼内的激光主要靠眼内色素组织吸收,这是激光治疗各种眼底病的基础。眼内主要有三种与激光有关的色素:黑色素、血红素和叶黄素。

1. 黑色素(melanin) 大量存在于视网膜色素上皮和葡萄膜内,波长在400~700nm的任何波长的激光都可以吸收,顺序为蓝、绿、黄、红色光,其吸收率随着波长增加,而缓慢下降。临床上最多用的就是色素上皮的黑色素吸收激光能量造成的热凝固效应。

2. 红色素 以血红蛋白的形式存在眼内,波长600nm以上的激光几乎不被吸收。其吸收光谱为蓝、绿、黄色光,不吸收红色光。

3. 黄色素 即叶黄醇(xanthophyll),分布在视网膜内层中心凹周围约1/3DD的范围内,在可见光中只有400~500nm的蓝色激光被黄色素吸收,其他绿黄、红色激光均不被吸收。峰值为460nm,故黄斑光凝应选用大于514nm的激光,以免损伤视网膜内层。

【激光的特性】

1. 具有很好的方向性,可以精确定位

2. 亮度高,能量密度高,极小的能量即能产生治疗作用。

3. 单色性好　可根据眼底不同的部位选用适宜的治疗波长。

4. 相干性好　可行激光摄影照片、全息术。

二、激光波长及激光器的选择

视网膜光凝采用氩蓝绿(488nm)或氩绿(514nm)激光效果最佳。黄斑区光凝采用黄色光(568nm)、红色光(647nm)，其次为绿光，勿用蓝色光，以免损伤黄斑区组织。晶状体轻度混浊，玻璃体少量积血混浊等屈光间质不清楚时可选用红色光或半导体激光(810nm)。

目前临床上有多种类型的激光器可用作视网膜光凝，常采用氩离子和氪离子激光器以及各种倍频激光器。氪离子多波长激光器因有绿(514nm)、黄绿、黄(568nm)和红(647nm)光多种波长的激光可供选择，对眼底病的精确治疗有一定的帮助。

三、激光治疗前的准备

1. 向患者详细介绍激光治疗的利弊及注意事项，解除患者的顾虑争取合作。

2. 充分散大瞳孔，但要注意有无散瞳的禁忌证。

3. 表面麻醉一般患者均能耐受，但对于合作不好的患者，特别是在行黄斑区治疗时可考虑行球后麻醉。

4. 治疗时一般取坐位，儿童或全身麻醉的患者可用头盔式间接检眼镜激光器。

5. 治疗前，术者应详细了解患者的眼底情况以及必要的辅助检查，如 FFA 或 OCT 等。

四、激光治疗方案的选择

1. 在充分了解患者的病情的情况下，确定应选择的激光波长。

2. 灵活应用激光治疗的三要素，即激光的功率、光斑的面积(一般常指光斑的直径)和曝光的时间。在激光垂直射入即入射角为零时，激光的剂量(能量密度)与激光功率和时间成正比,与受射面积成反比。在不增加能量的情况下,增加时间或减少面积均可增加激光能量。治疗时要灵活掌握,以达到治疗作用的最低激光反应,即出现灰白反应为佳。一般从最低能量逐渐加大。应注意高能量、小光斑和短时间治疗有击破玻璃膜诱发脉络膜新生血管的危险,应加以避免。常用的激光参数:功率 0.12~0.3W,时间 0.05~0.3 秒,光斑直径 50~500μm,根据眼底不同的部位灵活选择。

第二节 常见眼底病的激光治疗

一、视网膜裂孔与视网膜脱离

1. 光凝的适应证

(1) 干性视网膜裂孔:有以下情况以光凝治疗为宜:患眼为高度近视眼、无晶状体眼、另眼有视网膜脱离、位于上方的裂孔、有玻璃体牵拉的裂孔、有家族史、有临床症状,无随访条件的。

(2) 周围有少量液体的视网膜裂孔。

(3) 巨大或大裂孔,部分未脱离处可先行光凝。

(4) 视网膜裂孔冷凝反应不佳者。

(5) 全层黄斑裂孔:目前多不主张行光凝治疗,因为特发性黄斑裂孔一般不引起视网膜脱离,但对于高度近视眼黄斑裂孔,黄斑裂孔继发视网膜脱离,多次玻璃体腔手术后有指征行光凝治疗。

2. 治疗方法 一般围绕裂孔作 2~3 排光凝,时间 0.15~0.2 秒,功率 100~200mW,光斑大小 200μm,反应 II 级。

二、糖尿病视网膜病变

视网膜光凝是治疗增生性糖尿病视网膜病变最有效的方法。

【全视网膜光凝】(pan-retina photocoagulation, PRP)

1. 适应证 糖尿病视网膜病变的增生期(proliferative diabetic retinopathy, PDR)和重度非增生期或视网膜无灌

注(NP区)范围大于6个PD的背景期。

2. 操作技术 一般分4~5次完成,每次500点左右参数 光斑大小200~500μm,功率100~300mW。时间0.15~0.3秒,范围:视盘上下1.5~2.0PD外,视盘鼻侧1PD外,以及黄斑颞侧2PD外,周边达赤道或以远为PRP光凝的范围。光凝时可选择全视网膜镜,亦可用三面镜,各有优缺点。前者可见的范围大,初学者易于操作。但对于可视范围在120度以上的全视网膜镜,由于眼底放大的倍数小,眼底的细节有时观察不清,特别是有一定程度屈光间质混浊时,更不适合精确的治疗。后者,较易观察视网膜的精细结构,但由于只能观察到局部的视网膜,初学者往往混淆治疗的部位,但经过一段时间的训练,往往都能掌握。北京同仁医院治疗的习惯是,如合并黄斑水肿,首次先行黄斑光凝,然后再完成PRP。

【局部光凝和格栅光凝】主要用于黄斑水肿以及后极部视网膜病变的光凝治疗。

1. 黄斑水肿的光凝治疗 黄斑水肿分局灶型和弥漫型,前者治疗的方法:中心凹外500μm的微血管瘤和扩张的微血管均应治疗,参数为光斑大小50~100μm,功率80~100mW,时间0.05~0.1秒,使微血管瘤变白即可。后者,采用格栅光凝距黄斑中心500~1000μm的范围内光凝,参数同前。光斑之间要有一个光斑的距离,光凝点呈灰白反应(Ⅰ级反应)即可。

2. 后极部病变的治疗 后极部病变的范围,如无灌注区的范围大小尚未达到行PRP的要求,而后极的病变又有可能对患者的视力造成损害时,往往采取局部光凝的方法,我们称之为"后极PRP",它的范围为:视盘上下1.5~2.0PD外,视盘鼻侧1PD外,以及黄斑颞侧2PD外,至90°的全视网膜镜所能看到的范围。(糖尿病的病变开始主要集中在上述所说的区域),如图7-1。

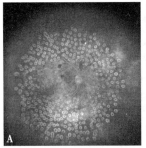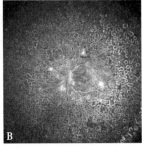

图 7-1

A.糖尿病视网膜病变次全 PRP；B.糖尿病视网膜病变超全 PRP

【光凝的禁忌证】

1. PRP 的禁忌证

（1）广泛的视网膜增生，大量的纤维增生物以及大量的粗大的新生血管。

（2）广泛的视网膜牵拉脱离。

（3）严重的视网膜水肿，光凝不易奏效。

2. 黄斑水肿的光凝禁忌证

（1）黄斑区有严重的水肿。

（2）较多的脂性渗出物，或合并水肿。过度的光凝可以诱发黄斑前膜。

【光凝的并发症】

1. PRP 的并发症

（1）暗视力受损，视野轻度缩小。

（2）睫状体脉络膜视网膜水肿或脱离。

（3）光凝较大的视网膜血管，引起血管的阻塞和出血。

（4）医源性视网膜裂孔，常见于过量光凝。

（5）光凝较大的新生血管，造成玻璃体积血。建议，作 PRP 时，先不要对较粗大的新生血管光凝，等 PRP 产生作用，新生血管部分退行后，方可对小的新生血管进行直接光凝。

2. 黄斑光凝的并发症

（1）中心视力下降。

（2）误击黄斑中心凹。

三、视网膜静脉阻塞

【视网膜分支静脉阻塞的光凝治疗】

1. 适应证

（1）黄斑水肿,视力小于 0.5 者。

（2）视网膜无灌注的范围大于 5PD 者。

（3）有新生血管形成。

2. 光凝的方法

（1）播散性光凝,在静脉阻塞的区域内避开出血,光凝的方法同糖尿病视网膜病变 PRP 的方法。

（2）黄斑水肿的光凝,在距黄斑中心 1~1.5PD 远以外的区域作格栅光凝,以减轻黄斑的水肿。

【视网膜中央静脉阻塞的光凝治疗】

（1）适应证:缺血性或非缺血性,但无灌注区的总和大于 6 个 PD 者或有新生血管形成者。

（2）光凝的方法:作 PRP,方法同糖尿病视网膜病变。

有文献报道,对视网膜中央静脉阻塞引起的黄斑水肿光凝效果不明显。对于非缺血性者 CRVO,行激光光凝诱导的脉络膜视网膜吻合,对减轻黄斑的水肿,改善视网膜的血运有一定的疗效。

四、视网膜血管炎

1. 适应证

（1）血管渗漏及无灌注区大于 5PD 者。

（2）有新生血管发生者。

2. 光凝要点　由于大部分的视网膜血管炎的病变在周边部,因此,一般从周边部开始光凝。由于周边部视网膜血运差,比较薄,一定不要过度光凝,以免造成医源性裂孔。

五、Coats 病

直接光凝血管瘤和异常的血管,达到封闭血管瘤和异常血管、减轻渗漏的目的。往往需要反复多次光凝,对有视网膜下液较多的患者可先采用视网膜冷凝,待视网膜下液吸收后再补充光凝。对视网膜脱离严重的患者,可放视网膜下液,术中行光凝或冷冻治疗。可联合抗 VEGF 药物眼内注射。

六、家族性渗出性玻璃体视网膜病变

为常染色体显性遗传病,眼底主要表现为,血管细,分支多而密,如柳丝状,向颞侧周边牵拉走行,血管渗漏增生。激光光凝的目的是封闭病变的异常血管和无灌注区,减少玻璃体积血和牵拉性视网膜脱离和(或)合并孔源性视网膜脱离的机会。方法与视网膜血管炎相似。

七、眼底肿瘤

【脉络膜血管瘤】光凝要点,光凝的目的不是摧毁整个瘤体,而是封闭瘤体表面血管,减少渗漏。首次光凝用的能量要大,参数为:光斑大小 $200\sim500\mu m$,时间 $0.2\sim0.3$ 秒,功率 $200\sim300mW$,反应Ⅲ级。对于渗漏的液体可能影响黄斑时作一"堤坝"光凝,对于位于黄斑区的瘤体应避开中心半径为 $500\mu m$ 的区域。或采用温热疗法(TTT)。

【视网膜血管瘤】强调早期治疗,晚期光凝治疗效果不佳。方法是直接光凝瘤体,参数参考脉络膜血管瘤。

【脉络膜黑色素瘤】采用经瞳孔温热疗法(transpupillary thermotherapy,TTT)通过轻微升高脉络膜温度至尚不造成视网膜损伤的阈下水平的治疗方式,对近视盘和黄斑区体积较小的肿瘤进行治疗。尽管 TTT 定位容易,对周围损伤小,避免了放射治疗的副作用,但是其单独使用、联合应用的指征和长期疗效还需进一步研究。

【视网膜母细胞瘤】视网膜母细胞瘤的治疗方案较为复杂,激光光凝和 TTT 都属于局部治疗方法,适用于小于 $3\sim4mm$ 的肿瘤,需与化疗相结合(详见第四节)。

八、中心性浆液性脉络膜视网膜病变

光凝的目的通过色素上皮的"清创术"封闭渗漏点。操作要点是,首先在 FFA 片上找出渗漏点的部位,一般以相邻的血管作为标志。光凝参数:光斑大小 $50\sim100\mu m$,时间 $0.05\sim0.1$ 秒,功率 $80\sim100mW$,反应Ⅰ级。目前多采用半剂量 PDT 治疗慢性中浆病。

九、早产儿视网膜病变

详见第四节。

第三节 眼 内 光 凝

眼内光凝是随着玻璃体视网膜手术的开展而兴起的一种光凝方式。

1. 眼内光凝器　任何激光器如氩激光、半导体激光和倍频激光均可作为激光源,通过光导纤维引入眼内。

利用光纤距视网膜的距离调节光斑的大小,因此,光凝的能量常不一致,最好不要用于黄斑部位的治疗。同时,光纤使用寿命有限,设备费用较高。

2. 眼内光凝的优点

(1)优点:在行玻璃体视网膜手术的同时行光凝治疗,可以避免术后再出血而贻误治疗时机,如糖尿病视网膜病变术后常出现再出血的情况。

(2)直视下操作,眼内光凝方便、部位准确。

(3)不通过屈光间质,对屈光间质无损伤。

3. 注意事项　视网膜贴附或在"重水"或气 - 液交换后视网膜复位的状态下方可进行光凝。

第四节　双目间接检眼镜下激光治疗技术

随着间接检眼镜的广泛应用,以双目间接检眼镜为载体的激光治疗技术(laser therapy using the binocular indirect ophthalmoscope delivery system,LIO)应用范围也越来越广。LIO 发射系统配合 +20D、+28D 等聚光透镜主要应用于婴幼儿和不能配合常规坐位激光治疗的患者。

一、治疗前的准备

1. 检查对象　婴幼儿和检查欠配合的儿童,全身状况欠佳的卧床患者,无法配合常规坐位激光治疗的患者。

2. 由于被检者多为全身状况欠佳或配合不佳者,所以治疗时的麻醉和护理非常重要。眼底检查时不合作的儿童可口服水合氯醛(0.5~1ml/kg),激光治疗时间较长,口服镇静药亦无法配合者可行吸入性全身麻醉(一般采用七氟醚),注意准备婴幼儿专用面罩、袖带、血氧探测头,同时行心电监测、呼吸检测及血氧监测。小儿全麻需麻醉科会诊除外全麻禁忌证,根据不同年龄小儿确定禁食水时间。

3. 检查前散大瞳孔,表面麻醉(0.4%盐酸奥布卡因滴眼液或1%丁卡因)后用开睑器开睑,使用聚光透镜、巩膜压迫器配合双目间接检眼镜检查眼底,使用 RetCam Ⅱ 小儿视网膜检查系统之前角膜表面涂卡波姆凝胶保护角膜,治疗后结膜囊内 1~2 滴抗生素滴眼液预防感染。

二、临床应用

【早产儿视网膜病变】早产儿视网膜病变(retinopathy of prematurity,ROP)是一种主要发生在低孕周、低体重、生后有吸氧史的早产儿视网膜血管性疾病。用激光光凝替代冷凝治疗可以更好地改善解剖结构和功能,而二极管激光较氩激光产生的热量少,因此诱发白内障的危险性较小。

1. 分区分期 根据 2005 年修订后的 ROP 国际分类标准,按照病变累及范围和发展过程将 ROP 分为三个区(图 7-2)。和五个阶段疾病的范围可以通过钟点数或 30° 扇形区来记录。

Ⅰ区:以视盘为中心,直径约为 2 倍视盘到黄斑距离的环形区域。

Ⅱ区:由Ⅰ区边缘离心方向延伸至锯齿缘鼻侧。

Ⅲ区:位于Ⅱ区前剩余的视网膜区。

根据视网膜血管化与未血管化区交界处的异常血管反应将 ROP 分为 5 期。

1 期:周边无血管区出现分界线区

2 期:无血管区隆起出现嵴样分界

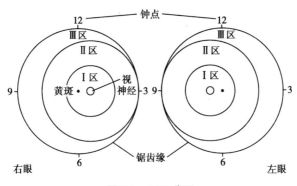

图 7-2 ROP 分区

3 期:隆起嵴合并视网膜外纤维血管增生期

4 期:部分视网膜脱离

A:黄斑中心凹视网膜在位

B:累及黄斑中心凹

5 期:完全性视网膜脱离

几个重要概念:

(1)附加病变(Plus):后极部视网膜小静脉扩张、小动脉血管迂曲增多,虹膜新生血管形成。在分期上用"+"表示。

(2)附加前病变:后极部血管异常但还不足以产生并发疾病时,但已预示 plus 病变即将出现。

(3)急进性后极部 ROP:不常见的发展很快的严重型 ROP,主要侵犯后极部。

2. 适应证 对阈值前 ROP 和阈值 ROP 激光光凝治疗可以取得良好的效果;对于 ROP 4b 和 5 期患者,即使行玻璃体视网膜手术也预后不良。

(1)阈值病变:包括Ⅰ区或Ⅱ区的 3 期病变伴 plus,范围达 5 个连续钟点或间断积累达 8 个钟点。

(2)阈值前病变:包括Ⅰ区任何病变伴附加病变、3 期病变伴或不伴附加病变、Ⅱ区的 2 期和 3 期病变伴附加病变。

(3)急进性后极部 ROP(aggressive posterior ROP,AP-

ROP):AP-ROP 的特点是位于后部,多发生在 I 区,也可发生在 II 区,有显著的附加病变,进展很快。

3. 禁忌证

(1) 4 期及 5 期 ROP。

(2) 退行期 ROP 可随访观察。

4. 治疗方法 使用二极管激光,在视网膜边缘的无血管区光凝治疗,接近但不包括嵴部。目标是在整个周边,无血管区视网膜都有分散的激光斑。

通常先从有血管区的前缘开始一直到锯齿缘,必要时使用巩膜压迫器。靠近嵴部的激光治疗,每个激光烧灼点之间距离应小于 1/4 个光斑宽度。当移动到周边区时,距离可以增加到 1/2~1 个光斑宽度。通常在无血管区域,不同区域需要的能量和持续时间有所不同。二极管激光开始设置 150mW,持续时间 0.3~0.4 秒,这个能量通常是阈下能量。根据激光反应,以 50mW 为间隔进行调整,直到出现带黄灰白的视网膜反应。根据使用的物镜和头戴检眼镜与患者的距离不同,激光斑点的大小也不同,推荐采用近距离融合性治疗。需要光凝的点数取决于无血管区的大小和激光斑点大小,可以为 600~2000 点不等。

由于患儿全身情况不允许、治疗时可视性差等原因,往往需要分多次治疗。如果没有病变退行的迹象甚至病情发展时,10~14 天后可以在嵴附近的遗漏区进行补充治疗。

5. 并发症

(1) 麻醉意外。

(2) 其他同普通激光治疗的并发症。

6. 注意事项

(1) 为了避免出血,边缘区最好不要给予治疗。

(2) 血压高的婴儿在治疗时可能出现视网膜出血。

(3) 有晶状体血管膜的患者会相应降低激光束的作用,可以考虑与透巩膜二极管激光光凝联合应用。

(4) 对于全身情况差的早产儿,可在医护人员配合下,在暖箱内单纯表面麻醉完成眼底检查。对于应当接受激光光凝治疗的患儿,可在新生儿监护和麻醉师的密切监控下完成治疗。治疗前向患儿家属充分交代麻醉风险,治疗后立即转入新生儿监护病房。

(5) 应当充分权衡早产儿全身情况和 ROP 治疗时机,若患儿无法耐受治疗,可密切观察病情进展,适当延迟治疗。但 3 期到 4 期病变发展迅速,错过治疗时间窗后,疾病便难以控制。

【视网膜母细胞瘤】视网膜母细胞瘤(retinoblastoma,RB)是小儿最常见的恶性肿瘤,小儿难以配合眼底病的激光治疗,故 LIO 配合 Retcam Ⅱ 系统在 RB 的诊疗中非常重要。激光治疗 RB 损伤小、可重复,常用的治疗方式主要包括激光光凝和经瞳孔温热疗法。PDT 疗法不常用,此处不再赘述。

1. 适应证

(1) 经瞳孔的激光光凝可用于赤道部至后极部区域,直径 3mm、高度 2mm 以内的小肿瘤,局限于视网膜,未累及视神经或黄斑,未侵犯脉络膜,瘤细胞未在玻璃体种植者。

(2) 经巩膜的二极管激光适合于眼前部经瞳孔激光治疗困难的 RB。

(3) 邻近中心凹或视神经的肿瘤,因为放射治疗、冷冻及激光光凝治疗上述部位的肿瘤常会严重损害视力,可采用 TTT。

2. 禁忌证

(1) 肿瘤直径大于 3mm、高度大于 2mm;

(2) 肿瘤细胞已有玻璃体播散和种植;

(3) 肿瘤累及视神经或黄斑;

(4) 肿瘤侵犯脉络膜;

(5) 肿瘤已有远处转移。

3. 治疗方法 810nm 二极管激光、532 倍频 YAG 激光、1064nm 的 Nd:YAG 激光、多波长氩离子激光等多种激光可用于 RB 的治疗。其能量大小、光斑大小以及作用时间依肿瘤病灶的大小和临床反应而异,能量的设定可以从 250~300mW 开始,以 50mW 渐增,作用时间可从 400~600

毫秒开始,以 100 毫秒渐增,直至出现光凝反应为止。治疗时应避免过高的光凝温度,治疗 1~3 周后可重复光凝。

TTT 治疗 RB 还有利于化疗药物更有效地渗透到肿瘤组织中,增强药物作用。常用能量 300~400mW,作用时间 10~15 分钟,光斑大小 2mm,无治疗时的即刻反应,肿瘤逐渐变为灰白色。

4. 并发症

(1) 玻璃体混浊、玻璃体腔积血。

(2) 肿瘤细胞的玻璃体播散。

(3) 色素上皮游离、视网膜脉络膜瘢痕。

(4) 麻醉意外。

(5) 其他同普通激光治疗的并发症。

5. 注意事项

(1) 激光强度、光斑大小以及治疗时间依肿瘤病灶的大小和临床反应而异,能量及作用时间从低开始,逐渐增加到出现反应为止,应避免过高的光凝温度,能量的使用与肿瘤的高度呈正相关;

(2) 多发的小肿瘤的治疗需要严密随访,中度大小的肿瘤仅用局部治疗可治愈,但最好联合化疗,大肿瘤的治疗需要化疗联合局部治疗;

(3) 激光光凝一般不与化学减容法治疗同时应用,常把 TTT 作为化学减容后续的主要局部治疗方式。

【Coats 病】Coats 病是一种以特发性视网膜毛细血管和微血管异常扩张为特征,并常伴有视网膜内或视网膜下脂质渗出,甚至发生渗出性视网膜脱离的外层渗出性视网膜病变。Coats 病患儿多数也无法配合常规激光治疗,需在 Retcam Ⅱ 系统的辅助下利用 LIO 进行诊治和随访。

Shields 等总结大量 Coats 病的病例提出以下分期标准:

1 期:仅有视网膜毛细血管扩张;

2 期:毛细血管扩张和渗出并存;

A 渗出未累及黄斑中心凹;

B 渗出累及黄斑中心凹;

3 期:渗出性视网膜脱离;

A 次全脱离

① 未累及中心凹;

② 累及中心凹;

B 全视网膜脱离;

4 期:全视网膜脱离继发青光眼;

5 期:严重的终末期疾病。

1. 适应证

(1) 1 期和 2A 期。

(2) 光凝对部分病程较长的 2 期眼有效。

2. 禁忌证

(1) 4 期和 5 期。

(2) 3 期眼光凝治疗基本无效。

3. 激光光凝参数 治疗可使用氩激光或氪激光,光斑直径 200~500μm,曝光时间 200~300 毫秒,功率 200~500mW,从低能量开始,逐渐加大能量直至视网膜出现灰白色反应。可反复光凝,间隔 2~4 周。

4. 并发症 与经 LIO 系统治疗 ROP 患儿。

5. 注意事项 不能仅仅看到毛细血管扩张和渗出就诊断 Coats 病,因为还有很多疾病可能会出现上述体征。应当依据诊断标准认真进行鉴别诊断,以免误诊和漏诊。

【其他】配合其他需要在 Retcam Ⅱ 系统的辅助下详细检查眼底,利用 LIO 系统进行诊疗的疾病还包括许多儿童眼病(如 FEVR 等)的详细检查、诊治和随访等;也适用于成人眼底病的激光治疗,主要用于需要激光治疗的全身状况欠佳的卧床患者,无法配合常规坐位激光治疗的患者等。

第五节 抗 VEGF 治疗联合激光光凝

应用激光光凝来抑制视网膜新生血管的原理是用激光破坏高耗氧的病变视网膜,降低或消除缺氧刺激所产生的促血管生长的各种因子,从而抑制新生血管形成或使已有的新生血管消退。但是临床观察表明,激光治疗并非对所有患者有效,有的甚至会加重或诱发病变的发展。血管内皮生长因子(VEGF)是眼内新生血管形成过程中起关键作用的中心环节,抗 VEGF 治疗是眼内新生血管性疾病治疗的突破点。抗新生血管药物玻璃体腔注入是一种安全、有效的治疗眼部新生血管性及渗出性疾病的方式,但是抗 VEGF 药物不能彻底替代激光光凝,应用玻璃体腔注射抗 VEGF 药物联合眼内光凝对新生血管性眼病的治疗更为合理、有效。

1. 适应证

(1)新生血管性眼底病变,如渗出型年龄相关性黄斑变性、脉络膜新生血管、增生型糖尿病视网膜病变、视网膜静脉阻塞、早产儿视网膜病变等。

(2)眼前段新生血管,如虹膜新生血管、新生血管性青光眼等。

2. 禁忌证　玻璃体腔注药术的禁忌证同内眼手术的禁忌证。

3. 操作方法　激光光凝方法同前,玻璃体腔注射抗 VEGF 药物的步骤如下:

(1)治疗前 3 天给予抗生素滴眼液点术眼,每日 4 次。

(2)注射当日按照内眼手术要求常规消毒铺巾。

(3)表面麻醉,氯霉素滴眼液冲洗结膜囊。

(4)30G 注射针头在距离角膜缘 3.5mm 处的睫状体平坦部进针,向玻璃体腔注射 0.5mg Lucentis 等抗 VEGF 药物,眼压高者可行前房穿刺术放出少量房水降低眼压。

(5)术毕予妥布霉素地塞米松眼膏点眼后无菌敷料覆盖术眼,术后第 1 天起予抗生素滴眼液点眼,每日 4 次,连续 3 天。

4. 并发症

(1)无菌性眼内炎,多为药物反应,频点糖皮质激素或非甾体消炎药有效,必要时可予结膜下或球旁注射糖皮质激素。

(2)一过性高眼压,对症降眼压药物处理。

(3)其余并发症如感染性眼内炎,表现和处理同内眼手术并发症。

5. 注意事项

(1)术后前三天门诊复查,尤其注意炎症反应、眼压变化、结膜下出血、角膜上皮损伤,并予以相应处理及内眼换药,术后一周再次复查。

(2)玻璃体腔注药通常先予激光光凝,避免激光光凝术后眼表感染。

(3)玻璃体腔注药术后至少3天再行激光光凝,避免伤口未愈造成眼内感染。

(4)玻璃体腔抗 VEGF 药物并不能完全取代激光光凝,且药物存在半衰期及作用时间,应当在药物作用时期尽可能补全激光。

(5)根据药物半衰期不同,若病情控制不佳,必要时可重复注药。

第六节 光动力治疗

以维替泊芬(vertoporfin)为光敏剂的光动力疗法(photodynamic therapy,PDT)通过光化学反应生成氧自由基和单线态氧,通过直接杀伤靶细胞、损伤靶组织血管结构、调节机体免疫功能、诱发肿瘤细胞凋亡等机制,为视网膜脉络膜疾病提供了一个既有选择性又有安全性的有效治疗手段。

1. 适应证

(1)各种原因导致的 CNV,如渗出性 AMD、特发性脉络膜新生血管、病理性近视、眼组织胞浆菌病等。

(2)眼内肿瘤,如脉络膜血管瘤、葡萄膜黑色素瘤、视网膜母细胞瘤等。

(3)慢性或复发性中心性浆液性脉络膜视网膜病变。

(4)息肉状脉络膜血管病变。

(5)视网膜血管瘤样增生。

2. 禁忌证

(1)患有血卟啉症,或对造影剂、卟啉、维替泊芬过敏者。

(2)对阳光或明亮的人工光过敏者。

(3)有中等或严重的肝功能障碍者,或有严重的心、肺、肾功能障碍者。

(4)眼屈光间质混浊窥不清眼底。

3. 治疗方法

(1) 每瓶 15mg 维替泊芬以 7ml 的无菌注射用水配制为浓度为 2mg/ml 的溶液(慢性或复发性中心性浆液性脉络膜视网膜病变可用半量),配制好的维替泊芬必须避光保存,并在 4 小时内用完。按 $6mg/m^2$ 体表面积的需要剂量抽取一定量已经配制的维替泊芬溶液,在注射用的 5% 葡萄糖溶液中将其稀释为 30ml,应用适当的输液泵和滴注管以每分钟 3ml 的速度在 10 分钟内滴注完。

(2) 接受治疗者开始静脉注射维替泊芬后 15 分钟,应用波长为 689nm 的二极管激光,通过光导纤维、裂隙灯显微镜及适当的接触镜,以单个圆光斑照射到病灶。在 83 秒内,以光流率 $600mW/cm^2$ 释放激光剂量 $50J/cm^2$。在预先设置的激光剂量释放完毕后,二极管激光自动停止释放激光。如果视网膜上的标记暂时丢失,则应用脚踩开关中止激光释放。在激光剂量连续释放中所有大于 10 秒的中断都必须记录于受试者病例的治疗记录表中。

(3) 激光治疗光斑大小和部位的确定:从 FFA 图片上勾画出病灶(典型 CNV、经典 CNV、肿瘤等)以及其他任何病灶的边界,以此确定病变区的大小。应用影像处理系统从 FFA 图片上确定激光光斑距视盘病变的最大线性距离(greatest linear dimention, GLD)。在所得的 GLD 上加 $1000\mu m$,留有 $500\mu m$ 的边缘,以保证治疗时完全覆盖病灶,但覆盖病变的激光光斑距视盘不能少于 $200\mu m$。

4. 并发症

(1) 输注过程中维替泊芬药液外渗导致局部肿胀和变色,见光可能导致严重灼伤。

(2) 应用不匹配激光,不能提供光敏剂光活化所需的条件,可能会由于维替泊芬不完全活化引起治疗不完全,或维替泊芬过度活化引起治疗过量或周围正常组织损伤。

(3) 对药物成分或激发光产生的过敏反应,严重者可能出现皮肤潮红、胸痛、晕厥、呼吸困难。

(4) 与药物毒性有关的背痛、腹痛、高血压和肝功能异常等。

(5) 治疗后视网膜出血导致一过性的视力下降。

5. 注意事项

(1) PDT 后 5 天内,避免皮肤或眼部直接暴露于阳光或强的室内光源,治疗后 2 天内避免体内组织接受强光照射。

(2) 光动力疗法联合抗 VEGF 治疗可用于难治性 CNV,但存在增加视网膜下出血的潜在风险。

(3) 在维替泊芬输注过程,应密切监测患者,同时备有抢救用药。

(杨庆松　马　燕)

第八章

玻璃体手术适应证及基本操作技术

第一节 适 应 证

1. 玻璃体混浊

(1) 各种原因引起的玻璃体积血:外伤者 2 周以后、其他原因所致积血吸收不满意,即可手术。

(2) 炎症性玻璃体混浊:慢性葡萄膜炎,用于清除炎症碎屑、清除混浊屈光间质、取标本做病原学检查和处理并发症等。

(3) 代谢性玻璃体混浊:如玻璃体淀粉样变性。

2. 增生性糖尿病视网膜病变(PDR)、视网膜分支或中央静脉阻塞、镰状红细胞性视网膜病、Eales 病以及其他类型的视网膜血管炎、老年黄斑变性(AMD)或脉络膜息肉样病变(PCV)等所致难以吸收的玻璃体积血伴或不伴视网膜脱离。

3. 牵拉性视网膜脱离 由眼外伤、视网膜血管病、眼内炎症等所致的玻璃体机化牵拉造成的视网膜脱离。

4. 复杂的孔源性视网膜脱离 合并玻璃体积血的视网膜脱离、合并增生性玻璃体视网膜病变(PVR)C_2 级以上或 D 级的视网膜脱离、后极部裂孔性视网膜脱离、巨大裂孔性视网膜脱离以及不同位置的多发裂孔性视网膜脱离。

5. 眼球穿孔伤伴严重出血或视网膜脱离、眼内异物(尤其是非磁性异物)伴出血、或异物嵌顿于组织、或已包裹。

6. 合并眼内先天异常的视网膜脱离 先天性脉络膜缺损合并视网膜脱离、牵牛花综合征合并视网膜脱离、先天性视网膜劈裂合并视网膜脱离、先天性视盘小凹合并黄斑病变等。

7. 晶状体或晶状体物质后脱位　并发于白内障手术、继发于 Marfan 综合征、高胱氨酸尿症、外伤等。

8. 人工晶状体后脱位　取出或复位人工晶状体。

9. 玻璃体嵌顿于伤口处或与眼前段结构相粘连。

10. 眼内肿瘤局部切除术。

11. 感染性眼内炎　玻璃体内急性化脓性炎症经治疗不能控制,需及时行玻璃体手术。

12. 诊断性玻璃体手术　用于获取玻璃体标本做病原学和细胞学检查等,如用于诊断肿瘤、眼内炎、葡萄膜炎或病毒感染等。

13. 黄斑部疾病　无晶状体眼或人工晶状体眼黄斑水肿、玻璃体黄斑牵拉、特发性黄斑裂孔、中心凹下脉络膜新生血管膜或黄斑前膜造成视力障碍者、病理性近视黄斑劈裂等。

14. 急性视网膜坏死综合征或其他病毒性视网膜炎伴有并发症、慢性葡萄膜炎并发症。

15. 未成熟儿视网膜病变(进展期)。

16. 视网膜下和玻璃体内猪囊尾蚴病。

17. 顽固性继发青光眼或恶性青光眼、新生血管性青光眼的联合手术治疗。

18. 外伤或手术后严重脉络膜上腔出血的手术处理。

第二节　基本操作技术

目前常规采用睫状体平坦部三切口闭合式玻璃体手术。

一、眼外操作

1. 麻醉　玻璃体手术一般采用局部麻醉,球后注射结合上、下眼睑局部注射,通常使用 2% 利多卡因加等量 0.75% 布比卡因 3~5ml。12 岁以下儿童可采用全身麻醉,精神紧张患者可采用局部麻醉联合安定镇痛,有心血管疾

病患者联合应用心电监护。(详见第四章)

2. 开睑　可使用眼睑缝线或显微开睑器开睑。

3. 球结膜切口　若需行巩膜环扎术,自角膜缘做360°球结膜切口,牵引四条直肌;若不需行巩膜环扎术,则只在颞下、颞上、鼻上(拟行巩膜切口处)做局部结膜切口,缝线牵引上直肌和(或)内、外直肌。再次手术者分离结膜时注意勿损伤或穿破巩膜。

4. 预置巩膜环扎带　根据眼内病变的情况选用适当宽度的环扎带,常用 2.5mm 或 3mm 宽的环扎带。于 4 条直肌之间固定环扎带于赤道部和基底部之间,为缓解玻璃体基底部牵拉的环扎带其固定缝线前臂应与直肌附着处同水平。环扎带暂不拉紧,待眼内手术操作完成之后再拉紧,保留适量周长。目前仅极少数病例需行预防性巩膜环扎术。

5. 电凝止血　用眼外电凝头轻度电凝拟行巩膜切口处的巩膜表层血管,以防切开时出血。

6. 巩膜切口　理想的巩膜切口位置应在睫状体平坦部、玻璃体基底部之前:

(1) 有晶状体眼:巩膜切口位于角膜缘后 3.5~4.0mm。

(2) 无晶状体眼、拟行晶状体摘除眼或人工晶状体眼:巩膜切口位于角膜缘后 3.0mm。

(3) 婴儿或有视网膜前移位的眼巩膜切口应更靠前。

(4) 三个巩膜切口位置通常位于 9:30、2:30、3:30(左眼)或 8:30(右眼),巩膜切口位置应接近水平子午线,灌注口位于外直肌止端水平子午线下缘,切割口、导光口位于内、外直肌止端水平子午线上缘,两者夹角以大于 120°(120°~170°)为宜(图 8-1)。

7. 置灌注头

(1) 用 6-0 可吸收缝线在拟做灌注口周围预置褥式缝线,缝线平行于角膜缘,以切口为中心,两线相距约 1.5mm,深达 2/3 巩膜厚度,巩膜内潜行 1.5mm(图 8-2)。

(2) 用显微玻璃体视网膜刀(microvitreoretinal blade, MVR 刀)做巩膜切口,其扁平部平行于角膜缘。有晶状体眼刀尖朝向眼球中心,无晶状体眼或人工晶状体眼刀尖可略向

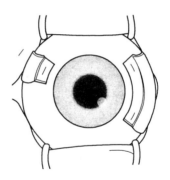

图 8-1 闭合式三切口玻璃体
手术的切口设置

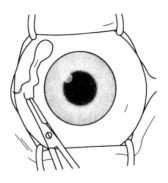

图 8-2 灌注口的缝线放置

前。刀最宽部必须经过睫状体平坦部上皮组织,即刀尖进入眼内约 5mm。刀进入后在瞳孔区应可见其尖端,若有组织被顶起,则需重新穿刺。

(3) 排空灌注管内的气泡(灌注管尾端经三通接灌注液),关闭灌注,退出 MVR 刀后立即将灌注头插入眼内,灌注头斜面朝向瞳孔区,经瞳孔区检查确定灌注头位于玻璃体腔内后,用褥式缝线固定灌注头,打活结。若灌注头前端有组织被顶起,则应重新用 MVR 刀穿刺,重新放置灌注头。只有确认灌注头位于玻璃体腔内、表面无组织后才能打开灌注。

（4）拟保留晶状体时，初学者可在灌注管内留一小气泡，以其标志晶状体后囊，以避免术中误伤晶状体。

（5）一般选用 4mm 长的灌注头。无晶状体眼、拟行晶状体摘除眼或人工晶状体眼、有脉络膜增厚、睫状体平坦部被致密血膜、炎性细胞或纤维组织覆盖，或有睫状体平坦部脱离、严重脉络膜脱离时，应选用 6mm 长的灌注头。婴幼儿选用 2.5mm 长的灌注头。

8. 缝角膜接触镜支架　用 6-0 可吸收缝线在两侧（多选 3 点与 9 点位）近角膜缘处各做一浅层巩膜缝线，平行于角膜缘缝合，分别结扎固定角膜接触镜支架的两臂，注意使角膜位于支架环的中央。

9. 用 MVR 刀以相同方法做上方另两个巩膜切口。

二、眼内操作

1. 左手持光导纤维头、右手持切割头手柄垂直插入巩膜切口，确认两器械头在玻璃体腔内，关闭显微镜照明或保留弱光。在有晶状体眼术者手腕位置应稍高，以使器械向后，以免伤及晶状体。

2. 光导纤维照明方法

【直接照明法】将光线投照在切割头开口部前方，直接照亮玻璃体，可减少眩光。在切割清亮的成形玻璃体时应用直接照明法较好。

【间接照明法】将光线照向后极部视网膜，用反射光照明手术操作区域。术中注意切割头和光导纤维头必须始终保持在视野内，切割头必须在光导纤维引导直视下移动。

3. 确认灌注开通后，开始切割。一般将吸引设定为 100~600mmHg，切割频率设置为 600~5000 次 / 分。越接近视网膜切割频率应越高、吸引应较低。用脚闸进一步控制吸引压力，在脱离的视网膜前尤其是在活动度大的视网膜前切割玻璃体时吸引压力应减低，或选用高速切割。

4. 先在中央部前玻璃体试切　若不切割或吸引不足或停止吸引后不能放开组织，则需更换切割头或重新检查安装器械。

5. 先切割中轴部的前玻璃体,然后向前、向后、向四周扩大。调整显微镜的 X-Y 轴使器械头位于手术野的中央,根据手术位置深度的变化调整显微镜焦距的深度。

6. 视网膜在位且可见时,将切割头刀口朝向玻璃体直接切割;视网膜不可见时,将切割头刀口背向玻璃体,可活动的玻璃体会自切割头后面包绕在切割头周围,卷入刀口;要切割受牵拉的玻璃体或切断玻璃体条索时,切割头刀口须直接朝向欲切处。

7. 根据眼内病变情况采取不同的切割顺序　无视网膜脱离时,通常由前向后切割中轴部玻璃体,再由后向前切割皮质部玻璃体,可适当保留基底部玻璃体;有视网膜脱离时,先切割前部中轴部玻璃体,再切割基底部玻璃体,最后切割后部玻璃体。

8. 切割后玻璃体

(1) 根据玻璃体与视网膜之间不同的关系采取不同的处理方法:如果视网膜部分脱离:尽可能在未脱离的视网膜前先切开玻璃体后界膜,最好在玻璃体与视网膜已发生后脱离处,术前超声波检查有助于选择切开部位;如果视网膜全脱离:最好在视网膜脱离较低处切开玻璃体后界膜;玻璃体无后脱离时,最好自视盘附近切开后界膜。

(2) 无玻璃体后脱离时,用切割头或带硅胶管的笛形针在视盘鼻侧边缘外靠近视网膜进行吸引,观察无液体在吸引管中流动或轻摆笛形针时硅胶管反方向弯曲,则表明吸住了后皮质。加大吸力至 200~300mmHg,即可使后界膜与视网膜分离。继续更换部位吸引,将全部后界膜吸起(图 8-3)。或向玻璃体腔中注入曲安奈德注射液,提高玻璃体后界膜可视度,方便玻璃体后脱离的操作。

(3) 打开玻璃体后界膜后,立即停止切割和吸引。看清视网膜后,将切割头自后界膜切开处伸入膜后,将切割头刀口背向视网膜,用低压吸引,自玻璃体切开处向周边呈同心圆式逐渐扩大切割范围。

(4) 切开后界膜后,如果视网膜前有血覆盖,可用带硅胶管的笛形针吸除血液,直至露出视网膜。

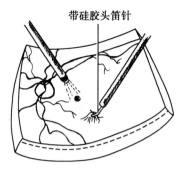

带硅胶头笛针

图 8-3 人工玻璃体后脱离 - 笛形
针吸引玻璃体后皮质

(5) 对于玻璃体大量不凝固的积血导致的玻璃体混浊,可采取单纯吸引、不切割的方式缓慢吸净玻璃体混浊。

9. 切除周边部玻璃体 在安全允许的情况下,应尽可能切除周边部玻璃体,露出周边部视网膜,以减少前部增生性玻璃体视网膜病变的发生和提高手术的长期成功率。在视网膜脱离合并严重 PVR 特别是前 PVR 时,应行完全的基底部玻璃体切除。

(1) 为较彻底地切除周边部玻璃体,有时需先行晶状体去除术。

(2) 若要保留晶状体,在切除位于切割头对侧的远周边部玻璃体时,为避免切割头杆部伤及晶状体后囊,应交换双手器械,使切割头与要切除的周边部玻璃体位于同一侧。

(3) 宜采用"刮脸法"切除周边部玻璃体,将切割头紧贴视网膜表面,刀口倾斜,用低吸引压力、高切割频率,逐步切除玻璃体。可选用高速切割头。一旦出现视网膜被吸或有被误切危险时,应立即停止切割,但不要将切割头移离视网膜,以免造成视网膜撕裂。

(4) 巩膜压迫法:在切除周边部玻璃体时常须用巩膜压迫法暴露周边部玻璃体。由助手用顶压器或虹膜恢复器自巩膜外加压,以使术者能看到周边部视网膜,并接近周边部玻璃体。注意在压迫开始时,先明确眼内器械在压迫区的位置;压迫时,助手不要随意移动压迫位置,以免在压迫过程中器械误伤视网膜。

(5) 在切除周边部玻璃体时使用接触或非接触的广角可视系统(全视网膜镜)可减少使用巩膜压迫法。

三、结束手术

1. 器械自眼内拿出前,应关闭灌注,以防止玻璃体视网膜嵌顿于伤口。

2. 器械取出后立即在巩膜切口处插入巩膜塞,再通过灌注调整眼压至正常。

3. 玻璃体嵌顿的处理　关闭灌注,取下一个巩膜塞,用切割头在低吸引状态下切割嵌顿的玻璃体。

4. 可应用间接检眼镜检查眼底　玻璃体是否切割充分、有无并发症,巩膜压迫法检查周边部视网膜、玻璃体基底部及器械入口后方。

5. 用 6-0 或 7-0 可吸收缝线 8 字或褥式缝合,关闭上方两个巩膜切口。行针深度应达 2/3 巩膜厚度,潜行距离不短于切口长度。眼内注入气体者,在切口处滴生理盐水,检查切口密闭情况。

6. 预置巩膜环扎带者,结扎预置缝线,拉紧环扎带。

7. 调整眼压至正常后,结扎预置缝线,拔出灌注头。

8. 用 7-0 或 8-0 可吸收缝线关闭球结膜切口。

第三节　微创玻璃体手术

传统的玻璃体手术需要剪开结膜,并且在巩膜上缝合一个灌注套管。由于 20G 手术器械直径约 0.89mm,手术器械直接通过巩膜穿刺口多次进出眼内,对组织的破坏和刺激较大。且术后需要对巩膜和结膜进行缝合,患者明显感觉不适。因此,传统的玻璃体手术存在手术创伤大、手术步骤多、手术并发症多、患者恢复慢等缺点。

近年来,微创理念及其技术和设备的革新带动了微创手术的迅速发展。相对于传统的 20G 玻璃体视网膜手术而言,微创玻璃体视网膜手术(minimally invasive vitreoretinal surgery),即经结膜无缝线玻璃体视网膜手术(transconjunctival sutureless vitrectomy)改进了手术步骤,利用更精细的手术器械,凭借其效率高、创伤小、手术并发症少、术后反应轻、恢复快等优点备受患者和医师的青睐。目前在国内较为普及的微切口玻璃体手术包括 23G(手术切口直径约 0.6mm)和 25G(手术切口直径约 0.5mm),国外一些医院已经开始应用 27G(手术切口直径约 0.4mm)系列产品。

一、微创玻璃体手术的优点和缺点

1. 优点

(1)微创伤、高效率:微创手术采取一次性巩膜隧道穿刺,无须剪开结膜,无须在巩膜上缝合固定灌注套管,使得手术步骤更简单,节约了手术时间,减少组织损伤和患者痛苦,同时还能保护球结膜和滤过泡,不影响青光眼的手术治疗。微套管穿刺的方法分为两种:一步法是将套管针套于穿刺针上,直接穿刺结膜、巩膜后拔出穿刺针,同时套管针留置于巩膜口内;两步法是先使用 23G 穿刺针经结膜斜行穿透巩膜,然后再将套管针顺着穿通道进入眼球并留置于巩膜内。如图 9-7 所示,23G 和 25G 手术器械较20G 手术器械尺寸更小,对眼内组织扰动也更小。且优化后的微切口玻切头开口与顶端更近,更适合贴近视网膜的精细操作,便于切除纤维血管增生膜并减少医源性裂孔的形成。

(2)更安全、愈合快:微创玻璃体手术在穿刺创口处有套管保护,减少了手术全程器械进出对玻璃体基底部的牵拉、对组织的损伤和刺激,明显减少手术并发症,尤其是与巩膜穿刺口密切相关的并发症,而且有利于伤口愈合。微切口手术术后无须缝合或很少缝合,术后患者感觉舒适且创伤刺激小,提高了患者对术后外观的满意度,缩短了伤口愈合速度和患者住院时间。对眼表的影响小,术后干眼症的发生减少。

2. 缺点

(1) 用套管针行巩膜穿刺时,由于套管尖端是平钝的,阻力较大,套管前端进入有一定困难,有时因套管穿过结膜口后难以寻到巩膜口而不得不剪开球结膜。第二代23G穿刺刀已将刀尖改进为斜面设计,更加坚硬锐利,减少了穿刺阻力,穿刺已实现一步完成。

(2) 套管不是锁定在套管针柄上,且无缝线固定,灌注头在术中容易滑脱。

(3) 25G器械较纤细柔软,在切除周边部玻璃体、行上方周边视网膜光凝操作时容易折弯变形。

(4) 微创玻切头较细,玻璃体切除效率较常规手术低,27G玻璃体手术灌注和切除效率是25G的62%和80%,在切割浓厚的积血和增生膜的流速较慢,玻切头容易发生堵塞,行硅油取出时也较为困难。

(5) 由于微创玻璃体手术需要一些特殊器械,且一些器械为一次性使用,故手术成本高于普通手术。

二、手术设备和器械

微创玻璃体手术所需的核心设备如玻璃体切割系统、照明系统、灌注系统以及手术显微镜等与传统玻璃体手术通用,无须任何改动。与传统玻璃体手术不同的是,微创玻璃体手术是利用更小更精细的器械、改进的手术步骤,使玻璃体手术更简化,创伤更小。微创玻璃体手术步骤和传统玻璃体手术基本一样,包括:①眼内灌注和眼通道的建立;②手术器械通过眼通道进入眼内进行手术操作;③手术结束,关闭眼通道。

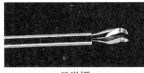

显微镊　　　　　　　显微剪

图8-4　微创手术器械眼显微剪、内眼显微镊示意图

三、适应证

其主要适应证同传统玻璃体手术，但微创玻璃体手术器械种类较少且纤细易损，一般更适用于不太复杂的玻璃体视网膜手术。如黄斑前膜、黄斑裂孔、玻璃体黄斑牵引综合征、各种原因引起的玻璃体混浊、增生性糖尿病视网膜病变、视网膜脱离、4 期及 5 期早产儿视网膜病变，微创玻璃体视网膜手术还适用于需要做玻璃体及视网膜脉络膜组织活检、视网膜血管鞘膜切开、残留的晶状体皮质去除的患者等。

四、禁忌证

微创玻璃体切除手术无绝对禁忌证，其相对禁忌证如下：

1. 较为复杂的眼底病变，如复杂的视网膜脱离、眼外伤，严重的增生性糖尿病视网膜病变、增生性玻璃体视网膜病变等。

2. 涉及硅油注入和硅油取出的手术。

3. 高度近视巩膜壁较薄、二次手术有巩膜瘢痕、巩膜软化的患者。

五、手术并发症

微创玻璃体视网膜手术并发症同传统玻璃体手术，主要包括手术感染、术中出血、晶状体损伤、伤口渗漏、术后眼压异常等。但是由于微创玻璃体手术术后不需缝合伤口，出现术后伤口渗漏的概率比传统手术要大一些。

1. 切口渗漏 切口渗漏是微创玻璃体手术最常见的并发症，多见于高度近视巩膜壁较薄或二次手术有巩膜瘢痕的患者，部分患者表现为术后早期的一过性低眼压。为了减少切口渗漏的发生，在行结膜巩膜穿刺时要确保套管平行于角巩膜缘，成 30° 角倾斜进入结膜及浅层巩膜后垂直进入深层巩膜；术毕应认真检查伤口闭合情况，通过按摩伤口等措施促进伤口闭合；若发现伤口仍有渗漏则用缝合线对伤口进行缝合。

2. 上皮植入性囊肿　经结膜巩膜穿刺过程中，无须剪开结膜，但此操作可能导致结膜上皮细胞植入眼内，引起上皮植入性囊肿。

3. 眼内炎　由于结膜巩膜切口无缝线缝合，切口附近保留部分基底部玻璃体防止切口渗漏，提供了细菌进入眼内的通道，增加了导致眼内炎的风险。

六、前景展望

1. 25G 系统　尽管现在 25G 经结膜免缝合玻璃体系统技术不断发展，手术器械不断完善改进，如采用视野更大的广角镜，使用氙灯光源和吊顶灯来改善照明系统，实现真正意义上的双手操作。但是由于 25G 本身的缺陷不足，选择合适的病例进行手术很重要。尤其适合儿童眼部手术。目前已为 25G plus 所取代。

2. 23G 系统　相比 25G 系统，23G 切割率更高，管径更大，流率更高，器械更硬，照明更亮。它集合了 20G 和 25G 系统的优点，既能像 25G 一样实现无缝线切口，又能像 20G 一样切除周边玻璃体并行周边视网膜光凝，因此适应证更广，为微创玻璃体切除手术的新选择。

3. 27G 系统　27G 比 25G 更细，所以创伤更小。但是与此相伴的是更小的切割率和流速，更容易损坏的手术器械，以及更加严格的手术适应证。

4. 各切口之间的联合　根据患眼病情的严重程度及术中操作需要的器械，可以联合不同类型的微创切口或微创切口与传统切口相结合的手术操作，如 23G 与 25G，23G 与 27G，23G 与 20G，25G 与 20G 等技术联合，以达到最佳的手术效果和最小的手术损伤。

5. 辅助药物的研发　为了扩大微创玻璃体视网膜手术的适应证，使更多的患者能够接受这种手术，目前国内外眼科医师正在致力于能溶解或液化玻璃体和玻璃体积血的药物，使之变得容易切割和吸出。其中，透明质酸酶、纤溶酶是目前研究的热点，这对微创玻璃体视网膜手术的发展是非常有力的支持。

随着科学技术的发展,特别是器械的不断改善,辅助药物和技术的研发,微创玻璃体视网膜手术将日益成熟,它代表了玻璃体视网膜手术发展总的趋势。

(段欣荣 马 燕)

玻璃体手术与晶状体

第一节　晶状体脱位

正常情况下,晶状体由晶状体悬韧带悬连于睫状体上,由于先天性、创伤或病变等因素引起晶状体悬韧带断裂或缺损,可致晶状体脱位。

一、病因

【先天性晶状体脱位】一般是常染色体显性或隐性遗传病,可表现为单纯性晶状体脱位,伴有眼部异常、晶状体形态改变,以及伴有全身器官病变的晶状体脱位。

1. 单纯性晶状体脱位　为常染色体显性遗传病,少数为常染色体隐性遗传,双眼对称。

2. 伴有眼部和晶状体形态异常　常见有小球形晶状体、晶状体缺损、无虹膜症等。

3. 伴有全身异常的晶状体脱位

(1) Marfan 综合征:常染色体显性遗传病,以眼、心血管、骨骼系统异常为特征,男性多于女性,多表现为晶状体向上和颞侧移位,眼部还可有视网膜脱离,青光眼、脉络膜和黄斑缺损,眼球震颤、斜视和弱视等,心血管系统先天异常,四肢细长,棒槌指等。

(2) 同型胱氨酸尿症:常染色体隐性遗传病,由于缺乏脱硫醚合成酶,使同型胱氨酸不能转化为胱氨酸。以骨质疏松和全身血栓形成趋势为特征,晶状体多向鼻下脱位,眼部可合并白内障,视网膜脱离等,血尿中检出同型胱氨酸可确诊。

(3) Marchesani 综合征:又称球形晶状体短指畸形综

合征,以侏儒、短肢指(趾)及球形晶状体为本综合征三大特征。该病为常染色体隐性遗传病,晶状体小于正常呈球形,多向鼻下脱位,眼部伴有小角膜,眼球震颤等。

【外伤性晶状体脱位】多由眼球钝挫伤造成,常伴有白内障形成。

【自发性晶状体脱位】由于眼内病变引起悬韧带机械性伸长或由于炎症破坏晶状体悬韧带以及悬韧带变性,是造成晶状体自发性脱位的原因。

1. 高度近视、眼内肿瘤推拉晶状体离开正常位置可造成晶状体悬韧带机械性伸长而导致晶状体脱位。

2. 眼内炎、慢性葡萄膜炎等炎症可破坏晶状体悬韧带,导致晶状体脱位。

3. 老年白内障过熟期,晶状体悬韧带发生变性,高度近视、葡萄膜炎和铜、铁质沉着症都可以使晶状体悬韧带发生变性和分解,导致晶状体脱位。

【眼内手术造成晶状体脱位】白内障囊外摘除术和超声乳化吸除术,玻璃体手术中由于术者手术技巧,操作不熟练和用力不当等可造成晶状体脱位。

二、手术方法与技术

脱位于玻璃体内的晶状体核可导致角膜水肿、继发性青光眼、葡萄膜炎、玻璃体混浊和视网膜脱离等,摘除脱位的晶状体比一般的白内障手术风险大,如处理不当,可严重影响视力甚至视力丧失。手术方式取决于晶状体的脱位程度、晶状体的位置、晶状体的硬度、患眼的视力、是否伴有先天性异常,以及有无并发症等。

【晶状体不全脱位】

1. 对于没有并发症的晶状体不全脱位,可用眼镜或接触镜矫正。

2. 晶状体不全脱位,可行白内障囊外摘除或白内障超声乳化吸除术,脱位处可不做处理。术中注意乳化过程中用晶状体劈核钩或晶状体定位钩钩住悬韧带离断处囊袋,以防悬韧带断离范围加大。

3. 晶状体不全脱位悬韧带断离范围达 1 个象限,可

预先植入晶状体张力环,再行白内障摘除术和植入人工晶状体,具体手术操作步骤如下(以超声乳化白内障吸除术为例):

(1) 2∶00作一角膜缘辅助切口,10∶00作一巩膜隧道或角膜缘切口。

(2) 前房注入黏弹剂,环行撕囊,水化晶状体核及皮质。

(3) 再次注入黏弹剂,植入晶状体张力环,可将晶状体张力环捏成条状植入囊袋内,再用定位钩钩住张力环两端的小孔顺时针旋转入囊袋内,预先植入晶状体张力环可避免以后的操作使悬韧带断离范围加大,也有推注式的晶状体张力环,操作更为简便。

(4) 乳化晶状体核,乳化过程中用晶状体劈核钩或晶状体定位钩钩住悬韧带离断处囊袋,以防悬韧带断离范围加大。

(5) 吸取皮质,植入后房人工晶状体。

4. 若晶状体不全脱位超过一个象限,处理方法与晶状体完全脱位于玻璃体腔一致。

【晶状体完全脱位】

1. 晶状体脱位于前房

(1) 晶状体囊内摘除术:术前缩瞳,作角巩膜缘切口,用冷凝头粘取出脱位于前房晶状体。用玻切头切除前部玻璃体,再缝合人工晶状体。

(2) 晶状体囊外摘除术:术前缩瞳,作角巩膜缘切口,用圈套器将晶状体捞出,若晶状体核为Ⅰ级,可用注吸灌注针头吸取皮质和软核,若前房有玻璃体,可作前部玻璃体切除。

2. 晶状体脱位于玻璃体 冷凝法和双针法摘除玻璃体腔内晶状体手术风险大,此两种术式已基本淘汰。下述几种常用术式:

(1) 经平坦部晶状体切除术:若晶状体核为Ⅰ~Ⅱ级,可经平坦部作玻璃体手术,用玻切头切除晶状体和前部玻璃体,再缝合人工晶状体。

(2) 玻璃体腔晶状体超声乳化吸除术:用过氟化碳液

体将晶状体浮起,在玻璃体腔内用超声乳化头乳化脱位晶状体。这种术式适合晶状体核硬度 Ⅰ~Ⅳ级的病例。

(3) 用晶状体圈匙捞出玻璃体腔内晶状体:若晶状体核硬度达Ⅳ级以上病例,可用过氧化碳将晶状体核浮起于前房,再用晶状体圈匙捞出玻晶状体。

第二节　晶状体与玻璃体联合手术

一、手术适应证

1. **晶状体混浊**　同时伴有白内障的眼底病变如视网膜脱离、外伤或眼底血管病变等引起的玻璃体积血,玻璃体混浊机化等,是联合手术的适应证。其优点是去除晶状体后,提高眼后段手术的清晰度,便于玻璃体手术操作,扩大手术操作空间,避免因术中器械机械损伤或灌注液加重晶状体混浊,影响术后视力的恢复。

2. **晶状体半脱位或全脱位**　常见于眼外伤,先天性晶状体半脱位或全脱位如 Marfan 综合征,白内障术中晶状体核脱位等病例。

3. **前部增生性玻璃体视网膜病变(前 PVR)**　导致视网膜前移位和基底部环形收缩,如果不切除晶状体,不可能充分处理此处的增生病变,而导致术后视网膜脱离复发,而且处理时常常造成晶状体后囊的机械损伤,而导致术后早期发生白内障,影响患者视力。

4. **广泛虹膜后粘连或瞳孔膜闭**　见于合并脉络膜脱离或慢性葡萄膜炎的视网膜脱离,或慢性葡萄膜炎合并严重的玻璃体混浊,此时,瞳孔缘后粘连导致的小瞳孔、不规则瞳孔或晶状体表面膜形成均影响眼后段的手术操作,可在玻璃体切除术中一并切除晶状体,同时分离虹膜后粘连,去除晶状体前膜。

5. **严重的眼前部巩膜穿孔伤**　此类外伤易累及玻璃体、睫状体、晶状体赤道部,造成玻璃体积血,玻璃体混浊机化或异物存留,不充分处理易导致牵拉性视网膜脱离的形成,因此,为提高手术成功率,应考虑去除晶状体。

6. 睫状体肿瘤 手术切除睫状体良恶性肿瘤时,有时须一并去除晶状体。

7. 巨大裂孔视网膜脱离 巨大裂孔好发于玻璃体基底部后缘,它常伴有进展性PVR,术中需进行充分的玻璃体基底部切除或裂孔后缘松解,才能获得视网膜复位。

8. 小儿眼病的玻璃体视网膜手术 儿童视网膜脱离一般伴有严重的前部增生性玻璃体视网膜病变,前PVR常常是手术失败的主要原因之一,因此,要充分切除前PVR,有时须切除晶状体。

9. 某些儿童先天性白内障 儿童先天性白内障提倡先行白内障超声乳化吸除术后,后囊做环行撕囊,再行前部玻璃体切除术,以减少后发障的发生。

二、基本操作步骤

【晶状体切除术】

1. 手术操作步骤

(1) 球后阻滞麻醉,无法配合的儿童采用全身麻醉,麻醉后常规内眼消毒铺巾。

(2) 选择巩膜切口:成人位于角膜缘后3.5mm,儿童在角膜缘后2.5~3mm处,并放置灌注头。

(3) 用巩膜穿刺刀垂直刺入眼内,然后稍向后撤,刀尖向前于晶状体赤道部进入晶状体囊袋内,向两侧缓慢摆动切碎晶状体核,灌注针头刺入晶状体囊内作持续灌注,用玻切头呈扇形移动切除晶状体皮质及核,呈"掘煤法"方式将核切除,切割频率300~400次/分,吸引压力为200mmHg。

(4) 压迫睫状体平坦部巩膜,用玻璃体切割头切除隐匿在虹膜后残存的囊膜及皮质。周边部残存的囊膜也可用眼内镊子夹除。

(5) 玻璃体切除方法参见玻璃体手术部分。

2. 注意事项

(1) 必须持续灌注,防止产生眼前段负压,使角膜塌陷而损伤角膜内皮。

(2) 术中用灌注针头固定晶状体核及皮质,以防晶状体核碎块掉入玻璃体腔,尤其是晶状体半脱位或全脱位患者。

(3) 术中保留前囊需植入人工晶状体者,因前囊周边部与残留的后囊贴区发生与 Soemmering 环形态相似的混浊环。因此,建议手术时对后囊切除范围尽量大些为好。

3. 适应证　晶状体核硬度为Ⅰ~Ⅱ级。

4. 优点　用同一切口进行晶状体切除和玻璃体视网膜手术,操作简单。切除晶状体时,由于器械不进入前房,所以术中对瞳孔的刺激小,瞳孔保持散大状态,有利于后段的操作。另外,由于对眼前段组织损伤轻,术后角膜水肿轻,前房反应亦轻微,利于眼前段的早期恢复。另一方面,可保留晶状体前囊膜,以利于植入人工晶状体。

【晶状体超声粉碎术】

1. 手术操作步骤

(1)、(2) 同晶状体切割术步骤(1)、(2)。

(3) 超声粉碎晶状体核时,呈"进-退-进"的往复运动方式将核切除。剩余的囊膜及皮质用切割头切除。

(4)、(5) 同晶状体切割术步骤(4)、(5)。

2. 注意事项

(1) 必须保持持续灌注。

(2) 术中必须先暂时保留晶状体囊膜,一方面可避免超声能量损伤角膜内皮,另一方面可避免晶状体核脱位于玻璃体腔。

(3) 因粉碎头功率大、产热多,可灼伤切口处巩膜,因此须助手频滴水于巩膜入口处,减少损伤机会。

3. 适应证

(1) 晶状体核硬度为Ⅱ级以上者,不需保留晶状体后囊膜者。

(2) 可处理脱位于玻璃体腔和视网膜前晶状体核,可用重水将核浮起后在玻璃体腔超声粉碎。

4. 优点　前后节联合手术在同一切口进行,用超声粉碎头可处理脱位于玻璃体腔晶状体核。适合于中等硬度的晶状体核。

【白内障超声乳化吸除联合玻璃体手术】

1. 手术操作步骤

(1) 球后阻滞麻醉。

(2) 预置灌注头。

(3) 在角膜缘作清亮角膜切口或角膜缘后 1.5~2mm 作巩膜隧道切口,2 点位角膜缘作一辅助切口,注入黏弹剂,环形撕囊,水化分离晶状体核及皮质,在劈核刀的辅助下乳化晶状体核,吸取皮质,8 字缝合角膜缘或巩膜隧道切口。

(4) 打开玻璃体腔灌注,玻璃体视网膜联合手术参见玻璃体手术部分。

2. 注意事项

(1) 在进行晶状体核超声乳化吸除时,需关闭玻璃体腔灌注,避免后房压力升高而影响前节手术操作,同时也因后房压力升高使后囊向前凸起而使超声乳化头或注吸头误吸后囊,引起后囊破裂。

(2) 前囊孔应 5.5~6mm,以利于手术后查眼底或眼底光凝治疗,过小不利于术后眼底检查。

(3) 尤其适于糖尿病等眼底血管病变需保留后囊膜者,以减少术后虹膜新生血管的发生。

3. 适应证 适合于核硬度为 I ~ IV级的各种类型白内障。

4. 优点

(1) 最主要的优点是保留晶状体后囊膜,一方面可作为一机械屏障,减少糖尿病等眼底血管病变患者发生术后虹膜新生血管的可能,是晶状体切除或粉碎术所无法替代的。另一方面,可同时或二期植入人工晶状体,避免患者术后无晶状体状态。

(2) 对于小瞳孔或瞳孔缘虹膜后粘连和膜闭患者,可充分分离虹膜后粘连,去除瞳孔区机化膜,并可通过各种方法扩大瞳孔,以利于下一步玻璃体手术的操作。

(朱晓青)

增生性玻璃体视网膜病变的手术

第一节 概 述

一、临床特点和分级

1. 特点 严重增生性玻璃体视网膜病变(proliferative vitreoretinopathy,PVR)的主要特点是伴随着广泛增生性改变。

2. 发生部位 可发生在任何部位,沿着视网膜内、外表面形成局灶性或弥漫性增生膜收缩;亦可发生在玻璃体基底部、前部玻璃体、睫状体、晶状体及虹膜后表面。这些纤维增生膜的收缩作用是阻止视网膜复位的主要障碍。

3. 分级 鉴于临床特点、手术处理及其预后等方面存在着差别,又将其分为前部增生性玻璃体视网膜病变(anterior proliferative vitreoretinopathy,aPVR)和后部增生性玻璃体视网膜病变(posterior proliferative vitreoretinopathy,pPVR)。主要包括后部 PVR $C_3 \sim D_3$(1983 年美国视网膜学会的分级标准),及 1991 年修订的新分级法中的 2~5 型,即弥漫性视网膜收缩、视网膜下增生及前 PVR。

二、手术原则

1. 对于 PVR 视网膜脱离的手术,应以尽可能去除存在的视网膜牵引,完全恢复视网膜的活动度,最大限度地减少手术创伤、降低术后 PVR 的复发为原则。

2. 注意减轻手术反应对于降低术后 PVR 的复发甚为重要。

3. 裂孔封闭仍不容忽视,因为裂孔封闭仍是孔源性视网膜脱离手术的关键。

第二节　术式与操作

主要包括巩膜环扎、玻璃体切除、松解视网膜牵引、引流视网膜下液、眼内激光及眼内填充等步骤。

【巩膜环扎】在严重增生性玻璃体视网膜病变的治疗中，玻璃体切除联合巩膜环扎在部分病例有时是必要的。巩膜环扎是松解牵拉操作中对组织损伤最小的步骤，但是360°视网膜切开、视网膜广泛切除、后部增生性视网膜病变（后部 PVR）不宜做环扎。

1. 目的　封闭周边裂孔及操作中牵拉所致锯齿缘部裂孔，缓解术后基底部玻璃体收缩对周边部视网膜及睫状上皮的牵引，防止嵴前方视网膜脱离及低眼压的发生。

2. 方法　首先放置环扎带。于直肌止端后以 3mm或 2.5mm 宽的硅胶带进行环扎，其环扎的程度以在原来周长的基础上缩短 10mm 以内为宜（详见第六章）。

【晶状体切除】

1. 目的

（1）主要为了更便于处理眼前节病变。

（2）晶状体的保留在一定程度上影响基底部玻璃体的彻底切除，切除晶状体可以减少前 PVR 的发生。

（3）对于存在前 PVR 的病例，需要处理周边视网膜环形收缩及前移位时，尤其是前移位达到睫状突、晶状体小带及后囊时，则晶状体切除或后房型人工晶状体的摘除是必要的。

（4）对于初次手术的后 PVR 的病例，可尽量保留清亮晶状体。为了避免在进行基底部玻璃体切除时损伤晶状体，除了通过巩膜压陷充分暴露基底部玻璃体外，还可采取双手交换器械切除同侧的玻璃体，减少眼内器械柄部损伤晶状体后囊。

2. 方法　见第九章。

【玻璃体切除】

1. 目的

（1）进行全玻璃体切除，尤其基底部玻璃体应尽量充分的切除,对减少术后前 PVR 发展至关重要。

(2) 前部玻璃体的充分处理,完全松解牵引,可以提高视网膜复位率,降低术后低眼压和眼球萎缩的发生。

(3) 在合并 PVR 的病例中,应先行前部玻璃体切除,再切除后部玻璃体,以便后部视网膜较为固定,有利于前玻璃体切除及前 PVR 的处理。如使用重水,则先处理后 PVR,再处理前部的病变。

(4) 巩膜压陷不仅可以暴露基底部组织,同时可以提高周边部视网膜的紧张度,降低其活动度,从而减少医源性裂孔的发生。

2. 方法　见第八章。

【后部增生性玻璃体视网膜病变的处理】发生在赤道以后的增生称之为后部增生性玻璃体视网膜病变,可分为视网膜前增生和视网膜下增生。

1. 处理原则

(1) 完全、充分剥除视网膜前膜,以达到恢复视网膜的活动度。

(2) 裂孔周围的增生膜更需要彻底切除,完全松解对裂孔的牵引是手术成功的重要环节。

(3) 影响膜的充分剥除的因素与病程的长短有关。PVR 发病时间短,增生膜尚未形成成熟的纤维膜组织,其组织脆弱,而且与视网膜粘连紧密,不易分离及彻底剥除。因而残留膜组织将成为术后再增生、产生牵拉性视网膜脱离复发的基础。手术时间应于增生发生后 4~6 周为宜,可完整切除膜组织。

2. 手术方式　依其部位不同而各异。

(1) 视网膜前增生:视网膜前膜剥膜的顺序应首先从后极部开始。因为后极部视网膜比周边部的组织结构较厚,更能承受剥膜的牵引力比较安全。且后部增生膜亦较前部的致密,因此更易于寻找后部增生膜的边缘。

方法:先以膜钩沿视网膜皱褶内自后向前进行移动,挑出前膜的边缘,再通用膜镊将其剥离(图 10-1、图 10-2)。也可通过带钩的导光纤维和膜镊协助剥离(图 10-3、图 10-4)。

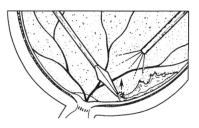

图 10-1　膜钩钩起视网膜前膜边缘

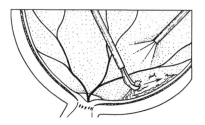

图 10-2　膜镊夹取并剥离前膜

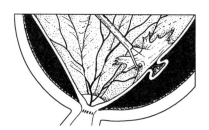

图 10-3　带钩光纤钩取边缘

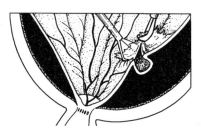

图 10-4　与膜镊双手联合操作剥膜

(2) 视网膜下增生:多见于病程较久的病例。

1) 轻微的增生如视网膜下索条,多数不需要处理。

2) 呈"晾衣绳"样视网膜下增生,使视网膜呈帐篷状脱离,应予手术处理。视网膜切开的部位、切口的形式和切开的范围,应以最接近、最容易处理视网膜下膜处,同时,以最小的手术创伤为宜。如果下膜位于后极部,视网膜切口应该小,并且垂直接近膜组织,沿视神经纤维方向切开,以减少视野缺损的损害。经切口取出或切断索条,常可成功地松解视网膜下的索条牵引(图 10-5)。

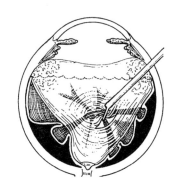

图 10-5　视网膜下膜取出

3) 后部重度增生,可位于视盘周围呈"餐巾环"状,或为弥漫于整个视网膜后表面。此时的视网膜变得僵硬,而且视网膜组织表现厚薄不均匀。需要在眼底周边部作大范围的视网膜切开,甚至 360° 的环形切开,方可能较充分剥除视网膜下膜,完全恢复视网膜的活动度及透明度。再以处理巨大裂孔方式处理切口。(参见第十二章)

【前部增生性玻璃体视网膜病变的处理】前 PVR 与后 PVR 相比,操作难度更大。其中以下几方面是手术中的要点:

1. 晶状体及人工晶状体的处理　在严重前 PVR 中晶状体切除是必要的,有助于前 PVR 的观察和处理。后房型人工晶状体是否摘除,需根据具体情况而定,若妨碍充分暴露和处理前 PVR,应予以取出。

2. 前移位的处理

(1) 原发性前 PVR:很少见,其病理改变以玻璃体收缩为主,前移位很少超过睫状体平坦部。手术处理主要通过切割头进行充分的基底部玻璃体切除,周边部视网膜便可复位。

(2)继发性前PVR:常发生于无晶状体眼、人工晶状体眼、眼外伤及失败的玻璃体切除手术的病例,则以膜增生为主,其前后收缩可将玻璃体基底部的后附着拉向睫状体或虹膜的后表面,形成程度不等的视网膜沟槽。处理时需要用膜剪或尖刀沿环形槽切开表面的膜组织,然后切除槽内的玻璃体皮质。直到完全暴露基底部玻璃体与视网膜的后附着,及与睫状体平坦部的前附着,其间的正常距离(为4~5mm宽)。

(3)环形收缩:此种环形收缩常见于失败的玻璃体手术之后。此增生膜与视网膜粘连更紧密,而周边部视网膜较薄,因此膜剥离极为困难,常不能做到充分的膜切除,此时则需行视网膜切开术(图10-6、图10-7)。环形收缩松解

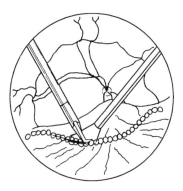

图10-6　沿电凝斑切开视网膜

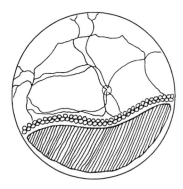

图10-7　视网膜复位,孔缘封闭激光斑

的程度应以解除子午线方向的视网膜皱褶为标准,可通过气、液交换加以识别。

【裂孔的封闭】术中完全封闭裂孔是手术成功的关键,注意不遗漏任何一个裂孔。

1. 对于微小的裂孔可通过水下电凝进行标记,以便处理。

2. 激光损伤范围小、封闭位置精确,并且可迅速产生组织粘连,用于术中封闭视网膜裂孔及视网膜切开效果最佳。

3. 合并前PVR的病例,眼内激光时应注意以下几点:

(1) 应于环扎嵴上作360°的光凝。

(2) 由于空气或硅油对热扩散性能差,眼内充满气体时,进行光凝应注意调整使用激光的能量,避免能量过大发生视网膜坏死,产生新裂孔。

【眼内填充物的选择】合并严重增生性玻璃体视网膜病变的病例,术中眼内填充物的选择很重要。应根据眼底的具体情况定,并无固定模式。但要求在眼内填充相对持久、较少刺激增生的填充物。(见第五章第四节)

第三节　预后及其影响因素

一、预后

1. 严重PVR眼首次玻璃体视网膜手术后视网膜复位率可达90%。后极部视网膜复位眼,85%的患者有行走视力(0.02)。

2. 复发严重PVR眼再次玻璃体视网膜手术后视网膜复位率70%~80%。后极部视网膜复位眼,59%的患者有行走视力(0.02)。

二、并发症及影响因素

【医源性视网膜裂孔】在严重增生性玻璃体视网膜病变的手术中,医源性裂孔的发生率较高。相关因素主要有:

1. 基底部玻璃体切除时容易发生,主要与此部位的玻璃体视网膜间附着紧密有关。通过巩膜压陷降低视网膜的活动度,同时器械紧临但不触及视网膜予以预防。

2. 当增生的病理过程尚未成熟,增生膜组织未完全纤维化时,膜组织与视网膜粘连最紧密,剥离膜时易于发生医源性裂孔。因此,正确选择手术时机很重要。

3. 由于周边部视网膜比较薄弱,处理前 PVR 时,该膜组织与视网膜紧密粘连,是裂孔发生的基础。

4. 当视网膜牵引松解不够充分,进行气 - 液交换、眼内激光时,常不可避免发生医源性裂孔。

5. 由于术后新的及复发性前 PVR 牵拉,可于睫状上皮或周边部视网膜产生多发裂孔。

【脉络膜出血】切除视网膜下膜时,视网膜下操作器械损伤脉络膜而引起出血。此种出血由于出血点很难辨认,无法通过水下电凝止血。只有提高灌注压进行止血。

【前部增生性玻璃体视网膜病变复发】

1. 术后前 PVR 的发生与玻璃体切除手术密切相关。其相关因素主要有:生理性创伤愈合过程对孔源性视网膜脱离的过强反应。

2. 手术创伤引起的血 - 眼屏障破坏。

3. 由于基底部玻璃体切除的不充分,残余的基底部玻璃体成为细胞增生的基础。

【低眼压】

1. 临床特点 术后低眼压是较常见的并发症。术后持续性的低眼压,一般眼压 <5mmHg。眼前段轻度塌陷,角膜后弹力层皱褶,瞳孔强直性极度散大,虹膜被向后牵拉。眼底脉络膜出现皱褶,部分存在浆液性渗出性视网膜脱离。少数于术后数周或数月眼压自发地回升。持续低眼压可导致视功能的严重损害,以至于失明、眼球萎缩。

2. 处理方法 对于增生引起的低眼压可行手术处理,早期手术松解前部增生对周边部视网膜和睫状突的牵引,有利于提高眼压、稳定视力和减少眼球萎缩的可能性。采取常规的三切口式玻璃体切除方法。

(1)巩膜切口位于角膜缘后 3mm 处。

(2)通过降低灌注液的高度以降低眼压,在经巩膜压陷及手术显微镜的同轴照明下,可充分暴露睫状体区域。

（3）完全切除基底部残留的玻璃体,完全切除残留的晶状体囊膜及牵引睫状突的晶状体小带。

（4）通过玻璃体膜钩、膜镊及膜剪分离切除覆盖在睫状体的环形纤维组织。直到全部的牵拉被切除,每个睫状突都得到松解。

3. 预防措施

（1）在进行晶状体及玻璃体切除时,完全切除晶状体周边部皮质及其囊膜组织。

（2）在首次的玻璃体切除手术中,应最大限度地切除基底部玻璃体。

（3）避免对周边部脉络膜进行广泛、过度的凝固,避免对眼球的过度环扎引起眼前部缺血。

（4）最大限度地减少手术创伤,以减轻术后致细胞迁移、增生和收缩的炎症反应。

（5）术后药物治疗,以降低病理性细胞的增生活性。

（魏文斌　田蓓）

第十一章

脉络膜脱离型视网膜脱离的手术

第一节 概　述

孔源性视网膜脱离合并睫状体、脉络膜脱离,又称脉络膜脱离型视网膜脱离。本病多见于老年人、高度近视和无晶状体眼患者。主要特征是:

1. 发病急、进展快　发病早期若未能及时诊断和治疗,可迅速发生增生改变,表现为玻璃体混浊、浓缩、膜形成,视网膜广泛增生,形成大量固定皱褶。严重者短期内可出现视力消失,眼球萎缩。

2. 葡萄膜炎　有眼痛主诉,体检时眼球压痛,球结膜睫状充血,角膜后色素性 KP,前房闪光阳性,瞳孔后粘连,晶状体表面色素沉着,玻璃体混浊、膜形成。

3. 低眼压　眼压多在 3mmHg 以下,眼球变软,角膜可出现皱褶,前房加深,虹膜晶状体震颤。

4. 预后差　手术复位率远低于一般孔源性视网膜脱离。

第二节　术式与操作

根据病程长短和病情轻重,可选择巩膜扣带术或玻璃体手术。本病因伴有严重葡萄膜炎,所以一经确诊,应及时给予糖皮质激素,以抑制炎性反应,收缩脉络膜血管,降低脉络膜血管的通透性,减少渗出,延缓 PVR 的进程,同时给予扩瞳药,避免瞳孔粘连,为手术创造条件。

一、巩膜扣带术

（一）适应证

1. 裂孔明确且位于赤道部以前。

2. 发病早期，PVR 尚未形成。

（二）手术方法

1. 球后及球周麻醉后，360°剪开球结膜，缝线牵引四条直肌。

2. 间接检眼镜直视下查找裂孔并冷凝，若脉络膜脱离高，影响冷凝反应，可先放出脉络膜上腔液，再冷凝裂孔。注意冷凝不要过量，不要在裂孔中央冷凝，以免过多的色素上皮细胞游离而促进 PVR 形成。

3. 放置环扎带，并依据裂孔大小，局部放置宽度不同的外加压带，褥式缝线的跨距适当加宽，使巩膜嵴增高，裂孔尽量贴附。

4. 由于本病有低眼压的特征，一般无须放视网膜下液即可收紧环扎带。此外因脉络膜血管扩张，易引起放液口处出血，因此若必须放液，也应先放出脉络膜上腔液后，局部点肾上腺素，收缩脉络膜血管，再行穿刺放液。

5. 收紧环扎带，收缩长度为原周长的 10%~15%。

6. 查看眼底使裂孔位于扣带之上。

7. 环扎带收紧后，若眼压仍低，可自睫状体扁平部向玻璃体腔内注入玻璃体切割液或消毒空气至眼压正常；若裂孔位于 4 点钟、8 点钟以上者，可注入消毒空气。

8. 缝合球结膜。

9. 未放视网膜下液者，双眼包盖。

二、玻璃体手术

（一）适应证

1. 瞳孔缩小、晶状体混浊。

2. 玻璃体混浊、浓缩、膜形成。

3. PVR 形成。

4. 大裂孔或后部裂孔。

（二）手术方法

1. 球后及球周麻醉后,沿角膜缘 360° 打开球结膜,牵引四条直肌。

2. 环扎带放置 因本病玻璃体视网膜具有严重的增生性改变,玻璃体浓缩、黏稠,切割中易出现医源性裂孔,且术后 PVR 复发率高,故为了缓解牵拉,放置环扎带有时也有必要。可以选择 2.5mm 宽的环扎带或 3mm 宽的硅胶带环扎。若裂孔偏后,无明显前 PVR,可不必放环扎带。

3. 灌注头的放置 选择脉络膜隆起较低处的颞下方或鼻下方,角膜缘后 3.5~4mm 处。灌注头的长度在 4.5~6mm 之间。如果脉络膜隆起高,眼压低,灌注头难于插入,可以先从上方巩膜切口处刺入针头向玻璃腔注入灌注液,待眼压回升后,再用锥针穿刺,放入灌注头。

4. 巩膜切口 位置应尽量靠近水平直肌,方便操作,增加眼球活动度,更多暴露眼内周边视野。

5. 晶状体切除 如果晶状体混浊或伴有严重前 PVR 者,需行晶状体切除。可以选择超声乳化或晶状体粉碎术。

6. 玻璃体切除 先切中轴部玻璃体,如果没有玻璃体后脱离,可用玻切头或笛针在视盘上方做人为玻璃体后脱离,再从后部开始逐渐向周边切。由于本病玻璃体变化比较明显,表现为混浊、浓缩、黏稠、与视网膜粘连紧密,在切割过程中,易发生医源性裂孔,因此在接近视网膜时,要"低吸快切",尽可能切净裂孔周围和基底部的玻璃体。TA 标记有利于玻璃体清除。无晶状体眼且需硅油填充者,下方 6 点位做虹膜周切。

7. 展平视网膜 根据裂孔部位来选择展平视网膜的方法。如果裂孔靠近后极部,可通过气/液交换展平视网膜;如果裂孔靠近周边部,可注入过氟化碳液体排除视网膜下液。

8. 眼内光凝 沿裂孔边缘光凝 3~5 排。

9. 眼内填充 根据裂孔部位和 PVR 的严重情况,选择惰性气体(包括 SF_6、C_2F_6 和 C_3F_8)填充或硅油填充。

10. 关闭切口 6-0 可吸收缝线缝合巩膜切口,拔出灌注头,关闭切口并使眼压维持在正常范围,缝合球结膜。

第三节　预后及其影响因素

手术预后较差,视网膜复位率远低于一般孔源性视网膜脱离。采用巩膜扣带术式,手术复位率仅为 35%~62%;采用现代玻璃体手术,手术复位率为 65.5%~82.9%。下列因素影响手术成功率:

1. 脉络膜脱离、低眼压、玻璃体混浊等因素均影响裂孔的检出。

2. 脉络膜上腔积液,使冷凝反应减弱,而影响裂孔的封闭。

3. 低眼压情况下放液,增加了手术难度,易发生脉络膜出血等并发症。

4. 玻璃体浓缩、黏稠,与视网膜粘连紧密,切割中易出现医源性裂孔,也易残留玻璃体。

5. 术前严重的葡萄膜炎、低眼压、玻璃体视网膜增生倾向导致术后极易发生 PVR 复发。

6. 采用微创玻璃体手术时,宜先放脉络膜上腔液体,眼内注入灌注液,待眼压正常后再进行。

(段安丽)

第十二章

巨大裂孔视网膜脱离的手术

第一节 概 述

视网膜裂孔范围达到或超过 90° 的称为巨大裂孔。巨大裂孔多发生在基底部,此与基底部玻璃体与周边视网膜存在紧密附着有关。巨大裂孔一般分为两型,第一型称巨大视网膜撕裂(giant retinal tears,GRTs),可自发性产生或由外伤引起,发病率高,约占 70%,病因是广泛急剧的玻璃体变性、收缩,牵拉视网膜,撕裂形成裂孔,所以裂孔为撕裂孔,孔的一角或两角向后撕裂,孔后缘根据病情进展出现卷边、翻转,致使大面积的脉络膜裸露于玻璃体,大量色素上皮细胞脱落和游离于视网膜前和视网膜下形成广泛增生,所以此型巨大裂孔视网膜脱离发病急,进展快,治疗难度大,预后也较差。第二型称巨大锯齿缘断离(dialysis of ora serrata),多因眼球受到明显钝挫伤时,形状发生急剧变化,力的传导使锯齿缘处的视网膜发生离断。断离的两端很少向后撕裂,后瓣固定无翻转,故有较少的色素膜外露,又缺乏玻璃体液化,所以病情进展缓慢,PVR 发生率低,手术预后也较好。

第二节 术式与操作

目前治疗巨大裂孔视网膜脱离的手术分为两种:巩膜扣带术和玻璃体手术。

一、巩膜扣带术

(一) 适应证

1. 不伴 PVR 的锯齿缘断离。

2. 裂孔小于 180°，后瓣无卷曲翻转，视网膜活动度好。

(二) 手术方法

1. 球后及球周麻醉后，360° 剪开球结膜，缝线牵引四条直肌。

2. 直视下冷凝裂孔前后缘及两端并标记好裂孔位置，锯齿缘断离者只需冷凝孔后缘及两端。

3. 依据裂孔大小，放置环扎带和宽度不同的外加压带。

4. 在视网膜脱离最高处放视网膜下液，放液口尽量远离裂孔和血管。

5. 收紧环扎带至合适的长度。

6. 察看眼底使裂孔位于扣带之上，裂孔封闭。

7. 若裂孔位于 4、8 点以上者，可注入膨胀气体，促使裂孔后缘贴附。

8. 前房穿刺放液至眼压正常。

9. 缝合球结膜。

二、玻璃体手术

(一) 适应证

1. 裂孔大于 180°。

2. 裂孔一角或两角向后撕裂。

3. 裂孔后瓣卷曲或翻转。

4. 合并 PVR。

5. 合并玻璃体积血。

(二) 手术方法 (图 12-1、图 12-2)

1. 球后及球周麻醉后，打开球结膜，若不放置环扎术，只需剪开巩膜切口部的球结膜。

2. 环扎带一般不需放置，若周边玻璃体残存较多，为促进裂孔贴附，缓解术后 PVR 复发牵拉视网膜，可放置宽度适当的环扎带；也可在完成硅油填充后，直视下定位放置。

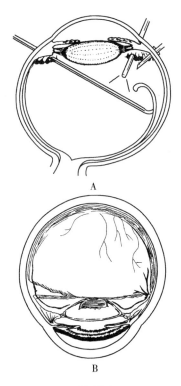

图 12-1
A.巨大视网膜撕裂；B.锯齿缘断离

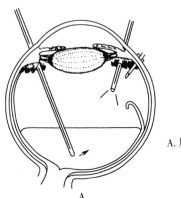

图 12-2
A.展开巨大裂孔后瓣

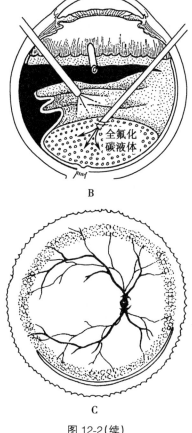

B

C

图 12-2(续)

B. 注入全氟化碳液体；C. 后瓣完全复位后行视网膜光凝

3. 灌注头的放置水平直肌下缘，角膜缘后 3.5~4mm 处，避开裂孔区域，以免液流进入视网膜下引起更高脱离而影响手术操作。

4. 巩膜切口位置应尽量靠近水平直肌，可方便操作，增加眼球活动度，更多暴露眼内周边视野。

5. 玻璃体切除　先切中轴部玻璃体，再从后部开始逐渐向周边进行剥膜，分离粘连，切除视网膜前的玻璃体。

在切除过程中,可先注入少量重水,压住后部已恢复活动度的视网膜,有利于周边部玻璃体的切除。要尽可能切净基底部的玻璃体,尤其是裂孔缘周围,是手术处理的关键部位,可利用全视网膜镜或巩膜压陷法来扩大基底部玻璃体的可见范围。若晶状体影响周边部的操作,必要时可切除。无晶状体眼且需硅油填充者,下方6点做虹膜周切。

6. 展平视网膜　从后极部视盘前开始,缓慢向眼内注入过氟化碳液体,注入时要缓慢,以免眼压突然升高,注入针头应始终放在过氟化碳液面以下。随着液面的升高,已恢复活动度的视网膜逐渐展平,孔后瓣展开铺平,视网膜下液从裂孔处溢出。

7. 眼内光凝　沿裂孔边缘光凝3~5排,裂孔前缘光凝不到的部分,可通过眼外冷凝补充治疗。为防止巨大裂孔两角处漏液,一般360°激光包绕。

8. 眼内填充　包括膨胀气体和硅油填充。对裂孔位于4~8点钟以上、视网膜动度好、术后能严格俯卧位者,可选择膨胀气体填充,先行气重水交换,再注入14%~16%的 C_3F_8 或16%~20% 的 C_2F_6,眼压维持在 15~20mmHg。对裂孔位置偏下,视网膜僵硬,PVR严重,术后不能严格俯卧位的老年和儿童患者,可选择硅油填充。行硅油重水交换,硅油自灌注口注入,眼内液体和重水用笛针吸出,注意笛针头应先置于液面内,待眼内液体吸完后,再吸出重水。

9. 关闭切口　6-0可吸收缝线缝合巩膜切口,拔出灌注头,关闭切口并使眼压维持在正常范围。缝合球结膜。

第三节　预后及其影响因素

随着玻璃体视网膜显微手术的不断完善以及术中过氟化碳液体的应用,巨大裂孔视网膜脱离的手术复位率已大大提高,文献报道为77%~99%,儿童同类疾病的手术复位率较成人低,为66.7%。影响手术成功率的因素是:

1. 年龄　14岁以下的儿童成功率低。

2. 术前视网膜增生程度　合并严重 PVR 者,成功率低。

3. 是否合并脉络膜脱离等其他疾病。

4. 术中玻璃体切除情况　尤其是裂孔缘周围的玻璃体及基底部的玻璃体是否残存较多。

5. 术后 PVR 的复发　此为手术失败的主要原因。

（段安丽）

人工晶状体眼视网膜脱离的手术

第一节 概 述

白内障手术后,无论是囊内、囊外摘除还是超声乳化吸除术,都有可能发生孔源性视网膜脱离,其发生率为1%~3%,是白内障手术后严重并发症之一,多发生在玻璃体后脱离时或不久。

一、发生率

视网膜脱离的发生率与白内障摘除手术方式(囊外摘除、囊内摘除、超声乳化吸除),植入人工晶状体与否,人工晶状体类型(前房型、后房型、虹膜固定型),手术操作技术、后囊膜是否完整以及术前适应证的选择等有关。其中囊内摘除术后的发生率为0.98%~3.4%。囊外摘除包括白内障超声乳化吸出术为0.7%~1.7%。囊外摘除视网膜脱离的发生率明显低,可见完整的后囊膜对于减少视网膜脱离起着重要作用。白内障摘除术后植入人工晶状体的发生率为0.00%~3.64%。后房型人工晶状体眼视网膜脱离的发生率为0.9%,前房型、虹膜型人工晶状体眼为1.55%。随着手术操作技术的日益完善,人工晶状体眼的视网膜脱离发生率会降低。

二、病因及危险因素

1. 与视网膜脱离有关病史 白内障手术前原已存在视网膜脱离或周边视网膜变性者,术后发生视网膜脱离的危险性大;视网膜脱离的健眼白内障术后视网膜脱离的发生率也较高。

2. 高度近视 不论是有晶状体、无晶状体还是人工晶状体眼,近视是视网膜脱离发生的一个主要危险因素,近视程度越高,发生视网膜脱离的危险性越大。同时,人工晶状体的存在会增加视网膜脱离复位手术的困难,尤其在术中发生后囊膜破裂或术后行激光后囊膜切开者,更增加了视网膜脱离发生的危险性。

3. 年龄 人工晶状体眼视网膜脱离发生与年龄相关。在不同年龄段中,视网膜脱离的发生率随着年龄增长而下降。可能的原因是年龄轻,玻璃体与视网膜的粘连越紧;自发性玻璃体后脱离的发生率低等导致视网膜裂孔的危险性增加。

4. 性别 人工晶状体眼视网膜脱离的患者男性明显多于女性,男性被认为是人工晶状体眼发生视网膜脱离的危险因素之一。

5. 白内障手术的并发症

(1) 后囊膜破裂:一旦后囊膜破裂,不论裂口大小、有无玻璃体溢出,术后发生视网膜脱离危险增加。

(2) 玻璃体脱失:白内障手术中发生玻璃体脱失引起玻璃体后脱离,或玻璃体前界膜破裂及玻璃体伤口嵌顿,均可引起视网膜脱离。

(3) 葡萄膜炎:白内障术前术后存在葡萄膜炎,特别是周边部葡萄膜炎,导致周边部视网膜萎缩变性以及玻璃体机化牵拉,是白内障术后发生视网膜脱离的潜在危险因素。

(4) 晶状体核脱位:是白内障手术的严重并发症之一,需行玻璃体手术捞取晶状体核。手术操作的增加、玻璃体溢出等因素都是白内障术后发生视网膜脱离的潜在危险因素。

三、发病机制

手术摘除晶状体后,眼内容减少,玻璃体容积相对增大,玻璃体前移造成玻璃体急性后脱离,对基底部或与视网膜灶状附着的部位产生较大的牵引力,导致视网膜裂孔、视网膜脱离。

白内障囊内摘除术后玻璃体前界膜破裂达 14%~33%，后囊膜破裂包括术中和术后后囊膜切开（Nd：YAG）增加了视网膜脱离发生的危险性。

白内障摘除术中眼内操作的反应及人工晶状体袢对睫状体的刺激所引起的炎症，致玻璃体基底部增生，是视网膜脱离的可能因素。

四、临床特征

1. 视网膜脱离发生时间　人工晶状体眼视网膜脱离的发病时间明显早于无晶状体眼，50% 以上发生于术后 1 年内。

2. 裂孔发现率　人工晶状体眼存在晶状体反光强及像差，残存晶状体皮质、机化膜形成，瞳孔不易散大以及后囊膜混浊等因素，常常使眼底检查特别是周边部眼底检查困难，导致裂孔的检出率降低。

3. 眼底表现

（1）视网膜裂孔：人工晶状体眼视网膜脱离以小的、多发性、马蹄形的多见，多数裂孔位于锯齿缘部。裂孔多位于上方，颞上方最多，依次为颞下方、鼻上方、鼻下方。

（2）视网膜脱离的特征：有些病例由于玻璃体基底部的牵拉，在锯齿缘后 2~3mm 可发现有周边皱褶的存在，以上方为主。脱离的范围一般比有晶状体眼更广泛，常累及 4 个象限，多累及黄斑区。

（3）玻璃体改变：多呈完全性或不完全性玻璃体后脱离，可出现广泛玻璃体收缩和广泛的视网膜前膜形成，文献报道其发生率为 10%~45%。

4. 增生性玻璃体视网膜病变发生率　临床资料表明，人工晶状体眼视网膜脱离伴有增生性玻璃体视网膜病变发生率高。

第二节　术式与操作

手术方式的选择与一般的孔源性视网膜脱离相同，主要根据裂孔的形态、大小、位置、数量，有无增生性玻璃体视网膜病变存在及程度而定。

（一）膜性白内障与人工晶状体的处理

如果人工晶状体眼视网膜脱离存在瞳孔不易散大,晶状体囊膜残留或者人工晶状体偏位,周围组织粘连机化严重,以至于眼底检查困难时,应先做膜性白内障的摘除或人工晶状体的取出,以解除瞳孔区的光学障碍。

1. 膜状白内障的处理方法

（1）上半角膜缘后 3.5mm 分别做 2 个巩膜切口。

（2）用眼内显微膜剪分段剪除机化膜,再用玻璃体切割头切除之,注意:切除增生后囊膜时,范围不易过大,使保留的囊膜足以支撑人工晶状体,以防止人工晶状体脱位。

2. 人工晶状体移位影响玻璃体手术的处理方法

（1）在角膜缘后 1.5mm 处做巩膜隧道切口,2：30 角膜缘用穿刺刀做一辅助切口。

（2）注入黏弹剂,从两个切口用人工晶状体定位钩逆时针方向旋转人工晶状体于虹膜前。

（3）用人工晶状体镊将人工晶状体夹出,如人工晶状体袢与周围组织粘连紧密时,可将人工晶状体袢剪断,再将人工晶状体光学中心部分夹出。

（二）巩膜环扎术

1. 适应证　裂孔定位明确并位于赤道部与周边部之间,非增生性或轻度增生性的玻璃体视网膜病变者。

2. 手术方法　同一般孔源性视网膜脱离,环扎术能有效地缩小玻璃体腔,减轻或解除玻璃体视网膜牵拉,封闭不易发现的周边部小裂孔。

3. 注意事项

（1）术中查找裂孔,使用双目间接检眼镜,配合巩膜压陷以充分检查眼底十分必要,可检查包括锯齿缘在内的全部视网膜及睫状体上皮,以提高裂孔查出率。

（2）避免盲目做广泛的视网膜冷凝,避免术后玻璃体视网膜病增生发展迅速。

（3）尽量引流视网膜下液,使不易发现或较小的周边裂孔较好地垫压在环扎嵴上,提高手术成功率。

（4）引流视网膜下液后眼压低时,可向玻璃体腔内注入少量生理盐水或消毒空气以维持眼压。用 TB 针头在距角膜缘后 3.5mm 睫状体平坦部平行角巩膜缘进针,在巩膜内潜行 1~2mm,再转向眼球中心刺入玻璃体腔内,待瞳孔区看到注入针头时再推注生理盐水或消毒空气。

（三）玻璃体手术

1. 适应证　屈光间质混浊术前无法检查眼底,严重 PVRC 或 D 级,白内障切口有玻璃体牵拉条索等。

2. 手术方法　同一般的玻璃体视网膜联合手术。

3. 注意事项

（1）基底部玻璃体的彻底切割对于松解牵拉,闭合裂孔,提高手术成功率是至关重要的。

（2）做周边巩膜压陷时,动作应轻缓,以防止人工晶状体脱位。

（3）人工晶状体后囊膜不完整时,应防止眼内填充物进入前房。由于人工晶状体的存在,硅油或气体一旦进入前房,很难返回后房。前房内注入黏弹性物质可以预防。眼内填充硅油时,若后囊膜不完整,做周边虹膜切除术以防止术后瞳孔阻滞继发青光眼。

第三节　预后及其影响因素

一般获得 80% 以上解剖复位率,影响手术成功率的因素与裂孔发现率、手术方式、人工晶状体类型、玻璃体视网膜病变的增生程度有关,视力预后与黄斑是否受累有关。

1. 裂孔发现率　文献报道,无明显裂孔者治愈率为 68%,有明确裂孔为 89%,两者有非常显著的差异,因此,裂孔封闭是手术成功的关键。

2. 人工晶状体类型　人工晶状体眼视网膜脱离中后房人工晶状体复位率与一般孔源性视网膜脱离相近,而前房型和虹膜型人工晶状体复位率明显较低($P<0.05$)。

3. PVR 程度　PVR 程度与视网膜脱离复位率成负相关,术前、术中未查出明确裂孔而广泛冷凝,导致术后 PVR

增生是手术失败的另一个重要原因。

    4. 与黄斑是否脱离有关   术前黄斑脱离与术后视力呈负相关。

（朱晓青）

眼部先天异常合并的
视网膜脱离手术

第一节　先天性脉络膜缺损合并
视网膜脱离

一、概述

先天性脉络膜缺损是胚胎期胚裂关闭异常引起的组织缺陷,多合并小眼球、小角膜、虹膜缺损以及角膜、晶状体混浊,视盘部分缺损。先天性脉络膜缺损多为双眼发病,常有眼球震颤,视力较差。脉络膜缺损的部位多在视盘下方,呈三角形。缺损区可透见巩膜的颜色,该处不见脉络膜毛细血管,可见视网膜血管。缺损区的巩膜向外扩张。

脉络膜缺损合并视网膜脱离多发生于年轻人。因视网膜组织不能与巩膜牢固附着,在外伤或玻璃体改变时,在缺损区内发育不良的视网膜上产生裂孔而致视网膜脱离。因缺损区内视网膜裂孔多为萎缩性裂孔,缺损区又缺乏色素上皮组织和脉络膜,视网膜后方缺少背景对比,因而裂孔发现率低。视网膜脱离一般为全脱离,隆起度不高。在缺损区内,视网膜脱离仅涉及缺损区边缘内约 2PD 的宽度,缺损中心区的视网膜不脱离。此类患者一般无玻璃体后脱离,PVR 较轻。

【术前辅助检查】

1. 使用间接检眼镜结合巩膜压迫器或三面镜全面检查眼底。

2. B超、彩超检查　对屈光介质混浊的病例了解眼后段的情况,测量眼球直径。

3. 电生理检查 评价视网膜和视神经的功能。

二、术式及操作

此类眼球多发育不良,尽量避免过多操作,以简单有效的方法为宜。

【巩膜外冷凝环扎术】

1. 适应证 裂孔位于缺损区外,无明显玻璃体增生。

2. 手术操作

(1) 直视下视网膜裂孔定位,巩膜外冷凝。

(2) 巩膜外环扎、外加压,放出视网膜下液体,必要时眼内注入气体。脉络膜缺损区不处理。此类眼球前段较小、相对赤道和后段较大,且多伴有眼轴增长,易造成错觉使环扎带位置偏移,术中应注意调整。

(3) 视网膜平复后,缺损区边缘激光封闭。由于脉络膜缺损区缺乏色素,对激光反应不佳,难以形成有效粘连力,光凝重点应是脉络膜缺损区边缘正常视网膜,使正常视网膜与缺损区之间形成堤坝,阻断缺损区视网膜下液体流向正常区,限制脱离范围,预防视网膜再脱离。

【玻璃体手术】

1. 适应证 裂孔位于缺损区内或未找到裂孔,或玻璃体增生明显。

2. 手术操作

(1) 睫状体平坦部切口位置的选择:多数病例合并有小眼球、小角膜或眼内结构异常,巩膜切口应略偏前。

(2) 玻璃体切除、气 - 液交换并寻找裂孔:本病无玻璃体后脱离,术中应尽可能清除玻璃体皮质,解除玻璃体对视网膜的牵拉,特别是消除脉络膜缺损边缘病理性玻璃体视网膜的粘连,避免视网膜脱离复发。同时剥离视网膜前膜,松解视网膜皱褶,恢复视网膜的活动度。此外,更为重要的则是寻找视网膜裂孔,彻底引流视网膜下液。术中在高倍显微镜和内照明下仔细检查眼底,分辨缺损区视网膜裂孔。气 - 液交换过程中,将玻切头或笛针置于脉络膜缺损区内或视网膜脱离边缘吸引,可见隐藏裂孔处有黏稠视网膜下液流出,帮助确定裂孔部位。

（3）封闭缺损区边缘和缺损区外裂孔：治疗的关键是
通过光凝或冷凝，使缺损区视网膜与其他正常视网膜
分离开，而不只是封闭视网膜裂孔。视盘包含在缺损区
内或与缺损区相连时，环绕视盘或与视盘相连部分不做
光凝。

（4）填充气体或硅油：通过气体或硅油内顶压，提高
视网膜复位的可靠性。对复杂病例或再手术病例多数选
择硅油填充。

三、预后及其影响因素

【术后并发症】

1. 青光眼　先天性脉络膜缺损的患者由于合并有眼
部多种异常，或房角异常的进行性改变，均可能出现青光
眼。视网膜手术后由于环扎带、眼内填充物的使用以及术
后的炎性反应也可引起继发性青光眼。青光眼的治疗首
先采用抗青光眼药物，并应可能去除病因，必要时及时采
用外引流手术或破坏性手术治疗。

2. 视网膜再脱离和增生性玻璃体视网膜病变　患者
小眼球、小角膜、眼内组织发育不良、瞳孔不易散大、无玻
璃体后脱离、视网膜裂孔不易封闭，术后玻璃体皮质存留
可促进视网膜增生膜和 PVR 形成，视网膜脱离复发。

【预后】视网膜解剖复位率 81.8% 以上。视盘包含在
缺损区内的病例，视力一般低于 0.1，视网膜复位率较低。

【影响因素】

1. 视盘是否包含在缺损区内　视盘包含在缺损区内
或与缺损区相连，成功率低；视盘与缺损区间有脉络膜组
织者，成功率高。

2. 裂孔的位置　裂孔位于缺损区边缘，较易封闭，容
易成功；裂孔位于缺损区内或未发现裂孔，成功率低。

3. 其他先天异常的影响　合并有小眼球、小角膜、眼
球震颤、角膜混浊、虹膜缺损、白内障、视盘部分缺损的病
例预后较差。

4. 术前 PVR 严重程度　术前 PVR 重的病例，预后
较差。

214

同仁玻璃体视网膜手术手册

第二节 Marfan 综合征伴视网膜脱离

一、概述

Marfan 综合征合并视网膜脱离青年男性发病率较高，可单眼或双眼发病。眼底可有多处裂孔，裂孔一般位于赤道部前后；或为巨大裂孔性视网膜脱离。周边部视网膜还可见囊样变性或退行性改变。视网膜脱离多为复杂性脱离，视网膜脱离发生后发展迅速。同时玻璃体液化变性、后脱离、形成条带牵引视网膜且多伴有 PVR。但由于瞳孔不易充分散大，晶状体脱位，脱位久的晶状体发生白内障，使眼底可见范围有限，检查难于全面，增加了术前检查和术中操作的难度。

【术前辅助检查】

1. 使用间接检眼镜结合巩膜压迫器或三面镜全面检查眼底。

2. B 超、彩超或 UBM 检查 对屈光介质混浊的病例了解眼后段和周边部玻璃体、晶状体及房角的情况，测量眼轴。

3. 电生理检查 评价视网膜和视神经的功能。

4. 全身检查 对心血管系统、四肢长骨的综合评价。

5. 对侧眼检查 本病为双眼疾病，对侧眼的异常也需仔细检查，适时干预。

二、术式及操作

【巩膜外冷凝环扎术】

1. 适应证 限局性视网膜脱离，眼底检查较清晰且无明显玻璃体增生的病例。

2. 手术操作 术中使用双目间接检眼镜，结合巩膜压陷寻找裂孔后，行巩膜外冷凝、巩膜外环扎、外加压。

【玻璃体手术】

1. 适应证 眼底检查困难或玻璃体增生明显的病例。

2. 手术操作

（1）晶状体的处理：晶状体脱位不明显的可保留，影响操作或引起炎症反应的，行超声乳化或以玻切头切除。完全脱位的晶状体，可行切除或用过氟化碳将其漂浮至前房，自角膜缘切口以圈套匙捞出。

（2）瞳孔的处理：用 10/0 缝线或虹膜牵开器牵拉瞳孔缘，开大瞳孔。

（3）玻璃体切除，剥离视网膜增生膜，松解视网膜固定皱褶。术中注意查找裂孔，特别在周边部视网膜变性区、锯齿缘附近仔细寻找术前未发现的裂孔。

（4）气 - 液交换或过氟化碳液体辅助下视网膜复位后，眼内光凝或冷凝封闭裂孔，填充长效气体或硅油。

三、预后及其影响因素

【术后并发症】视网膜脱离和 PVR。术中遗漏裂孔或术后出现新裂孔均可致视网膜脱离和 PVR 出现，后者又可加重视网膜脱离的程度。

【预后】一次手术视网膜解剖复位率 50.0%~87.5%。术后视力多低于 0.3。矫正视力好的病例，可在术后 3 个月后行人工晶状体植入术。

【影响因素】

1. 视网膜脱离范围和 PVR 程度 视网膜脱离累及黄斑、严重 PVR，预后较差。

2. 其他眼部异常的程度 术前矫正视力好，预后好。

第三节 视网膜劈裂合并视网膜脱离

一、概述

视网膜劈裂症是指视网膜神经上皮层层间裂开。视网膜劈裂症可分为先天性、获得性、继发性三类。继发性可归于获得性视网膜劈裂症中。先天性视网膜劈裂症发生于神经纤维层，获得性视网膜劈裂症发生于外丛状层。继发性视网膜劈裂症可继发于：糖尿病性视网膜病变、早产儿视网膜病变、周边葡萄膜炎、眼外伤、眼肿瘤等疾病。

先天性视网膜劈裂症为性连锁隐性遗传,男性发病。多为双眼,出生时可能已存在,多在 5~10 岁时发现,20 岁后停止发展。劈裂多开始于颞下赤道,呈球形隆起,视网膜血管位于劈裂内层。内层很薄,出现多发性裂孔。视网膜劈裂症仅在视网膜神经上皮内层有裂孔,不会引起视网膜脱离。单纯外层裂孔,很少引起视网膜脱离,即使发生也是局限在裂孔周围。内外层同时存在裂孔时,就会发生广泛视网膜脱离(图 14-1,见书末彩插)。视网膜血管受到玻璃体或视网膜内层组织的牵拉,导致玻璃体积血。积血机化收缩产生全层视网膜裂孔、视网膜脱离。玻璃体与视网膜劈裂的内层粘连紧密,既造成内层难于复位,也易发生 PVR 影响术前检查和术后效果。

【术前辅助检查】

1. 使用间接检眼镜结合巩膜压迫器或三面镜全面检查眼底。

2. B 超检查　对屈光介质混浊的病例了解眼后段的情况。

3. OCT 检查　鉴别黄斑部视网膜劈裂和视网膜脱离。

4. 电生理检查　ERG 具有特征性改变:a 波振幅降低或正常,b 波振幅降低明显,低于 a 波振幅呈负波形。b/a 比值明显低于正常值,比值越小病变越严重,累及范围越广。合并视网膜脱离可能记录不到波形。EOG 显示光峰值受损。

5. 暗适应检查　视锥、视杆细胞阈值升高,呈现夜盲。

6. 对侧眼检查　本病为双眼疾病,对侧眼的异常也需适时干预,同时为术眼提供参考。

二、术式及操作

先天性视网膜劈裂为静止性或进展缓慢,对未并发视网膜脱离的病例不轻易手术。光凝或冷凝治疗先天性视网膜劈裂的效果也较差。出现视网膜脱离需要手术治疗。

【巩膜外冷凝环扎术】

1. 适应证　外层裂孔位于周边部。

2. 手术操作　与其他孔源性视网膜脱离相同。术后视网膜复位，但劈裂仍然存在。

【玻璃体手术】

1. 适应证　后部视网膜劈裂、合并严重的 PVR 或玻璃体积血的病例。

2. 手术操作　与其他伴 PVR 视网膜脱离的处理相同（见第十章）。术中应注意：

（1）仔细分辨视网膜劈裂范围：如视网膜劈裂内层与玻璃膜粘连或膜呈增生性改变时，视网膜劈裂的界限难于分辨。如视网膜劈裂内层过于菲薄，其上裂孔又位于周边，往往仅能见到裂孔后缘，易与锯齿缘断离混淆。视网膜劈裂外层与视网膜下膜有时不易分清。

（2）玻璃体切除术中，劈裂内层明显萎缩或内层组织不能塌陷，可能影响手术操作或术后效果的，果断切除劈裂内层。

（3）处理视网膜血管时，注意充分止血。

（4）视网膜切开部位避免误选劈裂内层，这样既不能达到操作目的，又造成内层裂孔。

三、预后及其影响因素

【术后并发症】

1. 玻璃体积血　未封闭的视网膜血管或视网膜血管受到牵拉均可引起出血。

2. 视网膜脱离　玻璃体积血机化收缩牵拉引起裂孔，导致视网膜脱离。

【预后】视网膜解剖复位率 75% 以上。视力多在 0.05~0.2。

【影响因素】

1. 发病年龄，发病前视力　本病为儿童期起病，到发现时劈裂多已发展到后极部或出现玻璃体积血、视网膜脱离，患眼失用性斜视，眼球震颤，甚至失明。

2. 玻璃体积血　玻璃体积血是本病的主要并发症，积血机化牵拉引起视网膜脱离和视网膜皱褶。

3. 黄斑是否受累　黄斑受累的患者视力下降明显且早于检眼镜所见。

（史翔宇）

锯齿缘断离视网膜脱离手术

第一节 概　　述

　　视网膜自锯齿缘处断离而发生的视网膜脱离称锯齿缘断离视网膜脱离(dialysis of ora serrata)。其发病率占全部孔源性视网膜脱离的 5% 左右,常见于年轻人,男女比例约 1.3∶1。常见原因包括:

　　1. 眼部钝挫伤　占全部锯齿缘断离视网膜脱离的 63%~70%,主要是运动伤(篮球、足球等)、拳击伤、交通事故伤等。

　　2. 手术　常发生于单纯玻璃体切除手术中,巩膜切口处残存的玻璃体皮质对基底部视网膜反复牵拉,导致锯齿缘断离。

　　3. 自发性　由于周边部视网膜先天发育不良,发生囊样变性而形成。锯齿缘断离常发生于颞下象限(75%),病情进展缓慢,早期常无自觉症状,眼底检查不易发现,需借助巩膜压陷,裂孔范围在 90° 以下者占 78%(裂孔范围在 90° 以上者已在巨大裂孔视网膜脱离一章中描述,此章节不再赘述),裂孔周围常可见视网膜囊肿和视网膜下线条,但术前术后很少发生 PVR,故手术预后较好。

第二节　术式及操作

　　根据眼底情况可选择巩膜扣带术和玻璃体手术。

一、巩膜扣带术

(一) 适应证

1. 不伴严重 PVR。

2. 玻璃体手术后,裂孔周围无增生牵拉,视网膜活动度好。

(二) 手术方法

1. 球后及球周麻醉后,360°剪开球结膜,缝线牵引四条直肌。

2. 直视下冷凝裂孔后缘及两端,并标记好裂孔位置。

3. 依据裂孔大小,放置环扎带和宽度不同的外加压带。

4. 在视网膜脱离最高处放视网膜下液,放液口尽量远离裂孔和血管。

5. 收紧环扎带至合适的长度。

6. 察看眼底使裂孔位于扣带之上,裂孔封闭。

7. 必要时调整眼压正常。

8. 玻璃体手术后的锯齿缘断离,一般不做外放液,应自睫状体平坦部进针,向玻璃体腔内注入膨胀气体,同时吸出等量液体,使眼压维持在正常范围。

9. 缝合球结膜。

二、玻璃体手术

(一) 适应证

1. 锯齿缘断离处视网膜增生牵拉明显,孔后缘僵硬。

2. 伴严重 PVR。

3. 伴玻璃体积血。

(二) 手术方法

1. 球后及球周麻醉后,打开球结膜,牵引四条直肌。

2. 间接检眼镜直视下冷凝裂孔后缘及两端,如果有严重的前 PVR 或下方断离,可放置环扎带。

3. 颞下或鼻下于角膜缘后 3.5~4mm 处放置灌注,行闭合式玻璃体切除术。

4. 先切中轴部玻璃体,再从后部开始逐渐向周边进行剥膜,分离粘连,切除视网膜前的玻璃体,注入重水,排出视网膜下液,裂孔后缘光凝。

5. 气/重水或硅油/重水交换。

6. 6-0 可吸收缝线缝合巩膜切口,拔出灌注头,关闭切口并使眼压维持在正常范围。缝合球结膜。

第三节　预后及其影响因素

由于本病术前术后很少发生严重 PVR,故手术成功率远高于其他孔源性视网膜脱离,视网膜复位率达 90%~95%,预后好。本病很少发生 PVR 的原因可能与玻璃体皮质附着于锯齿缘断离的后缘,限制了视网膜色素上皮细胞进入玻璃体腔有关。影响手术成功的因素有:

1. 锯齿缘断离处视网膜增生牵拉程度以及裂孔后缘是否僵硬。

2. PVR 严重程度。

3. 术中对前 PVR 的处理是否彻底。

视力预后主要与病变是否波及黄斑,病程长短以及是否伴有其他眼外伤病变(如外伤性白内障、青光眼、视神经病变等)有关。

(段安丽)

第十六章

黄斑部手术

第一节 黄斑裂孔视网膜脱离

一、概述

1. 发病原因 由于黄斑部特定的组织解剖结构,黄斑玻璃体皮质牵引是形成黄斑裂孔的主要原因,常与高度近视有关。OCT 检查可鉴别板层裂孔和全层裂孔。

2. 发病率 国内占孔源性视网膜脱离的 5.4%~14.4%,男女比例 1:3。发病年龄 40~60 岁。高度近视眼、眼外伤史、无晶状体眼为易发因素。

3. 分类

(1) 单纯性黄斑裂孔视网膜脱离

1) 症状和病史:发病前眼前闪光、飞蚊症症状加重;高度近视者常诉视力骤然下降。高度近视病史。

2) 体征:①各种程度的玻璃体变性;②黄斑区可见暗红圆孔,孔缘锐利,孔周灰色视网膜脱离;③可有视盘颞侧近视弧、后巩膜葡萄肿、视网膜萎缩、脉络膜萎缩等高度近视眼等眼底改变;④视野检查可见与视网膜脱离范围相应的中心暗区。

(2) 并发性黄斑裂孔视网膜脱离

1) 症状和病史:常有眼部外伤史或非黄斑裂孔视网膜脱离时间较久或脱离范围较大的病史。视野缺损范围较大。

2) 体征:眼底除黄斑裂孔外还有其他位置的裂孔。可有脉络膜破裂或脉络膜萎缩。

二、术式选择考虑的因素

1. 视网膜脱离时间与黄斑裂孔大小。
2. 玻璃体与 PVR 情况。
3. 有无玻璃体后脱离与黄斑中心凹有无牵引。
4. 近视程度与巩膜后葡萄肿,有无"白孔"。
5. 黄斑裂孔合并周边视网膜裂孔情况。
6. 患者的要求与经济状况。

三、手术方式

【单纯玻璃体腔注气术】

1. 适应证

(1) 单纯黄斑裂孔,发病时间短,视网膜脱离范围较小,PVR C_1 级以下,无玻璃体黄斑牵引,或有玻璃体后脱离的患者。

(2) 年老体弱的复发病例再次手术。

2. 气体选择　SF_6、C_2F_6 或 C_3F_8。

3. 手术步骤

(1) 于角膜缘内 0.5mm 行前房穿刺,放出房水,降低眼压。

(2) 于角膜缘后 3.5~4mm 处,以 30 号针头通过结膜、巩膜和睫状体平坦部穿刺注入纯 SF_6、C_2F_6 或 C_3F_8 0.3~0.5ml(图 16-1)。

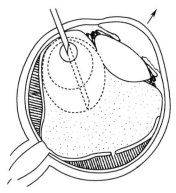

图 16-1　单纯玻璃体腔注气术

4. 注意事项

(1) 注气时推入应迅速,以形成完整气泡。

(2) 注意眼压变化。

(3) 手术后俯卧位或面向下体位 3 天,以后每天 16 小时,保持 1~2 周。

(4) 手术后 24~48 小时视网膜复位后可于黄斑裂孔颞侧做 C 形激光光凝封闭,注意避开视盘黄斑束。(见第七章)

(5) 对黄斑裂孔合并周边视网膜裂孔,PVR C 级以下的患者,可采用注气同时联合巩膜扣带术和巩膜外冷凝术。

【玻璃体手术】

1. 适应证

(1) 明显的玻璃体黄斑牵拉,并通过眼底检查和 OCT 检查证实。

(2) 增生性视网膜病变,尤其黄斑裂孔周围的增生。

(3) 手术后复发性黄斑裂孔性视网膜脱离。

(4) 单纯黄斑裂孔,有明显的玻璃体牵引,PVR C_1 级以上,或黄斑有前膜者。

2. 手术步骤

(1) 玻璃体切除:睫状体平坦部三通道闭合式玻璃体手术,完整去除玻璃体皮质,必要时曲安奈德标记。

(2) 去除增生膜:用膜钩充分分离玻璃体后界膜、视网膜前膜、剥除内界膜。将增生膜充分剥除,完全恢复视网膜的活动度(图 16-2)。

(3) 气 - 液交换:将笛针置于黄斑裂孔前,引流视网膜下积液,用气体置换玻璃体和视网膜下液体,使视网膜复位(图 16-3)。

(4) 眼内填充:填充物可选择长效气体(如 SF_6、C_2F_6、C_3F_8)注入。也可用适当百分比混合气体注入。硅油填充也可选择。(见第五章第四节)

(5) 术后体位:术后俯卧体位或面向下头位,每天至少维持 16 小时,坚持 1~2 周。

3. 注意事项

(1) 笛针引流视网膜下积液要置于黄斑裂孔前,不可

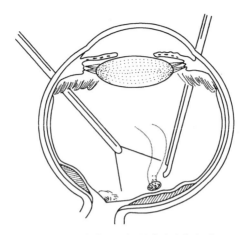

图 16-2　术中所见视网膜玻璃体牵引

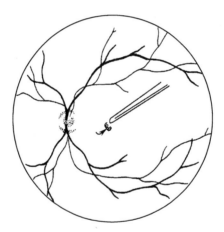

图 16-3　笛针引流视网膜下积液

插入裂孔下。

（2）长效气体注入后眼压应维持在正常或偏低水平。

（3）治疗黄斑裂孔视网膜脱离眼内填充物的选择，应根据眼底具体情况而定。有高度近视，尤其是黄斑有"白孔"者，或复发性黄斑裂孔可选择硅油填充，对其他情况应尽量选择长效气体。

（4）有晶状体混浊影响手术操作可联合晶状体切除，如合并周边视网膜裂孔，可联合巩膜外加压及冷凝或光凝术。

（5）术前有严重 PVR，或有严重的黄斑前膜，术中未能彻底剥除前膜，松解固定皱褶，易造成视网膜脱离的复发。故膜剥离要完全、充分恢复视网膜活动度。

【黄斑兜带术】（sling procedure）亦属外加压术的范畴，黄斑兜带术不仅有封闭黄斑裂孔的作用，且对防止眼轴增长及防止视网膜变性、后巩膜葡萄肿的发展有一定意义。所以对伴有高度近视的黄斑裂孔性视网膜脱离用兜带术有着双重意义。尽管目前玻璃体切除、气体充填术的开展为黄斑裂孔性视网膜脱离的手术治疗开辟了新途径，但黄斑兜带术在术式选择中仍有其实用价值。

1. 适应证

（1）有高度近视或后巩膜葡萄肿的黄斑裂孔性视网膜脱离，或黄斑旁裂孔性视网膜脱离。

（2）黄斑裂孔直径大于 1PD、有中度以下玻璃体牵拉或小的视网膜前膜者。

（3）黄斑裂孔性视网膜脱离其他类型手术失败者。

2. 材料选择　基本上分两类。一类为高分子材料，如硅胶带和硅海绵；另一类为异体巩膜条和阔筋膜。我们常选择 240 号硅胶带（宽 2.5mm），长 6cm，其中央用褥式缝线缝扎一带槽的 4.5mm 或 7mm 宽的硅胶块，长 6~7mm，亦可采用扁柱状 5mm 宽的硅海绵。眼轴长度正常者可用 4.5mm 宽硅胶，有明显后巩膜葡萄肿者可选择 7mm 的硅胶或硅海绵。硅胶带坚韧有弹性，刺激性小，术后可被纤维膜包裹，消毒方便，廉价，能造成持久性外加压作用，是一种比较理想的兜带材料。异体巩膜带质地柔软、组织反应小，可以得到生物学愈合的优点，但作用时间不够持久，易变松软失去弹性。

3. 操作方法

（1）外眦切开，暂断外直肌和下斜肌，必要时再断上或下直肌。

（2）行黄斑裂孔定位：正视眼黄斑通常在下斜肌止端

后约 3mm,上约 1mm 处,在睫状后长动脉穿进巩膜处,后 3~4mm、下 2mm 处。但由于生理差异,尤其是高度近视眼者,其位置往往后于正常人数毫米,有时竟达 8mm 之多,故解剖定位法常不够准确,用间接检眼镜直视下巩膜顶压定位最好。

(3) 术中不处理裂孔,待视网膜平复后,必要时用氩激光或氪激光光凝。

(4) 术中将兜带材料一端固定于上直肌止端后侧,另一端分别通过上斜肌、颞上涡静脉,下斜肌、颞下涡静脉,达上直肌止端后,将 4.5mm 或 7mm 硅胶块推至颞侧后睫状长动脉之入口处,可固定于其偏下 2/3 处(即 1/3 位于后睫状长动脉水平之上,余部分在其下)。

(5) 在直视下调整兜带位置,在兜带上下部各避开巩膜葡萄肿处固定一针,切勿穿透全层巩膜,以防发生脉络膜出血及医源性视网膜裂孔,硅胶带的两端向前牵拉以调整嵴的高度。

(6) 一般选择下斜肌附着处偏上或下方放液,避开脉络膜大血管,并根据视网膜下液多少而定。放液前放置好兜带,做好各种准备,放液后迅速结扎缝线,恢复眼压。

4. 并发症 所有并发症都与暴露黄斑区巩膜有关。

(1) 眼内出血:放液时眼内出血较常见。后极部血管密集,涡静脉潜行部分表面不易避开,放液易致出血。在下斜肌止点附近放液多能避免出血。如黄斑裂孔合并下方视网膜脱离,而黄斑部脱离低平时亦可不放液以避免放液并发症。在暴露后极部时易损伤涡静脉,亦可导致眼内出血,操作时应细致,尽量避免。

(2) 视神经萎缩:压迫视神经或影响其血液供应,导致视神经萎缩。准确定位,术中直视下调整兜带位置,兜带上下或颞侧固定缝合,可避免其滑脱压迫视神经。

兜带术后反应较一般视网膜脱离手术后反应为重,眼睑、球结膜水肿较明显,持续时间亦长,一般 1 周左右即消失。

【黄斑裂孔光凝】

1. 病例选择

(1) 新近发生的黄斑裂孔性视网膜脱离,初次手术不选光凝。

（2）复发性黄斑裂孔性视网膜脱离,复发本身说明色素上皮功能差,失去泵的作用,酌情选择光凝促使裂孔愈合。

（3）并发增生性视网膜病变的黄斑裂孔性视网膜脱离,手术目的是解剖复位,同时视细胞功能很差。因此,酌情选择光凝。

2. 光凝方法　见第七章。

四、预后及其影响因素

1. 视网膜解剖复位率　根据手术适应证准确选择术式是保证视网膜解剖复位率的关键。

（1）无并发增生性视网膜病变行玻璃体手术视网膜解剖复位率可达 90%~100%。

（2）并发增生性视网膜病变行玻璃体手术视网膜解剖复位率 70%~80%。

（3）未行光凝者视网膜脱离复发率 13%。

（4）单纯黄斑裂孔,发病时间短,视网膜脱离范围较小,PVR C_1 级以下,无玻璃体黄斑牵引,或有玻璃体后脱离的患者单纯注气视网膜解剖复位率 90% 以上。

2. 视力预后　术后仅能扩大视野,维持残余视力,很少达 0.3 以上。

第二节　黄斑部视网膜前膜

一、概述

（一）定义

黄斑部视网膜前膜为黄斑区及其附近的视网膜前无血管性纤维组织膜。

（二）分类

1. 特发性黄斑前膜　又称 Jaff 综合征,发病率 2%~6%,无性别差异,病因不详。

2. 继发性黄斑前膜　由孔源性视网膜脱离及其复位

手术操作(电凝、冷凝等)引起。或由视网膜血管病、炎症或外伤引起。

(三) 临床表现

1. 特发性黄斑前膜

(1) 视力缓慢减退。

(2) 视物变形、阅读困难。

(3) 复视。

(4) 红绿色觉异常。

(5) VEP 异常。

(6) 相对性中心暗点。

(7) 眼底检查黄斑区异常(表 16-1)。

(8) 眼底荧光血管造影可见黄斑无血管区移位、附近血管扭曲扩张,甚至荧光渗漏、黄斑囊样水肿。

(9) OCT 示黄斑区膜样反射和黄斑水肿增厚。

表 16-1 黄斑前膜分级(Gass,1977)

分级	黄斑表现
0	表面呈金箔样反光,组织结构正常
1	表面出现薄膜,视网膜浅表面细小皱纹,血管略扩张弯曲,可出现游离缘或膜部分地与视网膜分开
2	表面出现半透明膜,视网膜出现全层皱褶,血管明显弯曲变形

2. 继发性黄斑前膜

(1) 由于原发眼病的存在,患者对黄斑前膜所引起的视功能障碍往往很不敏感。

(2) 成功的视网膜复位手术后,视力一度改善后又减退,常提示黄斑前膜的形成。

(3) 眼底表现较原发者明显。可见黄斑区灰白色膜状结构。

(4) 眼底荧光血管造影黄斑无血管区移位、附近血管扭曲扩张,荧光渗漏、黄斑囊样水肿更明显。

(5) OCT 显示黄斑区厚的膜样反射和水肿增厚。

二、手术适应证与时机

1. 特发性黄斑前膜

（1）由于术后视力会较术前明显改善，但很少会恢复大于0.8，故选择视力小于0.3者会得到满意效果。

（2）但如果明确视力下降为黄斑前膜引起，视物变形症状重，视力有进行性下降趋势，即使视力很好，也应实施手术。

2. 继发性黄斑前膜

（1）两次手术间隔时间长短与预后相关。

（2）由于组织修复过程中，增生膜于6~8周才纤维化，形成坚韧的组织。而增生膜在眼内长期存留，组织收缩又会引起牵拉性视网膜脱离。所以手术时机选择应不早于原手术后6周，在1~3个月进行膜切除较为安全。

三、手术方法

1. 手术目的　剥除前膜，松解牵引。

2. 手术步骤

（1）睫状体平坦部三切口闭合式玻璃体手术。

（2）切除中央部玻璃体。玻璃体切除顺序按先中轴、后周边进行。切割频率为800~2500cpm，接近视网膜时切割频率应提高，吸引负压降低。在视网膜脱离术后继发黄斑前膜的患眼进行中轴玻璃体切除时，如吸引压力过大，造成对周边部视网膜的牵拉，致使原裂孔重新张开。

（3）玻璃体后皮质的分离（具体方法见第五节）。

（4）内界膜染色。黄斑前膜和内界膜是一个整体，所以必要时可行内界膜染色（具体方法见第五节）。

（5）剥除黄斑前膜。

（6）检查周边视网膜，进行预防性光凝。

（7）必要时气-液交换。

（8）关闭切口。

3. 剥除黄斑前膜的注意事项

(1) 较难分离的黄斑前膜:没有玻璃体牵拉、看不到前膜边缘的黄斑前膜较难分离,眼内膜钩及膜镊不能发挥作用,而且硬的器械会损伤视网膜。根据前膜细胞在视网膜内界膜上贴壁生长的特点,使用带软硅胶管的笛针在前膜的表面作向心性的摩擦运动,能有效地分离并抬起其游离缘(图 16-4、图 16-5)。

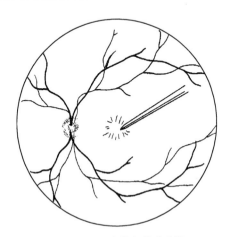

图 16-4　游离黄斑前膜边缘

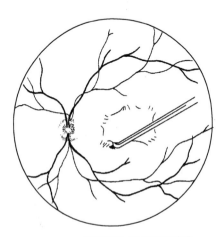

图 16-5　视网膜钩分离黄斑前膜

（2）若存在清晰的前膜边缘，可以用膜钩分离。用膜镊夹住游离缘，并沿视网膜切线方向剥离（图 16-6）。

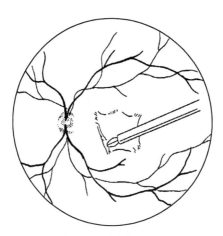

图 16-6　剥除黄斑前膜

（3）撕膜时尽量保持撕开的方向不要指向中心凹。否则在粘连较紧或伴有黄斑囊样病变的病例可能会撕破中心凹（图 16-7）。

（4）继发性黄斑前膜与视网膜粘连紧密，尤其与血管粘连牢固，剥膜具有一定危险性。

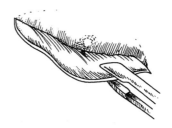

图 16-7　放射状撕除的危险——撕破中心凹

广泛的前膜，常在剥膜时才能发现。这类膜剥除不需要特别充分，达到上下血管弓以外即可。

（5）部分患者完整剥离前膜后，黄斑区仍呈灰白色，要确定是否存在另一层前膜并继续剥离，需慎重对待。

（6）前膜切除后的灰白外观多系视网膜长期病变所致，大多数眼不存在第二层前膜组织，手术后黄斑部视网膜可逐渐恢复正常色泽。

(7) 继发于血管炎的前膜常与视网膜血管牢固粘连，并含有新生血管。手术时注意预防出血，操作要轻，对前膜上的新生血管应予以眼内电凝。与血管粘连紧密处不能强求剥净，可以用水平膜剪将其自根部剪除以断膜，残留岛状膜组织。

四、手术并发症和处理方法

(一) 视网膜裂孔

1. 手术中后极部裂孔的发生率明显低于周边部裂孔的发生率。

2. 周边部裂孔常见于既往有视网膜脱离的患者，与其存在视网膜变性有关。部分裂孔属于原裂孔重新张开，因此引起视网膜再脱离。

3. 手术结束前应仔细检查周边部眼底，及时发现和处理裂孔。

4. 对后极部裂孔，可行眼内注气、光凝封闭治疗。

5. 对周边部裂孔，采用巩膜外加压、眼内光凝或巩膜外冷凝，联合眼内注气。

6. 手术中行中轴部玻璃体切除时，应降低吸引压力，减轻对周边部视网膜的牵拉，以预防裂孔的发生。

(二) 视网膜内界膜出血

1. 常见于前膜与内界膜粘连紧密的患者，在剥膜时发生毛细血管破裂出血。

2. 出血一般比较轻微，呈小片状出血。

3. 手术中暂时提高灌注压便可迅速止血。

第三节　黄斑下脉络膜新生血管膜

一、概述

黄斑下脉络膜新生血管膜常见于年龄相关性黄斑变性、病理性近视、眼外伤及炎症等多种疾病其发病机制不清，组织学显示为新生血管复合物，由色素上皮细胞、成纤维细胞、血管内皮细胞、炎性细胞组成。

二、手术适应证及影响预后的因素

（一）手术适应证

1. 荧光素眼底血管造影证实为中央凹下新生血管膜，直径小于 3DD。

2. 视力低于或等于 0.1。

3. 无光凝治疗史。

4. 视野显示相对中心暗点。

5. 多焦视网膜电图、微视野等相关检查评价黄斑区视网膜功能。较好的视网膜细胞功能和稳定的固视功能是术后获得 0.2 以上视力的有利因素。

6. 患者同意手术。

（二）影响预后的因素

1. 有利因素

（1）色素上皮前的脉络膜新生血管膜。

（2）脉络膜新生血管膜累及中心凹的时间较短。

（3）脉络膜新生血管膜离中心凹距离较远。

（4）瘢痕组织或结构内的脉络膜血管成分较少。

2. 不利因素 色素上皮下的脉络膜新生血管膜。

三、手术方法

（一）新生血管膜切除术

1. 行睫状体平坦部三切口闭合式玻璃体切除术。

2. 于脉络膜新生血管膜的颞上或鼻上方，用极小的视网膜刀做视网膜切开（图 16-8）。

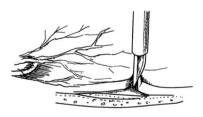

图 16-8 视网膜切开

3. 向视网膜下注射平衡盐液,造成浆液性视网膜脱离(图 16-9)。

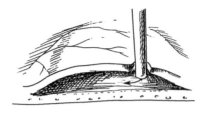

图 16-9　浆液性视网膜脱离

4. 视网膜钩分离增生膜的前后粘连(图 16-10)。

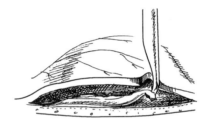

图 16-10　分离新生血管膜

5. 视网膜下镊拉出脉络膜新生血管膜(图 16-11)。

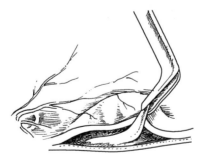

图 16-11　脉络膜新生血管膜的取出

6. 气 - 液交换。

7. 必要时可行气体填充。

（二）黄斑转位术

1. 360°视网膜切开的黄斑转位术手术步骤

（1）彻底的玻璃体切除。之前可行晶状体摘除或切除。

（2）经视网膜造成视网膜脱离：在颞上血管弓第一分支附近作小的视网膜切开，向视网膜下注入透明质酸钠，造成小的视网膜脱离，然后再注入平衡盐溶液形成一个符合要求的视网膜脱离（图16-12、图16-13）。

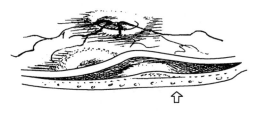

图 16-12　经视网膜造成视网膜脱离

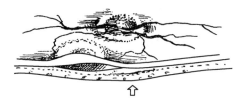

图 16-13　与脉络膜新生血管膜的关系

（3）用玻璃体切割头作尽量周边的360°视网膜切开。

（4）清除视网膜下出血和脉络膜新生血管膜。

（5）完全的气-液交换。

（6）用带硅胶头的笛针吸住视网膜的切开边缘，旋转并重新铺平视网膜，使黄斑转位至一个新的位置，此方法可使黄斑转位约60°。

（7）激光光凝视网膜切开边缘，硅油填充。

（8）二期眼外肌手术使眼球向黄斑转位的相反方向旋转20°~50°。既可以达到黄斑转位的手术效果，又减少了手术后旋转斜视。

2. 局限性黄斑转位术手术步骤

(1) 在距角膜缘后 8mm 的巩膜上作一宽 8~10mm、长 12~15mm 的梭形,约 3/4 巩膜厚度的板层切除,长轴平行于赤道,如要将黄斑向下转位则巩膜切除位于颞上方,反之则在颞下方(图 16-14)。

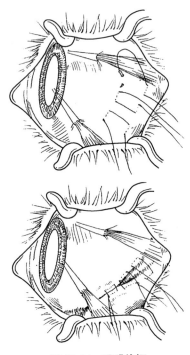

图 16-14　巩膜缩短

(2) 睫状体平坦部三切口闭合式玻璃体切除术后,行人为视网膜脱离。

(3) 用 5-0 缝线缝合巩膜切口,使视网膜相对过长(图 16-15)。

(4) 气 - 液交换后作视网膜转位;该法可转位的距离为 350~1500μm。

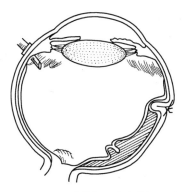

图 16-15 巩膜缩短后多余的视网膜

四、术后并发症

(一) 旋转斜视和双眼复视

1. 为最常见的并发症。主要是由于黄斑转位后视网膜的对应发生了改变。有些患者可出现眩晕和代偿头位,通常头偏向手术眼侧。

2. 在遮盖非手术眼 4~6 个月后,患者大脑可适应黄斑转位引起的位置觉异常,在患眼单眼使用时,无视物倾斜和复视,但在双眼视物时症状可重新出现。

3. 黄斑转位联合眼外肌手术可消除手术后的斜视和复视而不需要遮盖手术眼或对侧眼。

(二) 增生性玻璃体视网膜病变

1. 防止大面积的视网膜色素上皮暴露可减少 PVR 的发生率。

2. 如果发生 PVR,可再次行玻璃体视网膜手术。

(三) 像不等和像扭曲

术后随时间延长及非主导眼抑制的发展可逐步消失。

(四) 散光

1. 视网膜切开黄斑转位术后散光较轻,一般低于 2.00D。

2. 巩膜缩短黄斑转位术后由于眼球形状发生了改变,手术后散光在 3.25~8.50D 之间。散光轴向与巩膜缩短部位方向一致,且散光度数与缩短程度成正比。

（五）视野改变

1. 360°视网膜切开黄斑转位术后周边视野均缩窄在30°~50°范围。180°视网膜切开黄斑转位术后有鼻侧视野不同程度的缺损。

2. 巩膜缩短黄斑转位术后视野缺损较轻。

（六）脉络膜新生血管膜复发

（七）视网膜脱离

多见于硅油取出术后，发生率为 3.3%~57.0% 不等。

（八）黄斑部并发症

包括黄斑皱褶、黄斑下出血、黄斑裂孔、黄斑转位不足和黄斑囊样水肿。

第四节　黄斑裂孔手术

一、概述

黄斑裂孔是指各种原因导致的黄斑区视网膜内界膜到感光细胞层发生组织缺损的视网膜裂孔，可分为全层视网膜裂孔和板层裂孔。全层视网膜裂孔为视网膜组织在黄斑区的完全缺损；板层裂孔分为内板层孔和外板层孔，内板层孔为视网膜内层的组织缺损，视网膜外层组织有不同程度的保留，外板层孔为视网膜内层组织完整，只有外层组织缺损。根据病因不同，黄斑裂孔可分为特发性黄斑裂孔、继发性黄斑裂孔和外伤性黄斑裂孔。

根据特发性黄斑裂孔形成过程中不同阶段的眼底表现，Gass 将其分为四期（表 16-2，图 16-16）。

表 16-2　特发性黄斑裂孔的分期（Gass，1988 年）

分期	眼底表现
ⅠA 期	黄斑中心凹消失，并出现黄色斑点
ⅠB 期	黄斑出现黄色晕环，Ⅰ期视力多在 0.3~0.8。FFA 多为正常或中心弱荧光

分期	眼底表现
Ⅱ期	黄斑中心凹全层缺损,直径小于 400μm。早期裂孔多呈月牙形,逐渐向一侧延伸,最后发展为完整的全层裂孔。FFA 示黄斑区圆环状窗样缺损或正常。视力 0.1~0.6
Ⅲ期	黄斑中心凹全层缺损,直径大于 400μm,但没有玻璃体黄斑分离,无 Weiss 环。此期全层裂孔形成,孔直径约 500μm,呈圆形内陷,有凿孔样边缘,周围有一周视网膜下积液,视力多为 0.02~0.5。FFA 示与黄斑裂孔相一致的窗样缺损
Ⅳ期	黄斑中心全层缺损伴有玻璃体黄斑分离,可有 Weiss 环。黄斑裂孔合并有玻璃体后脱离。FFA 示与黄斑裂孔相一致的窗样缺损(图 16-16)

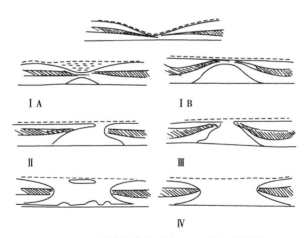

图 16-16　特发性黄斑裂孔 Gass 的经典分期

(一) 手术目的

1. 松解视网膜玻璃体牵引,尤其是玻璃体在视网膜表面切线方向的牵拉。

2. 帮助黄斑中心小凹及孔周视网膜浅脱离解剖复位。

3. 闭合裂孔。

(二) 手术适应证

1. 特发性黄斑裂孔。

2. 玻璃体腔单纯注气术后的黄斑裂孔。

3. 合并孔源性视网膜脱离的黄斑裂孔。

4. 外伤性黄斑裂孔。

5. 合并高度近视眼黄斑病变、卵黄样黄斑变性、糖尿病视网膜病变等黄斑退行病变的黄斑裂孔。

6. 黄斑皱褶伴发的黄斑裂孔。

(三) 病例选择与手术预后

以下病例可以获得更好的视力和黄斑裂孔的完全闭合。

1. 术前矫正视力大于 0.2。

2. 视物变形等临床症状出现小于 1 年。

3. 黄斑裂孔最小径小于 450μm。

4. 特发性黄斑裂孔的 Ⅱ 期、Ⅲ 期。

(四) 术前评估

1. 详细记录患者主诉。

2. 检查远、近视力。

3. 患眼注视下描绘 Amsler 表线条改变。

4. 裂隙灯及检眼镜行眼前、后段检查。

5. 行 OCT、荧光素眼底血管造影及眼底照相检查。

6. 多焦视网膜电图检查黄斑区功能。

二、手术技术

(一) 玻璃体切除技术

1. 睫状体平坦部三切口闭合式玻璃体手术。

2. 切除中央部玻璃体。

3. 重点去除玻璃体后皮质和视网膜前膜。

4. 解除玻璃体视网膜切线方向的牵引。

(二) 人工玻璃体后脱离技术

1. 玻璃体内眼钩剥离法(图 16-17) 用内眼钩在视盘前方钩起后界膜的边缘,并用导光纤维托起其边缘,轻轻分离。

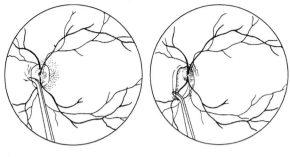

图 16-17 人工玻璃体后脱离技术玻璃体内眼钩剥离法

2. 玻璃体切割头直接吸引法

（1）玻璃体切割机负压设定 200~300mmHg，紧贴视盘吸引。

（2）用玻璃体切割头在轻度吸力下分离，轻轻吸住后部玻璃体，用导光纤维协助分离后部玻璃体胶原纤维，直至看到环形玻璃体后脱离。

（3）当其与视网膜表面分离后，向周围分离扩大玻璃体的后脱离并切除。此方法速度快，但易发生赤道部裂孔。

（4）曲安奈德标记后，可视度增加，易于操作。

3. 水下电凝法 + 内眼钩法 低能量的眼内电凝可使玻璃体凝胶皱缩，便于分离。水下电凝视盘前玻璃体后皮质，使其浓缩，而后用内眼钩剥离。

4. 注意事项

（1）Ⅱ~Ⅲ期黄斑裂孔伴后部玻璃体劈裂，易误认为完全玻璃体后脱离。

（2）注意视网膜表面尚存留一层玻璃体后皮质。

（3）用笛针抽吸时可见到硅胶管头向下弯曲，是残存皮质的重要征象（图 16-18）。

（4）曲安奈德染色显示最清晰。

（三）黄斑前膜剥除技术

1. 仔细寻找黄斑前膜，50%~73% 的特发孔合并前膜或内界膜增厚（具体方法同剥除内界膜，两者可一并剥除）。

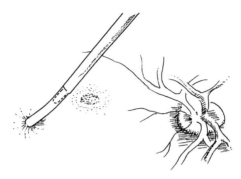

图 16-18　人工玻璃体后脱离技术 — 鱼杆征

2. 使用眼内界膜镊夹住孔周的膜撕除,可用显微玻璃体视网膜刀(microvitreoretinal blade,MVR 刀)或针头在膜上划开,用镊剥离。

3. 注意检查孔周 1PD 处有否残膜存留。

(四)内界膜剥除技术

1. 内界膜染色

(1) 染色的必要性

1) 由于黄斑前膜及内界膜组织菲薄透明,术者只能根据反光情况及经验来识别,且与下面的视网膜组织粘连较紧,这些都无形中加大了手术难度;另一方面,不适当的剥离也会造成视网膜不必要的损伤。

2) 吲哚青绿染色或其他染色剂有助于清晰分辨内界膜与玻璃体变性粘连的后皮质、视网膜表面膜、下层视网膜组织的解剖关系,极大地提高了术者一次性彻底剥膜技术,方便了术中明确剥离的范围和程度。

(2) 吲哚青绿染色的方法:吲哚青绿 25mg 溶于 10ml 蒸馏水中,玻璃体切除后,将吲哚青绿溶液数滴注入玻璃体腔,置换玻璃体腔灌注液,浸染裂孔区视网膜后,将吲哚青绿溶液缓慢吸干净。重用灌注液置换吲哚青绿以清晰视野。此时,内界膜着染为绿色。

2. 内界膜撕除术(图 16-19)

(1) 在颞侧视网膜血管弓内、远离中心凹处选择一开始点。

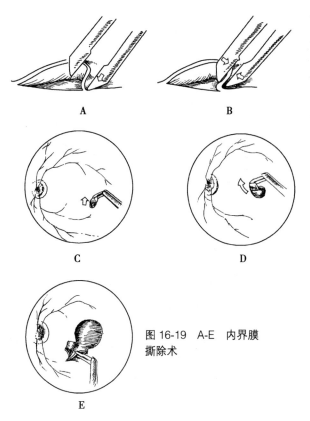

A   B

C   D

E

图 16-19 A-E 内界膜
撕除术

(2) 用内界膜镊直接掀起一小片膜瓣。

(3) 随后以中心凹为圆心,朝向孔缘方向,缓慢地行环绕孔周的连续曲线撕开。

(4) 操作过程应谨慎耐心,尽量减少对下方视网膜血管和神经层的损伤。

(5) 术中可以通过吲哚青绿染色技术或观察内界膜剥离后的视网膜反光及点状出血状况,确定剥膜效果。

3. 内界膜捏取技术 (图 16-20)

(1) 将内界膜镊尖方向与视网膜垂直。

(2) 在颞侧血管弓内、黄斑裂孔上方或下方选择一无血管区,轻张镊子。

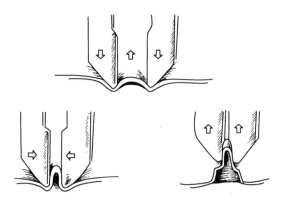

图 16-20　内界膜捏取技术

（3）下压视网膜，关闭镊子。

（4）慢慢提起镊子，可见染色内界膜破裂。

（5）放开镊子，在适合处抓取内界膜破口边缘，继续撕除内界膜。

4. 内界膜剥除的理论基础和意义

（1）黄斑裂孔的形成与发展是由玻璃体视网膜界面诸多因素综合作用所致。视网膜内界膜与视网膜表面玻璃体皮质及增生组织粘连紧密，同时，视网膜内界膜形成微小皱褶及其内在的张力，均可造成对黄斑区视网膜的切线牵拉力，两者在黄斑裂孔的发生发展中起一定作用。许多玻璃体视网膜界面的病理结构，如黄斑囊肿、黄斑板层裂孔、特发性或继发性黄斑前膜、黄斑皱襞等，其形成和发展均与内界膜密切相关。

（2）黄斑部手术后视功能的改善主要与黄斑局部色素上皮的状态、脉络膜结构功能的完整性及视网膜的解剖复位有关。

（3）对于多数黄斑裂孔的病例，传统手术将玻璃体后界膜、部分视网膜前膜从黄斑区成功分离，已可取得很好疗效，是否需要承担视网膜损伤的风险行内界膜剥离术仍需慎重。

（4）对于Ⅳ期、陈旧性、手术失败或术后复发的黄斑裂孔，内界膜剥除确实具有不可替代的临床效果。凡大于

400μm 的或内界膜反光明显的特发性黄斑裂孔都应行内界膜剥除,而且在有技术保障其安全性之后,对更小、更新鲜的裂孔也可考虑内界膜剥除。

(五) 气 - 液交换技术

1. 裂孔旁的操作或用笛针吸引视网膜下液时应谨慎,否则易引起裂孔扩大及视网膜损伤。

2. 气 - 液交换后放上巩膜塞,等待 10~15 分钟后,使玻璃体基底部"脱水",残留的液体流至后极部,然后用笛针吸出,玻璃体腔才能完全被气泡充填。

3. 膨胀气体(SF_6、C_2F_6、C_3F_8)眼内充填,浓度以稀释至不膨胀为宜。

少数不能保持体位的特定患者亦可选用硅油充填,4~8 周后取出。

(田 蓓 魏文斌)

增生性糖尿病视网膜病变的手术

第一节 概 述

糖尿病视网膜病变是糖尿病严重的并发症之一,根据中华眼科学会眼底病学组的分期,一般将糖尿病视网膜病变(diabetic retinopathy,DR)分为背景期和增生期,两者又各自分为 3 期,总共 6 期(表 17-1)。

表 17-1 糖尿病视网膜病变分期标准
(中华医学会第三届全国眼科学术会议)

分期	眼底表现
I 期	微血管瘤或合并小出血点(+)~(++)
II 期	微血管瘤、黄白色硬性渗出或合并出血斑(+)~(++)
III 期	灰白色棉絮斑或合并 I 和(或) II 期病变(+)~(++)
IV 期	新生血管或合并玻璃体积血
V 期	新生血管和纤维增生
VI 期	新生血管和纤维增生并引起视网膜脱离

注:(+)表示较少,易数;(++)表示较多,不易数

其中,I、II、III 期为非增生性,亦称单纯型或背景型,IV、V、VI 期为增生型。

2001 年美国眼科学会提出了国际临床糖尿病视网膜病变严重程度分级(表 17-2),对糖尿病视网膜病变的临床治疗具有指导意义。

表 17-2　国际临床糖尿病视网膜病变严重程度的分级

疾病严重程度	散瞳后检眼镜下所见
无明显的糖尿病视网膜病变	无异常
轻度非增生性糖尿病视网膜病变	仅有微血管瘤
中度非增生性糖尿病视网膜病变	不仅有微血管瘤。但其程度轻于重度非增生性糖尿病视网膜病变
重度非增生性视网膜病变	具有下列各项中任何一项： 4 个象限中任何 1 个象限有 20 个以上的视网膜内出血点 2 个以上象限中有明确的静脉串珠样改变 1 个以上象限中出现明确的视网膜内微血管异常 此外，无增生糖尿病视网膜病变的体征
增生性糖尿病视网膜病变	具有下列各项中一项或多项： 新生血管形成 玻璃体积血 视网膜前出血

Ⅵ期的病变除了牵拉性视网膜脱离外，还有以下特点：

1. 视神经有不同程度的萎缩。

2. 视网膜萎缩变薄常合并黄斑部视网膜前出血和(或)玻璃体积血，多未行全视网膜光凝等特点。并认为纤维血管膜经历 3 个阶段。

(1) 发生期：新生血管成牙状生长，纤维成分少。

(2) 发展期：新生血管逐渐长大，因管壁结构不完善，容易出血，纤维成分加重。

(3) 退行期：新生血管可退行，特别是行全视网膜光凝后。机化膜形成瘢痕，可对黄斑或视盘造成牵拉，机化膜往往连接视盘，沿上下血管弓走行至黄斑的颞侧，甚至完全将视盘及黄斑覆盖。由于新生血管和纤维组织增生沿后玻璃体表面生长，糖尿病视网膜病变的玻璃体后脱离,发生早但进展缓慢,很少有形成完全的玻璃体后脱离,这是增生性糖尿病视网膜病变一个非常重要的特点,对与手术有很大的指导意义。

第二节 术式与操作

一、手术的时机及适应证

1. 严重的不易吸收的玻璃体积血 对 1 型糖尿病患者最好在出血 3 个月内不吸收就行玻璃体手术。但最好勿早于 1 个月,因为 1 个月内,出血状态尚不稳定,玻璃体液化程度不够,此时手术出血不易切净,且有再出血的可能。2 型糖尿病患者可待出血 3~6 个月不吸收再手术,但应根据具体病情选择手术时机。

2. 牵拉性视网膜脱离合并视盘、黄斑牵拉 纤维血管组织的收缩,可对视网膜产生前后及切线方向的牵拉,引起牵拉性视网膜脱离。增生膜常位于视盘的鼻侧,视盘受牵拉后神经纤维变长,轴浆流下降。颞侧上下血管弓的增生膜可牵拉黄斑变形或轻度的移位,患者有视物变形,视力下降。视力 0.3 以下可考虑手术治疗。但应具体问题具体分析,因为黄斑区脱离超过 3 个月,即使手术复位,视力也难得到改善。

3. 致密的黄斑前出血 若无完全的玻璃体后脱离,致密的黄斑前出血"包裹"在视网膜的内界膜和玻璃体后皮质之间,长时间不能吸收,对视力影响极大,要早行玻璃体手术。

4. 合并视网膜裂孔 特点是孔比较细小,不容易发现。常位于增生膜的底部和旁边。多位于后极部,合并裂孔的牵拉性视网膜脱离常由伞状变成了球样脱离。

5. 进行性纤维血管增生 在 PDR 患者周边部的纤维血管增生,即使做完 PRP 后也往往不能消退,还可引起玻璃体积血。多见于 1 型糖尿病患者,如手术,视力预后要好。

6. 持久明显的黄斑水肿或伴有脂性渗出。

二、手术目的

清除玻璃体的混浊和出血,为全视网膜光凝创造条件;解除机化膜对视网膜组织的牵拉,使组织达到解剖复位,保存和提高视力。如合并视网膜裂孔,应采取适当的措施,封闭裂孔并处理其引起的视网膜脱离。

三、术式及手术要点

一般选用平坦部三通道闭合式玻璃体切除术,除非玻璃体增生牵拉较重,一般不作巩膜环扎。外加压也仅用于有视网膜裂孔或医源孔时。术中是否注入惰性气体或硅油视情况而定。

1. 术中角膜更易水肿 如影响操作时,可以将角膜上皮刮除,但过早刮除可能引起角膜基质的水肿。

2. 瞳孔不易散大 这是由于因长期的糖尿病,瞳孔括约肌和开大肌或其支配的神经受到损害所致。术中瞳孔缩小可采取以下的方法:

(1)查看是否巩膜切口过大,立即升高灌注液,维持眼压。

(2)频点散瞳药,或角膜缘结膜下注射少量的肾上腺素,后者高血压患者慎用。

(3)前房注入黏弹剂,注意勿伤晶状体。

3. 术中反复出血 可发生在以下几种情况:切割牵拉视网膜新生血管、剥膜时损伤视网膜的血管和出现医源孔。处理办法:

(1)提高眼内灌注压:如提高灌注液平高度,使用加压灌注系统等。

(2)如可见明确出血点,可电凝止血。

(3)用笛针或玻切头进行玻璃体腔液的置换;对视网膜前的出血,一定要用带软硅胶头的笛针吸取。

4. 易出医源孔 因玻璃体后脱离常不完全,纤维膜与视网膜组织粘连紧,视网膜组织萎缩变薄,膜组织与视网膜组织有时不易区分。预防措施:

(1)先清除中轴部的混浊出血,然后切除周边部的混浊,助手可以从巩膜外压迫,帮助术者尽量切净周边的玻璃体,勿伤及顶起的视网膜。

(2) 小心处理纤维增生膜:增生膜在视盘处粘连相对较松,而在上下血管弓处粘连较紧,处理膜时先从松的地方开始。要仔细寻找膜组织处玻璃体与视网膜无粘连的"孔隙",用玻切头将膜"咬断",或用气动剪剪断增生膜,使其成为一个个的"孤岛",然后用玻切头将"孤岛"缩小或全部"吃掉",注意要用高速玻切头(大于 1500 次 / 分),负压吸引要小。血管成分较丰富的纤维增生膜建议术前行抗 VEGF 治疗,1~2 周后再行玻璃体视网膜手术,可以减少剥膜时出血的风险。对于增生膜,不必强求处理干净,只要达到去除遮挡,解除对视网膜组织的牵拉即可。对出现的医源孔要及时处理,因为一旦出现裂孔,视网膜将很快脱离,最好在脱离前尽量行全视网膜光凝。然后处理裂孔:解除裂孔周围所有牵拉,孔周围视网膜不能展平服帖时,可作局部的切除。其他包括巩膜外加压、眼内光凝或冷凝,气体或硅油填充等。医源孔最常出现的部位为锯齿缘和机化膜组织分离处。

5. 黄斑区常有大片的前出血,往往有增生膜包裹,只有刺破该膜,才能将"血池"吸除干净。

6. 合并白内障时的手术方式。对于糖尿病合并的白内障。如晶状体混浊的程度不影响玻璃体手术的操作,则先行玻璃体手术。术前或术中尽量完成 PRP。如必须行白内障手术,无论采取何种手术方式,必须保持后囊的完整性,现在倾向于超声乳化、人工晶状体植入联合玻璃体手术。术中要尽量减少后发障形成的因素,避免 YAG 激光后囊打孔,减少新生血管青光眼的发生。

四、术后并发症及处理

1. 玻璃体再出血　多发生在术后 1~2 天。如没有眼压升高,视网膜脱离等并发症,不必马上处理,因为玻璃体手术后的出血比较容易吸收。术中行玻璃体腔注射抗 VEGF 药物,可减少术后玻璃体再出血的概率。

2. 晶状体混浊加重　近 90% 的患者术后有晶状体后

囊不同程度的混浊,注入硅油的患者晶状体核常呈棕色。

3. 眼压升高　应针对不同原因具体分析。

(1) 术后轻度的眼压升高可能与手术后的炎症有关,可抗感染治疗合并应用降眼压的药物。

(2) 中度升高,大于 40mmHg,药物治疗无效,应考虑手术,如硅油或气体充填过量引起,可放出少量的硅油或气体。

(3) 术中术后有玻璃体积血者,应考虑有血影细胞青光眼的可能,前房穿刺血影细胞检查有助于诊断,治疗方法,可在穿刺口间断放房水。

4. 角膜上皮缺损或延迟愈合　晚期可发生角膜变性,可用促进角膜上皮修复的药物,症状重的患者,可配戴软性接触镜。

5. 眼球萎缩　此并发症少见,多与反复眼内出血,前部纤维增生有关。

6. 新生血管性青光眼　手术本身,特别是晶状体手术后囊破损,可刺激虹膜新生血管的形成,发展成新生血管性青光眼,尽量行全视网膜光凝或冷凝。

7. 术后光感突然消失　多发生于严重的 V、VI 期的患者。

(杨庆松)

第十八章

外伤眼的玻璃体手术

第一节　眼球钝挫伤

一、概述

机械性钝力引起的眼部损伤称为眼球钝挫伤。钝挫伤可以引起眼组织的各种损伤,出现睫状体断离、玻璃体基底部撕脱、视网膜震荡、视网膜马蹄形裂孔、黄斑裂孔、玻璃体积血等。严重的玻璃体视网膜挫伤引起的玻璃体积血、视网膜脱离,必须行玻璃体手术治疗。

眼球钝挫伤引起的视网膜脱离多见于青年男性,多为单眼发病,视网膜裂孔多为锯齿缘断离和玻璃体基底部马蹄孔。锯齿缘断离最常见的部位是颞下和鼻上象限,锯齿缘断离范围局限,多小于2个钟点,部分可为巨大裂孔。眼底检查可见外伤性改变,如:玻璃体基底部牵拉、玻璃体积血、睫状体膜、晶状体脱位、局限性白内障等。一般锯齿缘小的断离视网膜呈扁平脱离,病情发展一般缓慢,部分眼底可见划界线和黄斑囊样变性。

二、术前辅助检查

1. 使用巩膜压迫器和间接检眼镜详细检查双眼。

2. B超、彩超或UBM检查　对屈光介质混浊的病例了解眼后段和周边部玻璃体的情况。

3. 房角镜检查　观察有无房角后退、劈裂等情况。

4. 电生理检查　通过ERG和VEP检查评价视网膜和视神经的功能。

三、术式及操作

(一) 巩膜外冷凝环扎术

1. 适应证 锯齿缘断离和玻璃体基底部马蹄孔引起的视网膜脱离。

2. 操作 术中嵴应直接顶压于锯齿缘断离处或使裂孔位于嵴的前坡近坡顶处,并使嵴保持一定的高度和长度,防止自嵴的两端漏水导致手术失败。

(二) 玻璃体手术

1. 适应证 单纯玻璃体积血或并发牵拉性视网膜脱离。

2. 操作

(1) 玻璃体切除:合并晶状体半脱位或全脱位可切除之,或超声粉碎去除。合并脉络膜上腔出血,可在术中切开巩膜并提高眼内灌注压放出脉络膜上腔液化的积血。

(2) 吸出视网膜表面积血:后极部视网膜前的血池可以玻切头单纯吸取,玻切头与积血液面保持45°夹角,直视下见积血进入玻切口。较稠厚的积血可采用负压吸取间断切除的方式。清除大部分积血后,对残余的积血以笛针吸除。

(3) 剥离视网膜表面或视网膜下膜:解除视网膜前或视网膜下牵拉,恢复视网膜活动度。

(4) 气 - 液交换、视网膜光凝或冷凝:封闭视网膜裂孔。

(5) 气体或硅油填充。

四、术后并发症

1. 视网膜脱离和 PVR 视网膜脱离可以由于原视网膜裂孔未封闭、出现新裂孔或医源性裂孔。视网膜裂孔、视网膜脱离促进 PVR 的形成,PVR 可以促进视网膜裂孔的出现,加重视网膜脱离。

2. 玻璃体再积血 由于视网膜病变血管或纤维血管膜引起。少量积血可自行吸收,较多积血可玻璃体腔灌洗。

3. 继发性青光眼 这类病例多合并房角后退,应密切随访眼压。青光眼的控制以药物和眼外引流手术为主。

五、预后及影响因素

1. 预后　单纯玻璃体积血的病例,手术成功率90.0% 以上。合并视网膜脱离的病例一次手术成功率65.0%~91.0%。眼球钝挫伤单纯玻璃体积血的病例,术后视力为光感至 1.0;合并视网膜脱离的,仅 33.3%~62.5%术后视力达到 0.1 以上。

2. 影响因素

(1)眼组织受损的程度:眼钝挫伤后可造成眼部不同组织不同程度的损害,损害越多越严重,视力预后越差。

(2)病变是否累及黄斑和视神经:视神经挫伤和黄斑区损伤是影响视力的重要因素,目前尚无有效的治疗方法。

(3)PVR 的程度:严重 PVR 或前 PVR 影响视力预后并是视网膜再脱离的原因之一。

(4)眼钝挫伤至手术的间隔时间:在初期炎症减轻后,如果玻璃体积血量较大,不能吸收,2 周以后应考虑手术治疗。伤后超过 1 个月的病例可能有并发症,影响预后。

第二节　眼球穿孔伤

一、概述

外界物体引起眼球壁的破裂穿孔称为眼球穿孔伤。严重的眼球穿孔伤常常合并玻璃体视网膜的损伤或眼内异物的存留。眼球穿孔伤初期修复时,主要是恢复眼球的完整性,尽量不进行眼内操作,以免加重眼内结构紊乱。初期修复后根据进一步检查结果和眼球恢复情况,在伤后7~14 天行二期手术。一般只在合并眼内炎或较快出现眼内毒性反应的眼内异物的病例,才在眼球穿孔伤初期修复时同时进行玻璃体手术。

眼球穿孔伤后眼内改变相当复杂,视网膜裂孔多样、视网膜脱离病情严重,PVR 进展迅速、明显。除视网膜脱离外,常伴有眼部其他外伤的体征。眼球穿孔伤后玻璃体视网膜手术没有固定的模式,术中根据患眼伤情具体情况选择联合术式,随时调整手术方案。

二、术前辅助检查

1. 间接检眼镜全面检查眼底,直视下了解眼内异物的有无、数量并定位。

2. B超或彩超　了解玻璃体视网膜及后巩膜的情况,眼内异物的有无、数量、分布。

3. X线或CT　了解眼球的完整性、眼内结构的破坏情况及眼内异物的性质、数量、分布。必要时以巴氏定位器或角膜缘定位环、薄骨、无骨定位照相。

4. UBM　检查前玻璃体视网膜和房角的结构及眼前段异物的情况。

5. 电生理　检查评价视网膜和视神经的功能。

三、术式及操作

1. 检查巩膜或角膜伤口,必要时重新缝合,保持眼球的密闭。

2. 预制巩膜外环扎。

3. 混浊的晶状体行超声乳化、囊外或晶状体切除,应尽可能保留晶状体囊膜。脱位、半脱位的晶状体直接切除。

4. 切除混浊的玻璃体,吸出视网膜表面积血。在眼外伤玻璃体积血2周后多已形成玻璃体后脱离,切除玻璃体后皮质多无困难。在未形成玻璃体后脱离的视网膜脱离病例,应小心仔细,避免视网膜脱离范围的扩大。视网膜表面积血可采用低负压吸取间断切除的方式。大部分积血清除后,以笛针吸除残余的积血。

5. 切除眼内异物区和视网膜嵌顿处玻璃体后皮质,剥离、吸除视网膜表面膜。

6. 视网膜切开或切除。在视网膜缩短、嵌顿或视网膜下膜处将视网膜切开或切除,取出视网膜下膜,吸出视网膜下积血。

7. 借助过氟化碳或气-液交换使视网膜平复。

8. 光凝或冷凝视网膜裂孔、视网膜切开或切除的边缘。

9. 眼内填充气体或硅油。

四、术后并发症

1. 视网膜脱离和PVR的出现(或复发) 异物取出时,医源性视网膜裂孔与锯齿缘断离的出现,导致术后视网膜脱离。视网膜裂孔、玻璃体积血、眼内异物区和视网膜嵌顿处玻璃体后皮质的残留可继发视网膜前膜和PVR的出现。

2. 玻璃体积血 术中出血更为多见。常为眼内纤维组织增生或异物被包裹、与视网膜脉络膜粘连,分离时造成出血。异物取出时,巩膜切口内口过小,引起睫状体出血。

3. 眼内炎 眼球穿孔伤病原微生物直接进入眼内,可引起眼内组织的继发感染。当眼内有异物存留时,发生感染性眼内炎的危险是无异物者的2倍。玻璃体手术后需继续用药,预防眼内炎的出现。

4. 继发性青光眼 眼球穿孔伤可引起房角、睫状体的损伤,造成眼压的升高。药物治疗不满意时,对视功能尚好的病例采用眼外引流手术,对视功能较差的病例可采用睫状体破坏性手术。

5. 眼球萎缩 伤情较重,尤其是睫状体的严重损伤,最终多出现眼球萎缩。

五、预后及其影响因素

1. 预后 眼球穿孔伤后视网膜脱离手术复位率66.7%~87.5%。术后视力依病情的不同变化很大,有15.4%~53.7%的病例视力达到0.1以上。

2. 影响因素

(1) 损伤的部位和程度:大量眼内组织的丢失、大片角膜混浊白斑的形成、睫状体视网膜广泛的损伤以及累及黄斑和视神经的损伤预后均极差。

(2) 眼内异物:同等条件下,眼内异物对眼部损伤程度、并发症的出现概率均较高,预后较差。较大异物对巩膜、视网膜破坏大,预后差。铜和铁质异物导致视网膜铜锈症和铁锈症的患者预后较差。

(3) 视网膜脱离、外伤性 PVR、继发性青光眼、视网膜嵌顿等并发症的出现,预后较差。

(4) 一期伤口的处理:伤口初期的正确处理,可以减少并发症,避免进一步损伤,为进一步治疗创造条件。

第三节 眼内异物的玻璃体手术

一、概述

1. 眼内异物是指各种异物穿透眼球壁,留置于眼内。

2. 眼内异物约占眼外伤的 6%、眼球穿孔伤的 37%。

3. 其中磁性异物占 82.9%。非磁性异物以铜异物居多,其次为石头、玻璃等。

4. 特点为损伤严重、并发症多、失明率高。

5. 治疗目的　及时诊断、正确处理、尽早顺利摘除异物、减少并发症。

二、眼内异物的术前评估

(一) 病史分析

1. 多数患者伤后即来医院就诊,可较清楚地介绍受伤经过与致伤物的性质。

2. 主诉多为感受到飞来异物、眼痛、流泪、视力下降或眼前有黑影飘动等。

3. 若细小的穿道口已闭合,或是巩膜伤口被出血遮挡不易被发现时,更应该谨慎从事,进一步详查。

(二) 眼部体征

1. 屈光间质清亮时

(1) 通过间接检眼镜、裂隙灯显微镜等对可能存在于眼睑、角膜、晶状体、玻璃体和视网膜的异物及其相关损伤进行评估、定位。

(2) 特别要了解黄斑的功能状态。

2. 屈光间质混浊时

(1) 了解屈光间质混浊的原因。

(2) 后期眼内异物常有角膜斑翳或白内障、玻璃体混浊机化。

(3) 早期眼内异物常有玻璃体积血、前房积脓或眼内炎。

3. 铁锈沉着症

(1) 出现时间：2个月~2年(早至4~5天，迟到若干年)。由于异物所在部位、含铁多少、包裹程度、时间长短有所不同。

(2) 形成机制：铁异物在二氧化碳作用下，形成重碳酸亚铁，进而氧化成氧化铁(铁锈)，与组织蛋白结合或不溶性含铁蛋白。

(3) 沉着部位

1) 角膜：实质层，周边较中央多。

2) 虹膜：肌层内，瞳孔中度开大、虹睫炎。

3) 睫状体：聚积于睫状上皮内导致继发性青光眼。

4) 晶状体：前囊下均匀、细密的棕色小点。严重时聚积呈棕色锈斑，白内障、晶状体脱位。

5) 玻璃体：变性、液化、混浊。

6) 视网膜：聚积于神经节细胞内导致视网膜色素变性。

4. 铜锈沉着症

(1) 出现时间：3个月~数年。

(2) 形成机制：铜异物在二氧化碳作用下，形成碳酸铜(铜锈)，借离子移动将铜离子分布到眼内各部分，沉积在组织界膜中。

(3) 沉着部位

1) 角膜：后弹力层，环绕角膜呈环形、铜绿色，带金属反光，称 Kayser-Fleischer 环。

2) 晶状体：前囊表面，沉聚呈圆盘、花瓣样向外辐射，称向日葵样白内障。

(三) 辅助异物定位方法

屈光间质清亮时对异物直视下即可定位。屈光间质混浊时，最有价值的诊断和评价方法是 X 线片、超声波和 CT 扫描。

1. 巴尔金定位法(图 18-1)

(1) 适用于直径 <3mm 的闭合伤口。

(2) 定位器为环形的凹面铝片,凹面与眼球前表面的弯曲度吻合,使之紧密贴附于眼球上。定位器中心有一大小与角膜相同的圆孔,在孔的边缘,相当于角膜缘处,有等距离排列的四个铅粒作为定位标记。

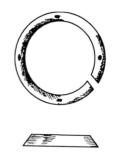

图 18-1 巴尔金定位器

(3) 投照方法:结膜囊表面麻醉,将定位器嵌入结膜囊,使圆孔与角膜符合,铅粒对准 3、6、9、12 点,位置不当时用玻璃棒拨正。患者取坐位、站位或卧位摄片。

1) 正位:①后前位:X 线自枕部→眼部;②前后位:X 线自眼部→枕部。

正位投照一般采用后前位,患者鼻尖紧贴胶片匣,注视正前方,头稍上仰,与台面胶片匣呈 45°角,以避免颞骨岩部与眼眶投影重叠,X 线自枕后投照,线束中心穿过定位环中央垂直于胶片匣;与眼球矢状轴一致,球管与胶片之间的距离为眼球与胶片距离的 10 倍。

2) 侧位:侧位投照胶片匣置于伤眼颞侧,向前方水平注视,X 线自健侧投照,线束中心线与角膜缘平面一致,距离比例仍为 10∶1。

3) 垂直位:用于校正后极部异物正位与侧位的误差,确定异物在鼻倒或颞侧的径线误差。目前已较少用。

2. 角膜缘环形定位法(缝圈定位法)

(1) 角膜缘定位环:是由粗 1mm 的铅、银或不锈钢制成的圆环,直径 12mm,环的接口处留一缺口。

(2) 缝合方法:表面麻醉,用 3 针间断缝线固定于 2、6、10 点钟角膜缘外,环的缺口留置在 4 点半方位。

(3) 投照方法同巴氏定位。

眼球有新鲜伤口或球结膜严重水肿,不适于缝圈定位。

3. 薄骨定位法

(1) 适用于细小异物或密度低、显影较淡的异物。

（2）通过眶外壁这一较薄的骨板投照定位。避免了由于颅骨、眶壁阴影的过多重叠，遮挡异物。此外，对于双眼或双眶内皆有异物时也有选择价值。

（3）投照方法：因投照时眼球需要作大幅度内转和外转，最好采用缝圈定位，避免眼球转动时定位器移动而产生定位误差。

1）正位：俯卧，后前位投照，面向患侧转 45°，眼球内转 45°。

2）侧位：头位保持不变，眼球外转 45°。

4. 异物测量（图 18-2）

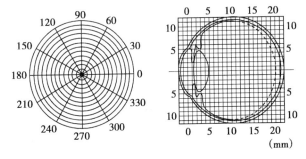

图 18-2　异物测量器

（1）眼球大小、形状个体差异很大，测量器设计按照平均数值。

（2）侧面图上绘出眼球壁厚度，便于判断球壁与异物的关系。

（3）正侧面图均按 1.11 倍设计，将投照时靶片为眼片的 10 倍所放大的部分包括在内。

（4）正位测量：投照位置正确，正位片上定位环投影应为正圆形，位于眶中心，使用测量器测出异物所在径线及异物与矢状轴的关系，即时钟方位，距中心轴距离。

（5）侧位测量：侧位片投影为一条直线，代表角膜缘平面。将测量器图上相当于角膜缘的直线（零线）与定位环投影重合，测出异物位于角膜缘后的距离。

(6) 正位片如有误差,应以侧位片校正。有条件时可做 CT 扫描。

5. 超声波检查

(1) 可确定异物的大小、数目。

(2) 是否发生了相关损伤(如晶状体后囊膜破裂、视网膜脱离、脉络膜脱离、后期球内条索)。

(3) 可对纤维组织内的异物进行定位。

(4) 可确定贯通伤,并可以确定异物是否已进入眶内。

三、手术适应证与时机

1. 伤后 24~48 小时,除一期修复伤口外,不主张进一步处理。因为有术中持续出血的危险,既影响术野的观察又增加手术中并发症的危险。

2. 伤后 7~10 天是手术最佳时机,因受伤的组织水肿明显减轻,大出血的危险性减低,玻璃体后脱离也可能出现,使玻璃体切除手术更加安全。同时,穿通伤的伤口部位的纤维组织瘢痕尚未形成(图 18-3)。

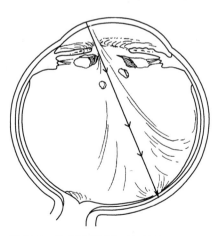

图 18-3　手术时机不当引起的牵拉性视网膜脱离:沿异物伤道增生膜引起纤维性收缩、由伤口到异物的收缩力会造成牵拉和视网膜脱离,同时晶状体发生皱缩

3. 所有眼内非磁性异物、位于赤道后的磁性异物、异物被机化团块包裹,B超提示有视网膜脱离、选择性后极部视网膜下异物、玻璃体中轴部极细小的异物周围有机化物均为睫状体平坦部三切口闭合式玻璃体手术适应证(图18-4)。

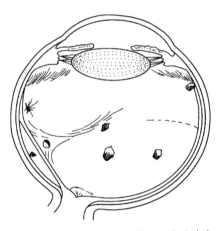

图18-4　睫状体平坦部三切口闭合式玻璃体切除异物取出术适应证

4. 以下情况需尽快取出异物:异物周围有炎性反应,或有眼内炎的任何表现;异物为纯铜、铁(或不是毒性较弱的合金)。

5. 存留于脉络膜、视网膜内的异物必须取出。

6. 任何已知或考虑是惰性金属或玻璃异物,周围无炎性反应、不影响视力,可密切随访观察、延期手术。

四、术式及操作

由于近年来我国玻璃体视网膜手术的广泛开展,眼内异物大部分都采取玻璃体切除术联合异物取出术。根据异物大小、是否为磁性,取出方式稍有差异。

1. 磁性异物

(1) 眼内磁棒法吸取后极部异物:采取睫状体平坦部

切口,伸入内眼磁棒,在间接检眼镜或手术显微镜眼内照明直视下,吸取后极部或玻璃体内漂浮磁性异物。方法简单易行。操作时尽量避免搅动玻璃体,减少其机化的可能性,必要时行玻璃体切除手术。

(2) 接力法吸取后极部异物:按闭合式玻璃体手术,切除混浊的玻璃体,寻找到异物后,将其大部分游离,自睫状体平坦部换入锥针,接近异物后,助手持恒磁吸附在针柄上,术者将锥针连同异物轻轻向上提起,导光纤维同时协助分离残留玻璃体膜,直至异物自巩膜切口处吸出,恒磁始终不能离开,如果异物表面部分被纤维组织包裹,也可以利用锥针进行剥离,必要时行玻璃体切除手术。

(3) 使用电磁石时,通电立即产生磁场,注意不要吸力过猛,以免发生不必要的损伤。吸取异物时,如发现视网膜随之隆起,立即断电,停止吸引,将异物与视网膜剥离后再次吸取,同时处理视网膜裂孔。

(4) 如果异物部分嵌入球壁,或贴附于视网膜,若屈光间质尚清晰,多于术前使用氩激光或氪激光在异物周围行视网膜光凝术,也可在术中行眼内激光或冷凝,以减少视网膜脱离的发生。

(5) 由于磁铁对于玻璃体的干扰,磁性异物也可同非磁性异物一样使用异物镊夹取。

2. 非磁性异物

(1) 吸取玻璃体内细小异物:按照玻璃体切除术,切除异物周围的玻璃体,游离异物,直径小于切割孔的细小异物,经切割头内管直接吸出,稍大的异物有时卡在切割孔上,可加大吸引力,经扩大的巩膜切口吸出眼外。此时不可切割,以免切断异物损伤刀具。

(2) 异物镊夹取异物:先切除异物周围大部分玻璃体,根据异物的大小、形状选择爪形或鸭嘴形异物镊,确认没有任何组织牵拉时,小心夹出异物,随后切除剩余的玻璃体。当异物直径大于异物镊外径,受阻于切口时,需充分扩大切口,以免异物滑脱,增加手术难度(图 18-5)。

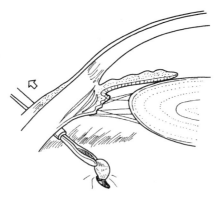

图 18-5　异物镊夹取异物

（3）经前房角巩膜缘切口摘除异物：睫状体平坦部切口摘取较大的异物时，往往由于切口和异物过大，难免直接损伤睫状体和视网膜。根据异物大小，事先板层切开异物镊对侧角巩膜缘，在切除混浊的晶状体和玻璃体后，用异物镊夹住异物，导光纤维协助，将异物送入前房，助手及时切穿角巩膜缘切口，夹出异物。

（4）直径大于 8mm 的巨大异物或条块状玻璃等异物，爪形异物镊不能满意抓住时，可以借用外径适宜的耳科显微镫骨钳，也能取得令人满意的效果。

3. 玻璃体切除异物取出术联合人工晶状体植入术　眼内异物合并白内障，在无视网膜脱离的情况下，先行晶状体手术，保留后囊，若估计后囊穿通口较大，自睫状体平坦部行晶状体切除，保留前囊，眼内异物按上述方法取出后，植入后房型人工晶状体。在前后囊均不能保留的情况下，也可以植入前房型人工晶状体。

4. 玻璃体切除异物取出术联合穿通性角膜移植术　眼内异物较大或多发异物，因角膜白斑影响玻璃体及视网膜手术，使异物无法取出。此时需使用暂时性人工角膜完成眼后段手术，待异物取出或硅油注入后，全层异体角膜取代人工角膜。如需气 - 液交换时，在全层角膜移植后进行。

5. 眼内镜下的玻璃体手术　可在眼内镜下行玻璃体手术取出异物,尤其适用于角膜混浊者。

五、注意事项

(一)巩膜切口大小的设计

1. 巩膜切口若过小会造成异物卡在巩膜切口的内面,造成异物取出困难、晶状体损伤、视网膜裂孔或锯齿缘断离。

2. 因此巩膜切口的大小应为异物长度的两倍,同时,在切口后缘再垂直做 1mm 的切口使成 L 形,使不规则异物也可安全取出。

3. 同时应注意睫状体平坦部开口要同巩膜切口一样大小。

(二)脉络膜视网膜中异物的取出

1. 在这种部位取出异物,很容易因视网膜上的后玻璃体皮质残留物、包裹膜的残留导致后玻璃体皮质的收缩而形成视网膜固定皱褶。这些皱褶可能会累及黄斑,引起视物变形、视力下降、牵拉性视网膜脱离。

2. 一定要在手术中将粘连的后玻璃体皮质切除。

3. 由于异物镊的钳夹会产生推向脉络膜的力,导致脉络膜出血,所以用眼内磁铁取出磁性异物更好。

(三)视网膜下异物的取出

1. 磁性异物　将磁性的玻切头从视网膜孔将异物轻轻推送至裂孔伤道,使异物松动并从视网膜表面脱落,用异物镊夹起或用 90° 异物镊将异物从视网膜下取出(图 18-6)。

2. 非磁性异物　可用镊子、玻切头推压孔周视网膜直到异物从视网膜孔中暴露出来再将其取出(图 18-7)。

(四)视网膜嵌塞

1. 原则　尽量减少手术损伤、松解嵌顿视网膜引起的牵拉。

2. 处理方法　可用眼内电凝引起靠近嵌塞漏斗中心的视网膜,用视网膜镊拉开嵌顿视网膜。余下处理同视网膜裂孔(图 18-8)。

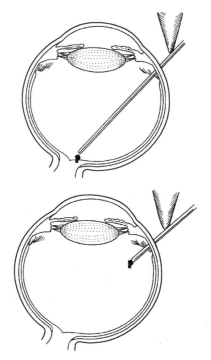

图 18-6　磁性异物

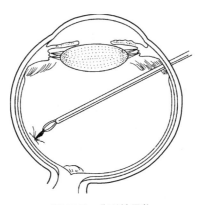

图 18-7　非磁性异物

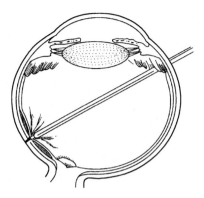

图 18-8　视网膜嵌塞的处理

第四节　眼　内　炎

一、概述

眼内炎是指一层或多层眼组织及邻近腔体的炎症。它包括感染性和非感染性两类,后者主要指无菌性色素膜炎、交感性眼炎、晶状体过敏性眼内炎等。现在眼内炎一般专指感染性眼内炎。眼内炎是一种严重的眼部疾患,对视功能的损害极大,如不能及时控制甚至会丧失眼球。眼内炎按感染的途径可分为外源性和内源性;按感染的病原微生物可分为细菌性、真菌性(图 18-9,见书末彩插)、病毒性、寄生虫性和混合性等;按病程可分为急性、亚急性和慢性。其中最常见的是外源性细菌性眼内炎,多由眼外伤和内眼手术引起。

眼内炎患者多有明确的外伤、手术或全身病史,视力下降明显,眼部疼痛,眼睑水肿,结膜充血水肿。角膜浸润水肿、KP,前房渗出或积脓,瞳孔缩小。如有人工晶状体,其表面可有纤维膜。玻璃体呈黄白色,视网膜一般无法看清,仅见红光反射或红光反射也完全消失。症状体征典型者诊断并不困难,但不典型者,其早期诊断比较困难。患者出现的眼部症状很难与原有的外伤或手术的伴

269

随症状完全区分开。对于有危险因素的患者,应列入可疑病例,密切观察(至少每天 2 次)。除动态观察眼前段和玻璃体有关变化外,及时行 B 超检查也有助于诊断。眼内炎是眼科急症,只有正确诊断、及时治疗才可能取得一定疗效。

二、术式及操作

(一) 前房穿刺、玻璃体穿刺培养

眼内液微生物学检查是诊断眼内炎最有价值、最可靠的方法,应在治疗前及早进行。用无菌注射器经睫状体平坦部吸出玻璃体 0.1~0.2ml,对伴有眼前段感染的患者,可同时做前房穿刺吸取前房水 0.1~0.2ml。标本先进行涂片,检查细菌或真菌芽孢及菌丝,再进行病原体培养和药敏试验。

(二) 眼内注药

眼内注射对眼球损伤极小,适用于大多数患者。对于不能合作或疑有眼内恶性肿瘤及高眼压患者应慎用。药物的选择既要达到有效剂量,又不能造成视网膜毒性。怀疑为细菌性眼内炎时选用:妥布霉素 200μg 联合地塞米松 300μg、万古霉素 1mg 或妥布霉素 200μg 联合万古霉素 1mg。怀疑为真菌性眼内炎时选用:两性霉素 B 5μg/0.1ml 或纳他霉素(25μg/0.1ml)。

眼内注射自睫状体平坦部进针,不同的抗生素从不同的注射器给药,推注时针头的斜面应朝向前方,缓慢推注药物,使药物均匀分布于眼内。避免眼压骤然波动和视网膜的损害。

(三) 玻璃体手术

1. 适应证

(1) 急性眼内炎病情发展迅速,24 小时内行玻璃体切除手术。

(2) 玻璃体内注射抗生素后 24~48 小时病情无改善。

(3) 合并眼内异物者,尽早行玻璃体切除术。

(4) 内眼术后眼内炎视力已降为光感。

(5) B 超提示玻璃体腔内有多个脓腔或重度混浊。

2. 注意事项

（1）术中注意对玻璃体皮质的清除，避免玻璃体后皮质残留在视网膜上，造成术后视网膜裂孔形成或重新开放，或促使玻璃体视网膜病变的形成。

（2）在吸取视网膜表面常有未机化的脓苔或增生膜时，应避免造成视网膜裂孔。

（3）术毕可再次玻璃体腔内注射抗生素。

（四）全身和局部应用敏感抗生素

术后根据药敏结果调整用药，全身应用抗生素14天以上。

三、术后并发症

1. 感染未控制　病原微生物的毒力较强、治疗时机、治疗手段、药物的选择未能及时有效，导致感染未能控制或一度好转后再恶化。

2. 视网膜脱离和PVR　术中遗漏原视网膜裂孔、出现医源性裂孔，术后牵拉性裂孔的出现均可造成视网膜脱离。残存的玻璃体皮质、视网膜前膜或玻璃体积血，以及术后的炎性反应，促进了PVR的形成和加重。两者互相促进，互为因果。玻璃体切除术后，视网膜失去了支持，一旦出现视网膜脱离会迅速发展成漏斗状。

3. 眼内积血　巩膜切口、虹膜表面的出血，均可造成眼内积血。

4. 白内障、角膜混浊　眼内感染时眼内物质代谢受到影响，出现晶状体、角膜的混浊。

5. 眼球萎缩　感染未控制或感染控制后睫状体膜形成、睫状体功能减退，部分眼球不可避免地出现萎缩。

四、预后及其影响因素

1. 预后　经正确诊断、及时有效的治疗，大部分可保留眼球。10.7%~42.1%可获得0.1以上视力。

2. 影响因素

（1）感染的病原体毒力：毒力越强预后越差。

（2）症状出现的时间和病情发展的速度：症状出现越

早,病情发展越迅猛,预后越差。

(3) 治疗开始的时间、治疗方法、药物敏感程度:治疗开始越早、方法选择正确、药物越敏感预后越好。

(4) 眼部并发症的出现:并发症越少、眼球受损的程度越轻预后越好。

(史翔宇　田蓓)

第十九章

常见手术并发症及其处理

第一节 巩膜扣带手术并发症及其处理

一、术中并发症

（一）巩膜损伤

1. 巩膜穿透

【原因】缝线进针过深，穿透脉络膜甚至视网膜。

【表现】如果穿透处视网膜脱离高，可见视网膜下液溢出，眼球变软；如果此处无视网膜脱离，可见玻璃体小珠嵌入；若缝针触及血管，在穿透口处有出血。

【处理】间接检眼镜下查看，如有视网膜裂孔，冷凝裂孔；如果有出血，为避免出血进入黄斑区，应调整体位和头位，使此处位于最低位。拆除原缝线，离穿透点外 1~2mm 处重新做褥式缝线，使穿透点位于巩膜嵴上。

2. 巩膜破裂

【原因】常发生于二次手术、外伤、高度近视的患者，由于过度电凝、冷凝，导致巩膜坏死以及外伤、高度近视后葡萄肿处巩膜变薄，在分离结膜、结扎缝线等手术操作中易造成巩膜破裂。

【表现】玻璃体脱出，甚至大量外溢，眼压降低，眼球塌陷。

【处理】小的巩膜破口，剪除脱出的玻璃体，直接行板层缝合，局部冷凝，外加压。大的巩膜破口，需做异体巩膜移植，改行玻璃体手术。

（二）角膜混浊

【原因】

1. 手术视野消毒时，乙醇进入眼内，灼伤角膜。

2. 表面麻醉药使用过多。

3. 角膜暴露时间过长，上皮干燥混浊。

4. 手术器械划伤以及肌肉牵引线在眼球转动时损伤角膜。

5. 长时间高眼压致角膜上皮水肿。

6. 续性低眼压角膜后弹力层发生皱褶。

【处理】调整眼压至正常范围，角膜上皮水肿，可用棉棒水平方向轻捻或局部滴消毒甘油、高渗葡萄糖溶液，可暂缓角膜上皮水肿，必要时，用钝器小心刮除瞳孔区上皮，但需保留角膜缘一周的上皮以利修复。

（三）瞳孔缩小

【原因】

1. 操作过多反复压迫巩膜检查眼底或冷凝裂孔。

2. 持续性低眼压放过多视网膜下液而未能及时恢复眼压。

【处理】通过结扎缝线、收紧环扎带、结膜囊内放置棉棒或玻璃体内注入生理盐水等方法来升高眼压，局部滴用快速扩瞳药，必要时结膜下注射肾上腺素0.3ml。

（四）高眼压

【原因】

1. 未放液或放液不多的情况下施行巩膜外加压或环扎。

2. 外加压物较大或环扎过紧。

3. 玻璃体腔注射过多气体或液体。

4. 脉络膜上腔大出血。

【表现】角膜水肿，视盘色淡，视网膜中央动脉搏动。

【处理】前房穿刺放水，可间歇重复数次至眼压正常。松解过紧的环扎带，拆除不必要的外加压物。玻璃体腔内过多的气体可通过睫状体扁平部穿刺放出。若发生脉络膜上腔出血，应及时关闭切口，给予止血，必要时行脉络膜上腔放血。

（五）冷凝的并发症

1. 冷凝位置失误　误伤眼睑皮肤、球结膜甚至误伤黄斑、视神经而影响视力。

【预防】冷凝前，应先将冷凝头置于球结膜下，在间接检眼镜直视下滑动冷凝头查找裂孔，待找到裂孔后，将冷凝头向眼内顶压，确定部位正确后再予制冷。

2. 冷凝剂量不当　冷凝量过大或不足。过量冷凝，不仅导致脉络膜萎缩、视网膜坏死，还使裂孔处视网膜色素上皮细胞游离进入玻璃体腔，促进 PVR 的形成，影响手术复位；冷凝剂量不足，裂孔愈合不良，达不到封闭裂孔的目的。

【预防】应在间接检眼镜直视下观察冷凝反应，最初脉络膜颜色由红渐变黄，最后变白，在视网膜出现白色冰斑后立即解冻，解冻后视网膜留下灰白色水肿区。

（六）放液的并发症

1. 脉络膜出血

【原因】

(1) 穿刺针直接伤及脉络膜大血管。

(2) 短期内受过眼外伤、伴有脉络膜脱离、放液点处刚行巩膜冷凝等情况下，脉络膜血管充血、扩张，易于出血。

(3) 放液后的低眼压致出血。

【表现】一般情况仅见放液口处少许出血，可随视网膜下液流出；出血多时，血液流入视网膜下或经裂孔进入玻璃体腔。由于重力作用，血液趋向沉积于黄斑区而影响视力。大量出血时，从瞳孔区可见到鲜红色反光。

【处理】出血量少时，局部滴肾上腺素止血，继续放液、排液。出血量大时，要结扎预制缝线，关闭切口，另行选择放液点。

2. 医源性裂孔

【原因】

(1) 放液点位置选择不当，此处视网膜脱离浅或无视网膜脱离。

(2) 穿刺针刺入过深，直接刺穿视网膜。

(3) 粗暴操作，不适当地挤压眼球，使视网膜破裂穿孔。

【处理】冷凝裂孔,局部外加压。

3. 视网膜嵌顿

【原因】

(1) 放液点位置选择不当。

(2) 高眼压下放液,视网膜随液流脱出放液口。

(3) 放液时过度挤压眼球。

(4) 脉络膜切口过大。

【表现】巩膜切口处见透明的玻璃体及灰白色膜样物堵塞,不再有视网膜下液溢出,检眼镜下见以放液点为中心的视网膜皱褶形成。

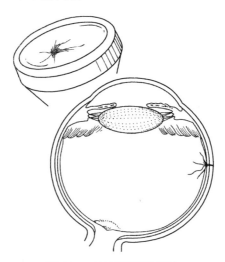

图 19-1　放液后视网膜嵌塞

【处理】首先松解环扎带或前房穿刺降低眼压,扩大巩膜切口,抬高巩膜切口处的预制缝线,用虹膜恢复器轻轻按摩或用生理盐水边冲边还纳视网膜,然后关闭切口,局部冷凝,外加压。

(七) 玻璃体腔注气的并发症

1. 气泡逸入视网膜下

【原因】

(1) 视网膜裂孔受牵拉未封闭。

（2）气泡分散成小碎泡。

【处理】改变头位和体位,使气泡移向裂孔,经裂孔进入玻璃体腔。

2. 气泡进入前房

【原因】

（1）外伤眼、人工晶状体眼、晶状体脱位眼以及一些老年患者,由于晶状体悬韧带断裂或变性松弛,气泡易进入前房。

（2）眼压正常或偏高的情况下注入过多的气体。

【处理】前房穿刺放出气体。注入气体时,应先降低眼压,再穿刺注入适量气体。

3. 误伤晶状体、视网膜

【原因】

（1）注射位置偏前或进针角度过大而误伤晶状体。

（2）进针过长且方向偏离球心而致视网膜出血或医源性裂孔。

【处理】晶状体损伤者,视损伤程度,择期行白内障摘除术;视网膜有裂孔者,应立即冷凝裂孔,必要时外垫压。

4. 急性高眼压

【原因】

（1）眼压正常或偏高的情况下注气。

（2）注入的气体量过多。

（3）在全麻使用氧化亚氮（N_2O）的情况下注入膨胀气体。

【处理】前房穿刺反复数次至眼压正常;如果注入的气体过多,用 1ml 注射器针头自睫状体平坦部刺入玻璃体腔的气泡内,气体能自行溢出;使用氧化亚氮者,应立即停用氧化亚氮,排除气体,10~15 分钟后再注射气体。

（八）暴发性脉络膜上腔出血

【原因】

1. 高眼压下放液过快,眼压急剧降低。

2. 外加压和环扎带过宽过后过紧,压迫涡静脉,影响静脉回流。

3. 多次手术,广泛电凝、冷凝后。

4. 老年、糖尿病、高血压、动脉硬化、青光眼、高度近视是发生脉络膜上腔出血的高危因素。

【表现】在低眼压状态下,眼压突然自行升高且持续上升,角膜水肿,眼球变硬,有血液自放液口溢出,患者主诉有眼疼、头疼,眼底见脉络膜灰褐色球形隆起,若出血进入玻璃体,眼底模糊窥不清。

【处理】立即关闭放液口,肌内注射止血剂,静脉滴注高渗剂控制眼压,同时密切观察眼压变化直至出血停止。出血量少,出血部位局限,预后较好;出血多者,一般待急性期过后 10~14 天血凝块液化后再考虑行脉络膜上腔出血引流和玻璃体视网膜联合手术。

二、术后并发症

(一) 术后早期并发症

1. 葡萄膜炎反应

【原因】

(1) 手术操作多而粗暴。

(2) 广泛过量的冷凝。

(3) 术前存在葡萄膜炎。

【表现】轻者结膜水肿充血,房水闪辉阳性;重者眼部刺激症状明显,前房纤维性渗出,膜形成,眼底模糊不清。

【处理】局部点用扩瞳剂、皮质激素及抗生素,必要时结膜下注射。

2. 高眼压

【原因】

(1) 环扎带过紧。

(2) 环扎带靠前,使晶状体虹膜隔前移,房角关闭。

(3) 膨胀气体量注入过多。

(4) 严重的葡萄膜炎反应。

(5) 严重的玻璃体积血。

(6) 原发性闭角青光眼复发。

(7) 外伤眼伴房角后退者。

【表现】主诉眼部胀痛,视力下降。检查结膜混合充血,角膜水肿,前房有时可见房水闪辉阳性或浮游细胞,眼底模糊,眼压升高,重者有发生视网膜中央动脉阻塞的危险。

【处理】局部及全身用降眼压药物同时查找病因,环扎带过紧者,松解环扎带;气体注入过多者,适当放出部分气体;有明显葡萄膜炎反应者,局部给予扩瞳剂及皮质激素。

3. 脉络膜脱离

【原因】

(1) 环扎带或外加压带位置靠后,压迫涡静脉,影响静脉回流。

(2) 术中放液不当。

(3) 与年龄有关,随年龄增长而增长。

【表现】眼压降低,房水闪辉阳性,虹膜晶状体震颤,眼底脉络膜褐色实性隆起,边界清楚,呈环形或小叶状,严重者脉络膜隆起遮盖视盘、黄斑,甚至相接触而发生视网膜粘连。

【处理】局部或全身使用糖皮质激素、高渗脱水剂后大部分患者的症状能于术后 1~2 周逐渐好转,严重者必要时需行巩膜切开排液。

4. 渗出性视网膜脱离

【原因】术中冷凝过量。

【表现】术后 48~72 小时出现视网膜下液聚积,液体混浊,随体位而改变,常位于后极部与巩膜嵴之间,不与裂孔相连。

【处理】应用糖皮质激素,短期内液体能逐渐吸收。

5. 眼前段缺血

【原因】

(1) 环扎带过紧过宽。

(2) 环扎带靠后,压迫多条涡静脉。

(3) 术中切断两条以上直肌,损伤睫状前动脉。

(4) 睫状后长动脉区域内的过度冷凝。

(5) 术前存在视网膜血管异常者易患,如镰状细胞贫血、急性视网膜坏死等。

【表现】主诉眼痛伴头痛,视力下降。角膜水肿,内皮皱褶,房水闪辉阳性,可见浮游细胞,虹膜水肿纹理不清,晶状体表面色素沉着,玻璃体混浊,眼底模糊,有时可见高而宽的环扎嵴。早期眼压升高,晚期眼压降低,虹膜呈阶段性或全部萎缩,白内障形成,严重者眼球萎缩。

【处理】局部和全身给予糖皮质激素,滴用睫状肌麻痹剂,减轻前节反应;静脉滴注低分子右旋糖酐或口服扩血管药物,改善眼部微循环障碍;环扎带过紧或位置偏后者,要松解并重新调整环扎带。

6. 眼肌运动障碍

【原因】

(1) 术中眼外肌离断。

(2) 眼外肌下放置过大的外加压物。

(3) 二次手术在分离粘连的组织时损伤眼外肌。

(4) 长时间的局部麻醉。

【表现】术后出现复视、斜视、眼球运动受限。

【处理】应用神经营养剂或局部理疗,多数患者于术后2周症状消逝,长期复视者可通过三棱镜矫正或术后6个月采取眼外肌手术治疗。

7. 眼内感染

【原因】

(1) 巩膜加压物、手术器械、缝线等污染导致。

(2) 穿刺放视网膜下液时带入病菌。

(3) 玻璃体腔注射时带入病菌。

(4) 术眼术前存在急慢性炎性病灶未治愈,如:慢性泪囊炎等。

【表现】多在术后1周内发生,患者主诉眼痛,视力下降,眼睑水肿,结膜充血,分泌物增多,前房纤维素性渗出,玻璃体混浊,眼底模糊,随病情进展,玻璃体渗出加重,甚至积脓,瞳孔区见黄白色反光,眼痛加剧,光感可以消失。真菌性眼内炎发病较晚,进展缓慢,症状与体征不符,应引起注意。

【处理】立即全身和局部使用广谱抗生素,及时行前房和玻璃体腔穿刺取样做细菌学检查及细菌、真菌培养和药物敏感试验,同时向玻璃体腔内注药,常用万古霉素1.0mg、地塞米松400μg,依据化验结果,选用敏感药物,真菌感染要停用糖皮质激素和抗生素,病情加重无好转者,应及时行玻璃体切除手术。

8. 黑矇

【原因】

(1) 环扎或玻璃体腔注入过量气体，引起急进性高眼压，导致视网膜中央动脉阻塞，光感消失。

(2) 术中操作不当，直接损伤视神经。

(3) 裂孔靠后，外加压物压迫视神经。

【处理】对症治疗，如降眼压，用血管扩张药和神经营养药治疗等。

【预防】重在预防，术中发现高眼压，要及时松解环扎带，前房穿刺放液；术毕时要检查眼压是否正常，有无光感视力方可结束手术。

9. 视网膜下液残留或延迟吸收

【原因】

(1) 视网膜前或视网膜下增殖膜，裂口未完全关闭或出现新的裂孔。

(2) 视网膜脱离陈旧，视网膜下液蛋白质含量较高，液体渗透压升高。

(3) 视网膜色素上皮细胞的泵功能异常或丧失。

【处理】调整环扎带或外加压的位置，封闭原有或新的裂孔，因视网膜增殖膜致裂口不能完全闭合或牵拉导致新裂孔形成者，可改行玻璃体切除术。

【预防】重在预防，注意选择合理的术式，术中仔细检查，完全封闭裂孔，同时注意解除玻璃体视网膜的牵拉，术中应操作轻巧，尽量避免医源性裂孔的发生，一旦发生应立即对加压物进行调整。此外，还应注意避免过度冷凝致视网膜色素上皮功能过度丧失、脉络膜视网膜瘢痕收缩致新裂孔形成及 RPE 细胞脱落致视网膜增殖膜产生。术毕应再次检查裂孔是否封闭完全，对于可能穿孔的视网膜菲薄变性区，可周边预防性给予小剂量冷凝。

(二) 术后晚期并发症

1. 植入物脱出与感染

【原因】

(1) 植入物位置偏前。

(2) 植入物感染,硅海绵发生感染和脱出的比率高于硅胶。

(3) 可能与排斥反应有关。

【表现】结膜水肿充血,分泌物增多,植入物外露,严重者环扎带可突破直肌止端和球结膜脱于结膜外。

【处理】早期植入物外露未合并感染者,可采用结膜瓣遮盖法;如果视网膜复位良好,孔周已有色素形成,可拆除植入物,局部用 2.5% 的碘酊烧灼后缝合球结膜,取植入物做细菌、真菌培养,依据化验结果选敏感药物滴眼。

2. 巩膜坏死

【原因】

(1) 过度电凝、冷凝致巩膜软化坏死。

(2) 局部加压太紧,巩膜缺血坏死。

【表现】局部巩膜呈紫黑色变薄坏死,有时可见色素外露。

【处理】再次手术时,拆除外加压物,坏死范围广而严重者,用异体巩膜修补。

3. 复视和斜视

【原因】

(1) 多次手术使眼外肌与眼球周围组织广泛粘连,限制眼球运动。

(2) 直肌离断重新附着后,位置发生改变。

(3) 外加压物长期机械压迫,致使眼外肌萎缩,纤维化。

【处理】轻度复视,可佩戴三棱镜矫正;斜视度数大不能用三棱镜矫正者,需行斜视手术治疗。

4. 继发性黄斑前膜

【原因】

(1) 术前存在 PVR。

(2) 术中裂孔处过度冷凝,大量色素细胞游离进入玻璃体腔。

(3) 术后采取平卧位,重力作用使游离的色素细胞沉积于黄斑部。

【表现】术后好转的视力再次出现下降,视物变形,眼底黄斑部视网膜金箔样反光,表面薄膜样组织附着,牵拉周围小血管变形。

【处理】早期用糖皮质激素可限制膜的发展,如果视力小于 0.2,可选择玻璃体切除手术治疗。

5. PVR

【原因】

(1) 术前存在的 PVR 有继续发展的趋势。

(2) 术中冷凝、电凝、放液等机械、化学刺激,进一步促进 PVR 发展。

(3) 玻璃体腔内注射气体、液体等填充物。

【表现】视网膜前或视网膜下出现增生膜或增生线条,视网膜皱褶形成,原裂孔受牵拉可重新裂开或新裂孔形成,视网膜脱离复发。

【处理】采用玻璃体切除手术治疗。

6. 屈光改变

【原因】

(1) 褥式缝线跨距过宽,使巩膜压陷过深。

(2) 放射性外加压物靠前或靠后接近黄斑。

(3) 环扎带位置各象限不在同一纬度。

【表现】眼球构像发生改变,眼轴变长或缩短,角膜曲率改变,可加重近视和出现不规则散光。

【处理】术后 6 个月验光配镜矫正。

第二节　玻璃体手术并发症及其处理

一、术中并发症

(一) 巩膜切口的并发症

1. 巩膜切口位置偏差　切口偏前可引起虹膜根部离断,伤及睫状突引起出血,操作中易碰伤晶状体;切口偏后可伤及锯齿缘和视网膜,引起视网膜裂孔和视网膜脱离;灌注头切口选择不当,会导致灌注头进入脉络膜上腔,进入视网膜下;上方两个巩膜切口太接近,不利于手术操作和手术视野的暴露。

2. 巩膜切口大小不当　切口太小,玻璃体切割刀进出受限,同时反复牵拉其周围的玻璃体易导致医源性裂孔,如锯齿缘断离;切口太大,灌注液大量溢出,眼压难以维持,气-液交换时气体自切口外溢,不能进行完全的气-液交换。

(二) 角膜混浊

【原因】

1. 手术视野消毒时,乙醇进入眼内,灼伤角膜。

2. 表面麻醉药使用过多。

3. 角膜暴露时间过长,上皮干燥混浊。

4. 手术器械划伤以及肌肉牵引线在眼球转动时损伤角膜。

5. 长时间高眼压致角膜上皮水肿。

6. 持续性低眼压角膜后弹力层发生皱褶。

7. 晶状体粉碎、超声乳化及无晶状体眼反复气-液交换,损伤角膜内皮。

【处理】调整眼压至正常范围,角膜上皮水肿,可用棉棒水平方向轻碾或局部滴消毒甘油、高渗葡萄糖溶液,可暂缓角膜上皮水肿,必要时,用钝器小心刮除瞳孔区上皮,但需保留角膜缘一周的上皮以利修复。

(三) 瞳孔缩小的并发症

【原因】

1. 术中持续低眼压,如灌注瓶高度不足,眼压低;巩膜切口太大,眼内液外溢等。

2. 晶状体切除和前段玻璃体切除时触及虹膜。

3. 反复进出手术器械刺激睫状体。

【处理】立即纠正低眼压状况,局部点快速扩瞳药或1:1000肾上腺素滴入结膜囊,如果瞳孔仍不能散开,对于无晶状体眼或人工晶状体眼可采取缝线开瞳或用虹膜拉钩扩大瞳孔。

(四) 玻璃体切除的并发症

1. 误伤晶状体

【原因】

(1) 做前部玻璃体切除时,未辨清晶状体后囊而误伤晶状体。

(2) 在切除对侧基底部玻璃体时,玻切头的杆部触及晶状体后囊。

(3) 进出切口的眼内器械方向错误而误伤晶状体。

(4) 巩膜切口位置偏前,进出眼内器械伤及晶状体。

【预防】前部玻璃体切除时要注意晶状体后囊,可注入一小气泡帮助辨别晶状体后界;切玻切头对侧基底部玻璃体时,让助手协助压迫巩膜,眼球尽量向对侧倾斜,避免玻切头杆部触及晶状体后囊;器械进出眼内时,要注意眼内器械头的方向和角度。

【处理】晶状体混浊影响继续手术或预计术后晶状体混浊加重者,应行晶状体切除或晶状体粉碎。

2. 误伤虹膜

【原因】

(1) 切除晶状体或晶状体残膜时误伤虹膜。

(2) 无晶状体眼行前部玻璃体切除时误切虹膜。

(3) 做6点虹膜周切时,因瞳孔充分散大,位置和范围掌握不好切断虹膜。

【预防】切割晶状体时玻切头方向不要朝向瞳孔缘,虹膜后的晶状体囊膜可用眼内膜镊夹至瞳孔区切除或直接夹出眼外;6点虹膜周切时,可用膜镊轻轻夹住6点瞳孔缘牵向12点,暴露虹膜根部后再行切除。

3. 误伤视网膜导致出血和医源性裂孔

【原因】

(1) 视网膜动度好,被吸进玻切头内。

(2) 剥膜时牵出裂孔。

(3) 器械进出时,将视网膜带出而发生嵌顿。

【预防】

(1) 靠近视网膜切割时要采取快切低吸,切割头的动度要小,方向尽量平行于视网膜,可用导光纤维适当压住活动的视网膜帮助切割,也可注入少量重水压住后部已恢复活动度的视网膜,这有利于周边部玻璃体的切割。

(2) 剥膜时力度要适当,不要生拉硬扯,必要时用眼内剪将膜分割成数个小块再逐一切除。

【处理】伤及视网膜血管时,要升高灌注压止血,电凝出血点;医源性裂孔最后要光凝或冷凝封闭。

4. 误伤脉络膜

【原因】

(1) 做视网膜切开时伤及脉络膜。

(2) 处理视网膜下膜时误伤脉络膜。

【预防】做视网膜切开或处理视网膜下膜时,眼内器械不要进入过深。若视网膜切开范围大于 90°,应将视网膜翻开直视下操作;若局部切开钩视网膜下膜,器械应紧贴视网膜内面行进。

【处理】立即升高灌注压或视网膜前注入重水进行止血,待出血停止后夹出凝血膜后继续手术。

(五) 过氟化碳液体应用的并发症

【原因】

1. 重水注入过快,眼压骤然升高,可引起视网膜动脉阻塞。

2. 注射针头长而尖锐触及视网膜而引起视网膜出血和裂孔。

3. 重水进入视网膜下。

4. 重水注入过多,液面超过灌注头,灌注液吹出许多重水小滴。

5. 由于屈光间质混浊或手术经验不足导致重水残留。

【预防】注入重水前要充分剥除视网膜前膜和下膜,尤其是裂孔周围的牵拉膜;选用长而钝的注射针头,在视盘前先注入一滴,然后将针头伸入重水内缓缓注入,界面不要超过灌注头高度;在气 - 重水交换或硅油 - 重水交换时,笛针应先放在灌注液内,吸净眼内液后再伸入重水内吸出重水。

【处理】进入视网膜下的重水要用笛针排除,若裂孔靠周边,需在后极鼻上方造孔将重水吸出。重水残留常出现在重水交换时屈光间质混浊,如果残留少许,可不必处理,可以待取硅油时一起取出,无晶状体眼,术后坐位前房穿刺取出;如果残留较多,液面达视盘外 3PD,需做硅油灌注,用笛针取出。

（六）眼内填充的并发症

1. 气体填充的并发症

【原因】

（1）注射针头注射的部位和方向偏差而误伤晶状体。

（2）注射针头尚未进入玻璃体腔内而注气导致气体进入脉络膜上腔或视网膜下。

（3）注气时眼压维持在较高水平,注射的膨胀气体量过多而导致急进性高眼压。

（4）突然停电、误关切割机注气泵以及结扎灌注口时缝线断裂等情况下均会导致低眼压而发生玻璃体视网膜出血,严重者可引起脉络膜大出血。

【预防】注射针头要朝向球心,垂直于巩膜面进针,从瞳孔区查看,确定针头在玻璃体腔后再注射气体;注气前先将眼压降至 10~15mmHg 之间,气体注射完毕后再将眼压升至 20mmHg 左右,膨胀气体注入的量要依据眼球大小和气体种类的不同而不同。一般 $20\%SF_6$、$16\%C_2F_6$、$14\%C_3F_8$ 为不膨胀气体。

【处理】气体进入脉络膜上腔或视网膜下,从瞳孔区可见高度隆起的脉络膜或视网膜,应立即在相应的部位做巩膜穿刺或切开,同时向玻璃体腔内注气,靠压力差排出气体。眼压骤然升高可通过切割机上的注气泵来调节;突然的低眼压发生时要沉着冷静,迅速查明原因,恢复玻切机的注气功能,或用注射器向眼内注射消毒空气,必要时旋转三通开关改为注液维持眼压。

2. 硅油填充的并发症

【原因】

（1）由于晶状体悬韧带断裂或人工晶状体术后晶状体后囊破裂导致硅油进入前房。

（2）裂孔大而且受牵拉,视网膜未复位、灌注头外移到视网膜下等情况可发生硅油进入视网膜下。

（3）在眼压较高的情况下快速注入硅油导致急性高眼压,严重者发生视网膜中央动脉阻塞。

（4）由于屈光间质不清或手术经验不足导致硅油置换不完全,气体或重水残留较多。

【预防】前房注入 Helon 可防止晶状体悬韧带断裂或后囊不完整的患者硅油进入前房;裂孔周围的玻璃体及增生膜要切除彻底,要保证灌注头在玻璃体腔内;注油前先降低眼压,注油中要观察眼压变化,避免过高眼压。

【处理】进入前房的硅油若为一小滴,可不必处理,二次取油时一同取出,若形成液面,可用黏弹剂将油赶出,前房注入 Helon 或空气,术后保持俯卧位;进入视网膜下的硅油,通过重水或气体,采取适当体位自原裂孔处排除硅油,必要时做视网膜切开排除硅油;注硅油中若发现眼压升高,光感消失,要立即停止注硅油,迅速降低眼压,全身应用血管扩张剂直至光感恢复,保证手术结束前眼压在正常范围内。

(七) 眼内光凝的并发症

【原因】

1. 视网膜未完全贴附,激光能量又过强,导致视网膜坏死,筛状小孔形成。

2. 激光直接光凝视网膜血管或视网膜新生血管,引起视网膜出血。

3. 激光位置不明确,误伤黄斑或视盘。

4. 术中一次激光点数过多导致脉络膜脱离。

【预防】必须在视网膜完全贴附的情况下予以激光;激光能量应从小剂量开始根据视网膜的反应加以调整;封闭裂孔,应紧贴裂孔边缘包绕 2~3 排,做全视网膜光凝,应先明确黄斑、视盘的位置,在其外围 2PD 处开始向周边进行播散性光凝;激光时避开视网膜血管和新生血管,一次激光数量不要超过 800 点。

二、术后并发症

(一) 结膜的并发症

【原因】

1. 术中长时间机械刺激、过度冷凝导致术后结膜水肿、脱垂,严重者裸露组织发生坏死。

2. 缝线刺激、结膜长期慢性充血,肉芽肿形成。

3. 手术结束时未冲洗净结膜下残存的硅油或因巩膜

切口裂开硅油进入结膜下,结膜囊样变性。

【处理】局部冷敷、点润滑剂、抗生素和糖皮质激素,结膜水肿、脱垂的症状可于 1 周左右逐渐消退;肉芽肿形成者手术切除;结膜囊样变性者,若无自觉症状者无须处理。

(二) 角膜的并发症

【原因】

1. 角膜水肿术中、术后高眼压。

2. 角膜混浊术中机械损伤、长期高眼压角膜失代偿、无晶状体眼大量重水残留、硅油术后角膜带状变性。

【处理】控制眼压,局部应用角膜营养剂,角膜混浊严重者,需行角膜移植术。

(三) 白内障

【原因】

1. 术中直接碰伤晶状体。

2. 手术时间过长或灌注液引起。

3. 膨胀气体填充术后不适当体位。

4. 硅油填充术后晶状体代谢障碍。

【处理】行超声乳化术摘除晶状体,有硅油存留者,可待取硅油时联合晶状体摘除。

(四) 青光眼

【原因】

1. 注入过量的膨胀气体或硅油。

2. 术中机械刺激,睫状体水肿,房水分泌增加。

3. 术后扩瞳、俯卧位,诱发青光眼发作。

4. 环扎带过宽过前,使晶状体虹膜隔前移。

5. 长期滴用激素滴眼剂,发生激素性青光眼。

6. 眼内出血引起瞳孔阻滞、血影细胞青光眼、溶血性青光眼。

7. 下方 6 点虹膜周切闭塞,前后房不交通。

8. 硅油乳化滴阻塞小梁网。

【处理】查找病因,解除原发病灶,同时用降眼压药物治疗,包括高渗剂,碳酸酐酶抑制剂,噻吗心胺滴眼剂等。当药物治疗失败时,可考虑手术治疗,前房穿刺放房水或玻璃体腔穿刺放出过多的气体或硅油;大量玻璃体腔出血者,可考虑玻璃体腔灌洗术;无出血但眼压持续不降者,可行睫状体光凝术或小梁滤过手术。

(五) 玻璃体积血

【原因】术后早期出血,常见于术中止血不充分或残余在周边部的红细胞释放;后期出血多见于纤维增生,新生血管复发或虹膜新生血管。

【处理】口服或肌注止血药,双眼包盖半卧位;查明出血原因,对出血病灶补充视网膜光凝或视网膜冷凝;若出血不止伴高眼压不退,可行玻璃体腔灌洗术。

(六) 视网膜脱离和视网膜脱离复发

【原因】

1. 术前无视网膜脱离,术中切割头牵拉玻璃体或器械反复进出眼内,导致周边部视网膜小裂孔形成或锯齿缘断离,术中未能发现和处理,引起术后视网膜脱离。

2. 术中遗漏裂孔、裂孔封闭不实、PVR 增生牵拉原裂孔张开或新裂孔形成,导致视网膜脱离术后复发。

【处理】根据视网膜脱离的范围,裂孔的大小、部位,视网膜增生的情况,选择行巩膜扣带术或玻璃体手术。

(七) 低眼压和眼球萎缩

【原因】

1. 严重眼外伤,睫状体脱离。

2. 广泛的前 PVR 使睫状体表面膜形成,膜收缩导致睫状体上皮破坏,房水生成减少。

3. 术中视网膜大范围的切开、切除,脉络膜大面积裸露,房水排除增加。

4. 术中及术后脉络膜脱离。

5. 长时间手术以及晶状体切割等前部手术操作频繁,机械刺激睫状体,导致睫状体水肿,房水分泌减少。

【处理】局部及全身给予糖皮质激素;有睫状体脱离可行睫状体脱离复位手术;硅油填充术后低眼压者,延长硅油取出时间。

(八) 眼内炎

【原因】

1. 术前手术眼存在急慢性炎性病灶未治愈。

2. 术前结膜囊未充分清洁。

3. 术中手术器械、缝线、灌注液、手术室环境受污染。

【处理】立即全身和局部使用广谱抗生素,及时行前房和玻璃体腔穿刺取样做细菌学检查及细菌、真菌培养和药物敏感试验,同时向玻璃体腔内注药,依据化验结果,选用敏感药物,真菌感染要停用糖皮质激素和抗生素,病情加重无好转者,应及时行玻璃体切除手术。

(段安丽)

第二十章

术后护理与随诊

第一节 手术后护理

(一) 眼部包扎

1. 一般视网膜已复位,裂孔贴附良好者无须包扎双眼。

2. 术后眼部有不同程度的不适及眼睑球结膜水肿,可作单眼包扎。

3. 巨大裂孔,上方裂孔下方仍存在视网膜下液,巩膜嵴上裂孔边缘不平者需双眼包扎。

4. 戴针孔眼镜,目的使患者以转动头部代替转动眼球,但针孔镜会给患者行动带来困难和危险,甚至视野狭小造成外伤机会,不宜提倡使用。

(二) 术后活动

1. 术后不用绝对卧床,患者要尽早活动,通常手术当日静卧休息,次日即可坐起自行如厕。长期卧床及进半流食等容易发生大便秘结,食欲缺乏,睡眠不好,增加对眼病的过分焦虑,影响抗感染及伤口修复能力。更危险的是年迈体弱患者易并发肺部感染、心血管系统意外特别是血栓形成等严重并发症,应鼓励患者尽早活动。

2. 尽管阅读是一种眼球的快速水平运动,但并不太影响术后过程,不必硬性规定。一般患者术后 2 周至 1 个月即可恢复正常生活。

3. 早期活动不影响疗效,患者越早些接近正常生活习惯,术后不适症状消除越快。

4. 由于患者的需要不同,护理内容亦应相应的改变,主要以指导和帮助患者进行循序渐进的活动。

5. 术后机械作用直接损伤眼球是危险的,应避免持重物及头部受震动。对于巨大裂孔术后限制活动是必要的。

(三) 头位

1. 原理　应用眼内填充物,术后要求俯卧位,患者取一定的体位和头位姿势,其作用有两点:

(1) 利用填充物质如膨胀气体(C_3F_8、C_2F_6 和 SF_6)或硅油向上的浮力和表面张力封闭裂孔与支撑及展平视网膜,促使视网膜复位,并促进色素上皮泵功能恢复。

(2) 预防硅油及膨胀气体可能引起的术后并发症。仰卧位时,硅油及气体长时间、持续的接触晶状体后囊或角膜内皮(无晶状体眼),将引起不可逆的白内障及角膜内皮损伤。同时因气体及硅油上浮,向前推顶虹膜 / 晶状体引起浅前房、致虹膜周边前粘连、房角关闭等后患。在无晶状体眼还可发生瞳孔阻滞性青光眼等并发症,因此,术后头位姿势是否正确是相当重要的。

2. 基本原则　术后体位和头姿要根据眼底情况和裂孔的位置来确定。原则是让裂孔处于最高位置。患者回病房后(全麻患者在完全清醒后)取俯卧位,根据裂孔位置选择头姿。

(1) 如黄斑裂孔可取俯卧低头位(面部与地面平行)。术后保持体位要求持续 1 周,此后,每日低头或俯卧 5~6 小时。气体填充者应视眼内气体吸收情况而定。黄斑裂孔者可俯卧位,也可取坐姿,但必须是低头位。

(2) 如裂孔位鼻侧或颞侧,可选择头偏左或偏右侧卧,也可更换坐姿头向左或向右偏斜,使裂孔处于高位(图 20-1)。

(3) 下方裂孔则采用头低、脚低臀高的俯卧位。裂孔在下方的患者要严格坚持一定的体位姿势(头低垂位,面部向下)是一个困难的问题,需要患者很好地配合和一定的忍耐力。他们可取俯卧位,胸腹部垫高,达到头部低垂的要求;或采用跨坐在低背的椅子上,胸部俯在椅背上使头悬垂向下。重硅油填充下方视网膜裂孔的患者采用直立位。

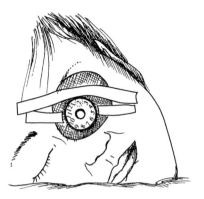

图 20-1　坐姿头位

(4) 对于巨大裂孔和玻璃体腔注射气体的患者,术后保持一定的头位和体位至关重要。巨大裂孔未注气者,术后保持裂孔处于低位,便于裂孔瓣因重力沉落于嵴上,经 7~10 天色素开始包绕裂孔后,可逐渐改为正常姿势。巨大裂孔患者需较严格限制活动,特别是应用气体时,不适当的头部活动,气体在眼内滚动有碍视网膜瓣的愈合。

(5) 术中、术后发现视网膜、玻璃体有出血,应保持一定头位使血流方向离开视盘黄斑部,以减少影响中心视力的机会。

(6) 玻璃体腔注气者,手术即日患者应采取使气泡对裂孔起顶压的体位,裂孔处于最高位,黄斑和后极部裂孔则需面向下俯卧,或者取坐位伏于桌面或床头。

(7) 术后为使患者便于行走如厕,活动方便,全身放松,舒展自如并避免长期卧床带来的不利影响,特别是老年人,我们主张在第一天换药后,不严格要求绝对卧位,可坐卧交替,体位可以自如,俯卧位、坐位甚至站立行走均可,但始终要保持低头位及裂孔处在高位,这样才有利于手术的成功。

(8) 由于持久保持某种姿势,无论体力和精神都带来极大的消耗,易使患者烦躁不安,医护人员和家属应不断给予鼓励、关怀和体贴。

（9）睡眠时可侧卧,严格避免平卧及飞行旅行直至气体完全吸收。

（10）硅油填充者没有飞行限制,术后保持一定的头位和体位,每日至少保持 8 小时以上的俯卧时间。经 7~10 天色素开始包绕裂孔后,可逐渐改为正常姿势。

为使患者减少一种头位长时间压迫局部带来的不适感,北京同仁医院设计了一用于俯卧位的头部海绵垫,有利患者保持头位且较舒适。

（四）饮食及全身处理

1. 全麻患者术后回病房后加强护理至完全清醒,注意观察体温、呼吸道和膀胱尿潴留情况,及时发现异常,立即处理。

2. 注意患者全身情况,有全身病者应给相应的处理及治疗。如老年人常有心血管系统疾患,高血压患者每日应测血压,给予降压药,糖尿病患者注意血糖、肝、肾功能等全身情况及相关检验和用药,避免出现眼及全身意外的并发症。

3. 术后第一餐进流食,以后逐渐恢复正常饮食。

（五）药物治疗

1. 抗生素　全身应用抗生素并不是绝对必须。对于手术时间长,再次手术者,糖尿病患者,术后必须应用抗生素以预防感染。

2. 止痛、止吐　术后常可出现不同程度的眼痛,可给予口服或肌内注射镇痛剂。有些患者因术中牵拉肌肉,手术时间较长,术后可出现恶心呕吐,可给予镇静剂、止吐药,对较严重的呕吐者可暂时禁食和水,静脉补液 1~2 天多可好转。如因眼压过高引起呕吐应给予降眼压处理,如醋甲唑胺口服及高渗脱水剂,眼压仍不下降者应放出部分气体。

3. 为减少术后炎性反应,可同时口服糖皮质激素,如泼尼松 30mg 早上顿服 3~5 天,以后可酌情减量。一般经此处理,术后反应较轻并逐渐消退。

4. 减少和控制术后眼内细胞增生反应　玻璃体及视网膜的增生病变是视网膜脱离的严重并发症,也是手术失败的重要原因。目前临床上尚无一种成熟有效的药物可以治疗 PVR,而皮质激素和非类固醇抗炎药物,如吲哚美辛、布洛芬等,对眼内细胞增生有一定的预防和治疗作用已被公认并应用。北京同仁医院术后常规给予皮质类固醇(如前述)和布洛芬 0.2g3 次 / 日或吲哚美辛 25mg 3 次 / 日。因此类药对胃黏膜均有一定刺激,有溃疡病史者慎用。要注意每日询问患者消化系统症状,每周作大便潜血检查,同时给保护胃黏膜药,以减少皮质激素等药带来的副作用甚至严重的全身并发症的发生。

5. 术后换药,酌情做结膜下或半球后抗生素及糖皮质激素注射。若无明显葡萄膜炎反应,则不必注射。应用抗生素滴眼液、糖皮质激素类滴眼液和(或)其复方制剂也可获得良好的抗炎效果。可分早、中、晚三组各频点眼(5分钟 / 次)1 小时达到有效的房水药物浓度替代结膜下注射。经全身及局部用药后,使正常的炎性反应,如角膜水肿、线状混浊、少许 KP、房水浮游物或闪光以及瞳孔区纤维膜形成等能很快吸收消退。

6. 术后散瞳剂的应用 原则上应使瞳孔可活动,不要固定开大,以免引起粘连,可用 2% 后马托品膏及短效散瞳剂,如复方托吡卡胺滴眼液。无晶状体眼和用硅油填充的眼不要用阿托品散瞳,防止 6 点虹膜周切孔关闭。但眼部葡萄膜炎反应严重时应选用阿托品和复方托吡卡胺滴眼液散瞳。

7. 如角膜上皮愈合欠佳,可滴用表皮生长因子滴眼剂或重组牛碱性成纤维细胞生长因子滴眼液(贝复舒)等,促进上皮修复。

8. 第一次换药后,仅术眼盖眼垫,不必包扎患眼,这样做除便于行走活动外更便于每天滴用眼药。

(六)术后眼部检查

1. 术后 24~48 小时首次换药,并详细检查眼部情况,以后每日检查,如玻璃体腔注气者术后眼痛、呕吐重,应根据情况提前打开术眼检查。

2. 每日测视功能、眼压,用裂隙灯及间接检眼镜检查眼前段及眼底。

(1) 视功能:术后早期常因眼刺激征,前节反应或填充气体等因素,视力较差,不必强求检查,但应粗略了解视功能情况,应有 5 米光感和各方向光投射正常,否则应积极查找视功能不好的原因。主要可因眼压明显升高、眼内大量出血以及视网膜循环或睫状血管循环障碍而丧失光觉,需及时做一些辅助检查才能确定原因,如测眼压、眼底血管荧光造影(仅硅油填充眼可查)等。针对病原进行相应的处理。血管障碍所致,应多途径给以大剂量的扩张血管及神经营养药。如眼压升高应查找原因,针对原因积极药物降眼压,经药物治疗无效者有时需排放过多的气体或硅油。

(2) 眼前段反应:注意前房深度,角膜后壁沉着物,前房及瞳孔区。

1) 由于术后低头位及局部循环欠佳,可引起眼睑肿胀、球结膜充血水肿。一般不需特殊处理,数日后可自行消退。如果球结膜水肿呈泡状嵌在睑裂部,可在结膜表面麻醉下用玻璃棒还纳后稍加压包扎 2~3 日即可回复。也可热敷帮助减轻症状。

2) 除角膜上皮愈合不良外,有时可因术中长时间灌注,术后眼压异常,炎性反应等因素可致角膜实质水肿,后弹力层皱褶改变,一般随时间推移,炎症消退,眼压控制后水肿即可消失。

3) 无晶状体、充气的眼,术后前房可变浅或消失,此时要检查眼压,眼压较高时要及时处理,眼压≤30mmHg,可药物降眼观察 1~2 天,一般随气泡的吸收,前房会自行恢复。角膜和前房的炎性改变,属术后的正常反应,随着全身及局部抗炎和激素治疗均可逐渐减轻并消失。如经治疗无好转,且渗出加重,出现主诉疼痛,视力下降等,应高度怀疑发生感染,要密切观察。同时做相关的检查,如结膜涂片及结膜囊细菌培养和药物敏感试验,必要时做前房或玻璃体穿刺,抽取物进行检验,以便及时做病原诊断和采取相应的治疗措施,同时采用更有效的抗生素,控制感染。如仍无效,应及早考虑再次玻璃体切除术,清除病灶,重新注入气体或硅油。

4）术后前房积血，常同时合并玻璃体积血。常见于术前条件差，术中未充分止血，于 PDR、晚期 Eales 病或高血压及视网膜中心（或分支）静脉阻塞之后新生血管膜牵拉性视网膜脱离；术后复发性出血常由术后低眼压引起，可先药物治疗，疗效不满意时，酌情再次玻璃体切除手术。

5）无晶状体眼做硅油填充时，应检查下方 6 点位周边虹膜切除孔是否开放，是否有渗出膜覆盖。因切口关闭，可导致房水积于玻璃体腔，硅油泡阻滞瞳孔，眼压升高。药物治疗后葡萄膜炎反应好转，该膜多逐步消失。否则需要用 Nd∶YAG 激光击穿该膜，若激光击孔失败，需手术切除周边虹膜再造孔。

6）晶状体混浊常发生在眼内用膨胀气体的眼。当气体广泛与晶状体后囊接触 12～14 小时后囊下可形成混浊，或葵花状的空泡，随着气体慢慢地吸收，这些混浊也随之消失，短期接触为可逆性，但接触时间过长，可变为永久性的混浊，因此术后要保持正确的体位或头位。

（3）眼压测量：术后眼压升高较常见。第一次换药要测量眼压和光感，提倡应用压平式眼压计测量眼压。引起眼压升高的原因主要有：

1）眼内填充物质（气或硅油）引起瞳孔阻滞。

2）硅油过量或膨胀气体浓度过高。

3）炎性反应的细胞，眼内出血残留的细胞或玻璃体切除术后组织碎片等阻塞房角。

眼压轻度升高时，患者可无感觉，经药物治疗，眼压可逐渐恢复正常。眼压明显升高时，可主诉眼疼、眼胀、头疼、恶心呕吐，角膜上皮水肿，眼底朦胧。此时需积极处理，若药物无效，应根据原因行手术治疗。可进行前房穿刺放房水协助降低眼压。对于玻璃体内填充的术眼，应用甘露醇降眼压是无效的。气体过多或硅油过量引起，取气体应自平坦部用 1ml 空针穿刺，过多气体自行逸出，至指测眼压正常即停止。取硅油则在平部或角巩缘（无晶状体）作切口缓慢放硅油恢复正常眼压。

（4）眼底观察：术后前三天应每日用双目间接检眼镜

做眼底检查。注意眼内填充物情况,有无眼内出血,视网膜状态及裂孔情况等。

1) 对应用膨胀气体的患眼,应了解该眼用的膨胀气体最大膨胀倍数,膨胀高峰时间以及在眼内存留时间(见第五章第四节)。检查时注意:①气泡大小及其吸收情况。②眼内气体的位置,如气体进入视网膜下,通过转动头位使气体自裂孔逸入玻璃体腔,此法无效则考虑手术排出气体。③应密切注意眼压,尤其应用膨胀气体时,应了解其膨胀高峰时限及存留时间,SF6 于 24~26 小时膨胀 1 倍,半衰期 4 天,眼内存留 10~12 天左右;C₃F₈ 于 72 小时体积增长 4 倍,注入 0.3ml 后 4~6 周完全吸收。

2) 视网膜状态:应注意是否复位,扣带位置及高低。①视网膜脱离若未全复位,应寻找原因和观察视网膜下液的变化,若液量缓慢见少或无明显增多又未查到原因,可以暂不作处理,密切观察之。②若视网膜下液逐渐增多,应积极查找原因并处理,如有未封闭的裂孔应考虑早期手术封孔,根据情况选择扣带术或再次眼内操作处理;如确认系残留增生组织收缩或再增生所致,则等待 6 周后处理为宜。

3) 裂孔情况:①眼底观察要注意并记录裂孔是否封闭,是否均在嵴上并贴附,巨大裂孔后缘是否翻转?有无残留牵拉?边缘有无张力?扣带位置是否需要调整?术后凝固反应不明显的应及早补做光凝治疗,完全封住裂孔。②注意有无未处理的医源孔,如发现也应早期光凝封闭。③术后可能出现新的裂孔,在术后视网膜未完全复位时应特别注意充气的患眼,当气体膨胀时受表面张力作用和气体吸收过程中气泡在眼内滚动摩擦视网膜可产生新的裂孔。常发生于玻璃体膜、索条未切干净和存在视网膜变性变薄区内。同样注入硅油眼也可发生这类新裂孔。对于新裂孔,干孔可及早激光治疗,已有视网膜下液应做扣带术或二次玻璃体切除术。④视网膜下液吸收情况。非引流术后大量视网膜下液或引流术后残存视网膜下液,术后吸收主要取决于手术结束时裂孔与巩膜嵴的关系,如果裂孔已封闭,通常术后 2 天内基本吸收,但亦有少数患者受年龄、最初视网膜下液量、高度近视眼的影响而延期吸收，这可能与视网膜色素上皮泵功能不全有关，此时不轻易再次手术。术后视网膜下液吸收后再度出现提示存在未完全封闭或遗漏的裂孔，加压嵴附近存在视网膜下液证明原裂孔未完全封闭，加压嵴周围视网膜平复而其他部位持续存在脱离，提示其他部位存在视网膜裂孔。

⑤术后 1~2 天内可以见到冷凝处视网膜水肿呈现轻度灰白，术后 4~7 天冷凝区视网膜出现椒盐状色素，在脱离的视网膜区域可在术后 7~10 天出现。冷凝损害的最大强度需 2 周才发生。冷凝区出现的色素是由巨噬细胞堆集而成，与粘连性损害无关。⑥如果脉络膜毛细血管和视网膜还没有完全被破坏，受累区域可表现为正常的厚度略带粉红色外观。若冷凝强度大，冷凝灶边缘出现色素块，病灶本身由于脉络膜毛细血管和神经上皮被破坏而变得很苍白且薄，但脉络膜大血管通常不受损伤。

（5）检查后局部滴抗生素滴眼液、皮质类固醇及散瞳剂，术后 5 天拆除结膜缝线。

第二节 出 院 标 准

1. 一般患者术后 3~5 天即可出院。眼内气体填充患者可适当延长住院时间。简单病例可门诊手术不必住院。

2. 住院时间长短往往大多取决于社会方面及家庭护理条件，而不是出于眼科医疗需要。

3. 视网膜裂孔封闭即使残留部分视网膜下液亦可出院。

4. 对于巨大裂孔和黄斑裂孔等复杂病例可适当延长住院时间。

5. 出院前应详细检查并记录视功能及眼底情况。

第三节 手术后随诊

1. 出院后 1 周复查，以后 2 周一次，1 个月一次，其后 3 个月、半年复查一次。

2. 术后3~6个月验光配镜。复查时除注意检查视力、眼压和眼前段外,必须详细检查眼底,了解视网膜复位情况,有无新的变性区及裂孔存在,玻璃体的改变以及健眼眼底有无病变,以便及时处理。

(田 蓓 魏文斌)

美国视网膜学会命名委员会的增生性玻璃体视网膜病变分级标准(1983 年)

分级	程度	临床表现
A	轻度	玻璃体混浊,呈烟灰状或成串,下方视网膜表面色素簇集
B	中度	视网膜表面皱缩、变硬,血管扭曲,裂孔卷边或盖前牵拉
C	重度	视网膜圈层皱褶,呈星状、不规则或弥漫状,根据病变占眼底 1、2、3 个象限,分别成 C1、C2、C3
D	极重度	赤道以后的视网膜全层固定皱褶,呈漏斗状脱离,根据收缩的严重程度,进一步分为: D1. 宽漏斗; D2. 窄漏斗; D3. 闭合漏斗

附录 2

美国视网膜学会命名委员会的增生性玻璃体视网膜病变分级标准(1991 年)

保留 1983 年所定 A 级和 B 级,取消 D 级。C 级病变以赤道为界,赤道前为 C_A 级病变,赤道后为 C_P 级病变。

增生膜收缩分为 5 种类型:

1 型:局限性收缩

2 型:弥漫性收缩

3 型:视网膜下增生

上述三类均属后部增生性玻璃体视网膜病变

4 型:环形收缩,玻璃体基底部后缘至赤道部以前的环形收缩,使视网膜向中央移位,形成由此向后的放射状视网膜皱褶,呈裙褶状。

5 型:前移位,多发生于玻璃体手术后或外伤眼。基底部增生性组织收缩,牵拉周边部视网膜向前,可前移至睫状体平坦部、冠状部或虹膜后表面,甚至瞳孔缘。受累的视网膜受前后及环形收缩牵拉,形成环形视网膜皱褶,褶前出现不同程度沟槽。

病变受累范围以时钟钟点表示,即分为 C_A1~12 和 C_P 级 1~12。

国际临床糖尿病性视网膜病变严重程度分级标准

建议的病变严重程度	散瞳后检眼镜下所见
无明显糖尿病性视网膜病变	无异常
轻度 NPDR	仅有微血管瘤
中度 NPDR	不仅有微血管瘤,但其程度轻于重度非增生性视网膜病变
重度 NPDR	具有下列各项中任何一项: • 四个象限中任何一个象限有 20 个以上的视网膜内出血点 • 两个象限中有明确的静脉串珠样改变 • 一个以上象限中出现明确 IRMA 此外,无增生性糖尿病视网膜病变的体征
增生性糖尿病视网膜病变	具有下列各项中一项或多项: • 新生血管形成 • 玻璃体 / 视网膜前出血

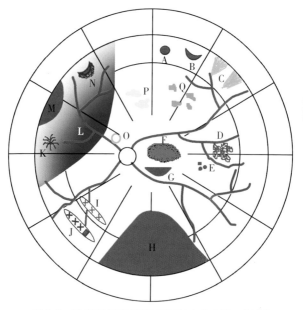

图 3-2　眼底图(不同颜色标记眼底病变统一规定)

A. 圆形裂孔；B. 马蹄形裂孔；C. 白内障；D. 新生血管；E. 视网膜出血；F. 黄斑囊样水肿；G. 视网膜前出血；H. 脉络膜占位；I. 视网膜变薄；J. 伴有萎缩性圆孔的格子样变性；K. 星状皱褶；L. 视网膜脱离；M. 锯齿缘离断；N. 卷边的马蹄形裂孔；O. Weiss 环；P. 视网膜渗出；Q. 玻璃体混浊

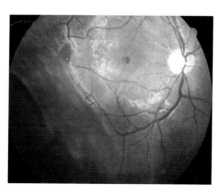

图 14-1　双眼视网膜劈裂症合并视网膜脱离

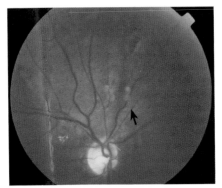

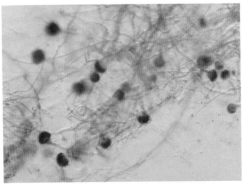

图 18-9　真菌性眼内炎　上图↑示视网膜类圆形
渗出,下图示该病例真菌培养的结果(曲霉菌)